普通高等教育"十三五"规划教材
全国高等医药院校规划教材

供针灸推拿学专业用

针灸医籍选读

梁凤霞　马惠芳　主编

U0243833

科学出版社
北　京

内 容 简 介

　　本教材是普通高等教育"十三五"规划教材、全国高等医药院校规划教材之一。全书内容由医经选、医论选、歌赋选、医案选四篇组成。上篇医经部分节选了《黄帝内经》和《难经》中的针灸理论，旨在探本溯源，深入理解针灸经典著作原文；中篇医论部分对历代医家具有代表性的针灸学术思想和文选进行分析，丰富学习者的针灸理论框架；下篇歌赋部分使学习者在学习针灸理论的同时，学会赏析写作文采，体会中医文化的博大精深；附篇以名家医案帮助学习者领悟中医针灸的临床诊治思维特点和人文精神。本教材特色鲜明，不仅对重难点内容加以注释和讲解，而且编入相关古籍经典案例；此外，在教材中以二维码链接了教学音频、视频、课件、习题等数字化资源，对增强教师教学效果、提高学生自主学习能力将大有裨益。

　　本教材内容翔实，数字资源丰富，可供针灸推拿学专业本科生教学使用，也可供中医院校师生、临床医师及中医针灸爱好者阅读参考。

图书在版编目（CIP）数据

针灸医籍选读 / 梁凤霞，马惠芳主编.—北京：科学出版社，2020.2

普通高等教育"十三五"规划教材　全国高等医药院校规划教材

ISBN　978-7-03-063335-4

Ⅰ.①针…　Ⅱ.①梁…②马…　Ⅲ.①针灸学-古籍-中医学院-教材　Ⅳ.①R245

中国版本图书馆 CIP 数据核字（2019）第 255331 号

责任编辑：郭海燕　白会想 / 责任校对：王晓茜

责任印制：徐晓晨 / 封面设计：北京图阅盛世文化传播有限公司

科学出版社 出版

北京东黄城根北街16号

邮政编码：100717

http://www.sciencep.com

北京凌奇印刷有限责任公司 印刷

科学出版社发行　各地新华书店经销

*

2020年2月第 一 版　开本：787×1092　1/16

2021年4月第二次印刷　印张：15

字数：433 000

定价：59.80 元

（如有印装质量问题，我社负责调换）

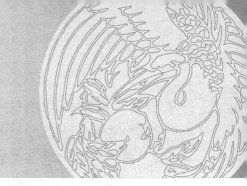

编 写 说 明

经典医籍是中医药学中原创性思想凝结而成的不朽珍品,在培养中医药人才的过程中,中医经典医籍的研习有着不可替代的重要作用,历代名医大师都勤于钻研经典,经过临床历练成才。针灸医籍选读是以培养学生阅读古籍能力、提高针灸基础理论水平和中医思维能力为主要目的的一门必修课。本教材根据《教育部关于"十三五"普通高等教育本科教材建设的若干意见》的精神,以学生为中心,坚持以"三基"(基本知识、基本理论、基本技能)为基础,突出思想性、科学性、先进性、启发性、适用性。树立质量意识、精品意识,从教材内容结构、知识点、规范化、标准化、编写技巧、语言文字等方面加以改革,从整体上提高教材质量。在编写过程中力求遵循中医药高等教育规律、人才成长规律和中医药传承规律,在结合大学本科生专业教学大纲的基础上,以适合本科教学为出发点,继承和创新相结合,突出经典、精炼、新颖、实用的要求,突出中医特色,深化中医文化素养,着力提高中医药人才培养质量。

本教材由医经选、医论选、歌赋选、医案选四篇组成,注重反映针灸经典医籍的学术思想,具有系统性、完整性和实用性的特点。本教材内容紧扣国家中医药本科教育针灸医籍选读教学大纲,在以下几方面进行了增加:①编写过程中重视引导学生研读经典,注释中对古生僻字注音,小段落条理清晰、内容紧凑,更适合对原文进行理解、阅读、背诵。②重要知识点编入相关古籍经典案例,内容的选择结合临床实际,使学生更直接地学习经典,具备临床思维模式,了解针灸名家的学术特点,培养学生的创新性思维。③教材配备较丰富的数字资源,以二维码链接视频、音频、原文录音等内容,便于学习,对重要知识点进行拓展;章节也配有教学课件(PPT)、习题集,方便学生课后巩固学习。数字内容配合纸质教材形象直观地展现教学主体内容,以增强教材的可读性,调动学生学习的主动性,不断提升学生的学习和研读能力。

每篇末附有二维码,为方便阅读,部分二维码也同时附在正文相关处。

本教材编写分工:上篇医经选中,《灵枢》文选由梁凤霞、马惠芳、乔云英、吴松、郑雪峰、张波、赵协慧、陈丽编写,吴松统稿;《素问》文选由陈新旺、于岩瀑、马铁明、刘延祥编写,马铁明统稿;《难经》选由马惠芳、余情、王妮编写,王朝辉统稿。中篇医论选中,《针灸甲乙经》选、《备急千金要方》选由陈姣编写;《肘后备急方》选、《针灸问对》选由郁洁编写;《铜人腧穴针灸图经》选、《针灸资生经》选由李敏编写;《针灸大成》选由吴松编写,李敏统稿。下篇歌赋选中,《针经指南》选、《百证赋》由梁凤霞编写;《席弘赋》《行针指要歌》《玉龙歌》由张全爱编写,张全爱统稿。附篇医案选中,《针灸资生经》医案节选、《针灸大成》医案节选、《名医类案》医案节选、《续名医类案》医案节选、《古今医案按》医案节选由王朝辉编写;《扁鹊心书》医案节选、《儒门事亲》医案节选、《卫生宝鉴》医案节选由肖红玲编写,王朝辉统稿。各章节的数字资源内容由相应的纸质教材章节编者提供,牛淑萍进行审核。全稿经编委会集体审阅、讨论,由主编做全面审稿、统稿。同时有幸聘请到湖北中医药大学王华教授、河南中医药大学高希言教授担任本教材的主审,二位在教材的编写和审稿、统稿过程中给予了大量指导,为本教材的高质量编写提供了有力保障,在此一并致谢!

全国各地的教学特色不同,在内容选择、注释详略、讲授重点等方面都会有所不同,使用本教材可以根据教学实际,结合临床讲授,以提高教学质量和增强学生学习的兴趣。虽然各位编写人员十分尽职尽责,倾其多年积累的教学经验和学识,但不足之处在所难免。恳请各院校在使用过程中提出宝贵意见,以便进一步修订和提高。

编 者

2019 年 10 月

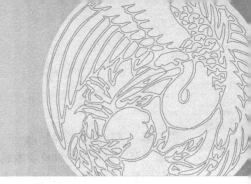

目 录

上 篇 医 经 选

中篇 医 论 选

下篇 歌 赋 选

附篇 医 案 选

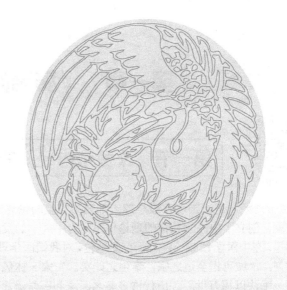

上篇 医经选

第一章 《黄帝内经》选

音频：《黄帝内经》选

第一节 《黄帝内经》的针灸学理论体系

《黄帝内经》是我国现存最早的一部较为完整的论述医学内容的典籍，集中反映了我国古代的医学成就，创立了中医学独特的理论体系，为中医学的发展奠定了基础。该书自问世以来两千多年的时间里，在中医学领域一直居于首要地位，对我国医学理论的传播和推广起到了巨大的促进作用，故王冰说："诚可谓至道之宗，奉生之始矣。"宋·林亿等则言其"上穷天纪，下极地理，远取诸物，……垂法以福万世"。历代许多著名医家和医学流派的学术思想，基本上都是在《黄帝内经》理论体系的基础上发展起来的，因此后世医家多将此书奉为经典著作。

《黄帝内经》由《素问》与《灵枢》两部分构成。它的基本内容被汇编成书的时间可能在西汉中后期，而它的具体内容则经历了一个长时期、多人手整理的过程。

《黄帝内经》主要涉及养生、阴阳五行学说、藏象学说、经络学说、病因病机诊法、论治、运气学说等内容。这些内容非成于一时一人之手，而是在引用大量前人文献的基础上，汇集了不同流派观点，并吸收了相关学科知识形成的。《黄帝内经》的问世，标志着中医基本理论体系的形成。除论述中医基础理论的内容外，针灸是其主要内容。诚如汪机在《针灸问对》中所言："《黄帝内经》治病，汤液醪醴为甚少，所载服饵之法才一二，而灸者四五，其他则明针法，无虑十八九。"其中对经络、腧穴、刺灸法、治疗均有论述，针灸理论在其中已经比较完善。

一、经络理论

《灵枢·海论》中说："夫十二经脉者，内属于腑脏，外络于肢节。"可以看出，经络在人体生命活动中起着非常重要的作用。经络理论是针灸学理论的重要组成部分。《黄帝内经》中所论述的经络理论主要有以下几方面：

（一）经络的概念

经络，是经和络的合称，对于它的内涵，在不同的篇章中有不同的论述。其中"经"还有其他一些名称，如经脉、脉、经隧等，而络则根据大小，又有大络、小络、孙络等名称。《黄帝内经》中对经的含义是从多角度来论述的，或从气血运行方面，或从分布层次方面，或从是否可见方面等。同样，对络的论述也是从多角度进行的，或从分布层次方面，或从与经脉的区别方面，或从功能方面。可以说《黄帝内经》中对经络的论述常因篇章的不同而所指不同，由此也可说明，古人对经络的认识是多层次的，它不是一个单一的组织结构。

（二）十二经脉的循行与病候

《黄帝内经》中关于经脉循行的论述，主要在《灵枢·经脉》和《灵枢·营卫生会》中，还有《灵枢·邪客》等记载的其他循行方式。《黄帝内经》中不但论述了经脉的循行，而且对经脉病候进行了论述。《灵枢·经脉》中论述十二经的病候以"是动则病"及"所生病"来表示，既有经脉循行所过路线功能失调出现的病候，也有经脉所连属脏腑功能失调出现的病候。《黄帝内经》中不但论述了经络的病候，而且指出了据人迎寸口脉的比较来判断阴阳经的盛衰，并提出相应的治疗方法，即"盛则泻之，虚则补之，热则疾之，寒则留之，陷下则灸之，不盛不虚，以经取之"（《灵枢·经脉》）。

（三）奇经八脉的循行与病候

奇经八脉的名称虽然不是出自《黄帝内经》，但《黄帝内经》已对奇经八脉的循行及部分病候进行了阐述。如关于循行，基本上都提出了相应的循行路线。在奇经八脉主治的病候方面，则论述了任脉、督脉、冲脉、带脉、阴阳维脉、阴阳跷脉的病候。此外，《黄帝内经》还对部分奇经八脉的功能进行了论述。

（四）络脉的循行与病候

《黄帝内经》中除对十五络脉的循行有详细的叙述外，还对络脉主治的病证进行了描述。病候方面，除《灵枢·经脉》中对每一条络脉的主治病证分为虚实两大类外，《素问·缪刺论》对邪客十二经络脉的病候也进行了说明，并依次提出了治疗这些疾病的取穴及针刺方法。

（五）经别的循行

《黄帝内经》中对经别的循行特点作了十分详细的说明，简而言之，其特点就是离、入、出、合。对每一条经别，均有非常明晰的循行路线的记载。

（六）经筋循行与病候

《黄帝内经》中详尽描述了经筋的循行路线，从其论述中可以看出，经筋是人体内一个联系十分广泛的系统，主要维系人体的肌肉和关节。《黄帝内经》中还对经筋的病候进行了系统论述，并指出此类疾病的取穴是"以痛为输"。

（七）皮部分布

《素问·皮部论》中明确指出："皮者，脉之部也。"这说明，皮部是经络在体表的分部。皮部居一身之表，为人体的屏障，有卫外固表、保护机体的作用。关于皮部的功能及特点，《黄帝内经》认为，阳明为"害蜚"，少阳为"枢持"，太阳为"关枢"，少阴为"枢儒"，厥阴为"害肩"，太阴为"关蛰"。尽管后世医家在解释这些内容时说法不一，但从六个不同名称均涉及"关""害"（通"阖"）、"枢"来看，古人是用门的不同部位做比喻，来说明人体皮部对疾病的预防作用，因为邪气侵犯人体，均是从皮部开始，向里传变。

（八）经络的作用

《黄帝内经》中所阐述的经络功能，主要有以下几方面：

1. 联系功能 主要包括联系人体内外上下和表里。

2. 运行气血 《黄帝内经》中经络运行气血的功能主要指运行营卫之气和运行水谷精气两方面。就营卫之气的运行而言，卫气行于脉外，并不是认为卫气不行于经络当中，而只是为了说明营气与卫气的作用不同。卫气到达全身，也是通过经络来实现的。水谷之精气的运行，《黄帝内经》中认为同样是通过经络来完成这一过程的。《素问·经脉别论》中详细说明了经脉运行水谷精气的完整过程，即由经而及大络，由大络而及小络，最后到达全身。

3. 传变病邪，反映病候 病邪是通过经络而由表及里、由浅到深进行传变的。《素问·缪刺论》中论述了这种由表及里的传变过程。不但外邪可影响内脏，内脏有病也可通过经络影响体表。正因为如此，经络可以反映病候。

4.防御疾病 经络分三阴三阳，三阴主里，三阳主表，分别不同层次。《黄帝内经》中认为，除皮部外，经脉在疾病的防御过程中也扮演着非常重要的角色。这一作用，在《黄帝内经》中是用"关""阖""枢"来表达的。

（九）根结、标本、气街及四海

一般认为，根结、标本、气街及四海应是经络理论的一部分。实际上，在《黄帝内经》中，这些理论均有其特定的意义。

根结理论，其实际意义是强调"根"和"结"这两个部位之间的联系，表示经气由肢体末端起始，向上结聚于胸腹头面部，即头面胸腹部有赖于起于四肢末端的经气的滋养。古人是根据经气起于四肢末端并向上聚散这一特点，在取类比象思想的指导下提出这一理论的。

标本理论，从"标"与"本"的含义及二者包含的内容来看，与根结理论相似，也是强调四肢末端与头面躯干部的联系。从标本理论的具体内容来看，标本理论中的"本"在四肢肘膝关节以下，而"标"则散于头面胸腹部。如同树干和树冠一样，"标"部有赖于"本"部的滋养，表示起于四肢的经气对全身的濡养作用。与根结理论不同的是，表面上，标本理论除完整提出了十二经的标本外，还在各自的部位上存在差异。

气街理论在《黄帝内经》中所占篇幅虽然不多，但却是一个比较重要的理论。《黄帝内经》中提出 "四街者，气之径路也"，说明古人认为四街是经气集中、通行的地方。气街理论将人体分为四段，每一街基本上都有其所属的部位。与经脉的纵向循行不同的是，气街理论强调的是每一部位的经气是横向互通，每一街前后呼应，内外相通。从气街所分属的部位及特点来看，相应气街中的腧穴应对本气街相关脏腑疾病及局部疾病有很好的治疗作用。这是因为相关脏腑或局部有病，均是相应气街中经气通行异常所致。

四海理论与气街理论相同，也是强调经气在四个不同部位的聚集、通行。不同的是，四海是用"髓之海""气之海""水谷之海""血之海"来表示四个不同部位，而且，更加强调经气在这些不同部位的聚集。实际上，四海理论是借用自然界的海来表示经气在这四个部位的聚集、通行。从四海的具体内容来看，四海理论也是将人体分为头、胸、腹、下腹部（包括下肢，因为冲脉循行所过主要是下肢）四段；从所涉及的部位来看，其与气街理论所涉及的部位非常相似。另外，《黄帝内经》中还就四海功能失常出现的病证进行了说明，每一海功能失常所出现的病证多与本海中相关的脏腑有关。临床上治疗四海病证，除选取四海内容中所提到的具体腧穴外，还可取每一海所分布部位的其他腧穴。

二、腧穴理论

据现存文献所载，虽然针灸出现的时间远较《黄帝内经》早，但腧穴理论的建立，应该说最早出现于《黄帝内经》中。《黄帝内经》对腧穴理论有较多论述，主要有以下几方面：

（一）腧穴的含义

《黄帝内经》中有"节""气府""气穴""溪""谷""脉气所发""骨空"等名称。尽管名称不一样，但它们所表达的含义却大同小异。据现存文献记载，腧穴的含义最早出现于《黄帝内经》。如《灵枢·九针十二原》："所言节者，神气之所游行出入也，非皮肉筋骨也。"除此以外，腧穴还是人体感受及防御疾病的部位，也是针刺治疗的部位。如《素问·五脏生成》说："人有大谷十二分，小溪三百五十四名，少十二俞，此皆卫气之所留止，邪气之所客也，针石缘而去之。"

（二）腧穴的数目

《黄帝内经》中的腧穴数目，现在一般认为有 160 个，其中单穴 35 个，双穴 125 个。若将只称部位者也算在内，《黄帝内经》中的腧穴要多于 160 个。虽然《黄帝内经》中的腧穴数目因统计标准不同有多有少，但是《黄帝内经》的不同篇章中却均明确提出腧穴有 365 个，如《素问·气穴论》说："黄帝问曰：余闻气穴三百六十五以应一岁，未知其所，愿卒闻之。""三百六十五穴"这一说法，在《黄帝内经》的不同篇章中所指不同，但有一点可以肯定，"三百六十五"也只是一个约数。对此古人早有认识，如《黄帝内经太素·输穴·气府》杨上善注："此言三百六十五穴者，举大数为言，过与不及，不为非也。"《黄帝内经》中提出腧穴有"三百六十五"这一说法，实际上是古人在天人相参思想的指导下，利用取类比象的方法，将人身上的腧穴比作一年有 365 天，大可不必拘泥。

（三）腧穴定位方法

如前所述，《黄帝内经》中许多腧穴有明确的名称和具体定位，所说的 160 穴多是指此类。《黄帝内经》中的腧穴定位方法主要有以下四种。

1. 骨度分寸法　如《素问·血气形志》中关于五脏俞的取穴方法，是典型的骨度取穴法。文中曰："欲知背俞，先度其两乳间，中折之，更以他草度去半已，即以两隅相拄也，乃举以度其背，……当其下隅者，肺之俞也；复下一度，心之俞也；复下一度，左角肝之俞也，右角脾之俞也；复下一度，肾之俞也。"

2. 体表标志取穴法　即利用人体体表标志来确定腧穴定位。这种取穴方法在《黄帝内经》中使用较多，如《灵枢·寒热病》说："颈侧之动脉人迎。人迎，足阳明也，在婴筋之前。"

3. "以痛为输"法　即以痛点作为针刺治疗的腧穴。《灵枢·经筋》明确提出的"以痛为输"就是这种取穴法的典型代表。

4. 骨度分寸法与"以痛为输"法结合　如《灵枢·背腧》在说明五脏背俞穴"皆挟脊相去三寸所"后，又明确指出："则欲得而验之，按其处，应在中而痛解，乃其腧也。"

（四）腧穴分类

《黄帝内经》中腧穴的分类，主要依据两方面。一是腧穴的功能。如《黄帝内经》中所提到的水俞五十七穴、热俞五十九穴及今天称之为特定穴的原穴、五输穴等。二是腧穴的分布特点。《黄帝内经》中这种形式的腧穴分类主要有两种：一是以经脉的纵向进行归类，如《素问·气府论》中所述的"足太阳脉气所发者七十八穴"就是以经脉的纵向分布进行归类的；二是以经脉的横向分布进行归类，如《灵枢·寒热病》中记载的"天牖五部"腧穴，这类腧穴的一个共同特点就是聚集于某一部位。

（五）腧穴主治

《黄帝内经》中对腧穴主治的介绍有两种，一种为逐一介绍，如《灵枢·寒热病》："阳迎头痛，胸满不得息，取之人迎。暴瘖气硬，取扶突与舌本出血。"另一种为按类介绍，如《素问·水热穴论》记载"热病五十九俞"的主治，分别按"诸阳之热""胸中之热""胃中之热""四支之热""五脏之热"，分类介绍治疗热病五十九个腧穴的治疗作用。

三、刺法灸法理论

刺法、灸法作为针灸学的重要组成部分，是针灸操作过程中非常重要的一环，也是影响临床疗效的关键因素之一。《黄帝内经》中关于刺法、灸法的理论已经较为成熟，具体表现在以下方面。

（一）针具

根据考证，古人最初使用的针具是砭石。至《黄帝内经》时期，金属针已成为当时针刺的主要用具。《黄帝内经》共记载九种金属针具。这九种针具各有不同的形状和尺寸，均是根据不同的病情需要，模仿生活中不同的物品而制成的。针具为何有九，《灵枢·九针论》说："九针者，天地之大数也，始于一而终于九""夫圣人之起天地之数也，一而九之，故以立九野，九而九之，九九八十一，以起黄钟数焉，以针应数也"。说明针数有九起源于古人对数的认识：顺应天地，合于天地之大数九。以九为基数，可以变化无穷，而以九针应此数，也是言其变化无穷，能适应多种疾病。九针理论也是天人相参思想的一种体现。至于九针的作用，《黄帝内经》中论述较多，主要是根据形状、尺寸来决定其功用。

（二）针刺原则

针刺原则，是临床上指导正确施用针刺的纲领。《黄帝内经》中对针刺原则做了大量的论述，其中主要有以下几点。

1. 明确辨证 针刺是《黄帝内经》中治疗疾病的主要手段，但能否正确运用针刺，首先就是能否正确辨证。《黄帝内经》中虽然没有明确提出"辨证"一词，但在经文的叙述中却反复强调。如《灵枢·官能》中说："用针之理，必知形气之所在，左右上下，阴阳表里，血气多少，行之逆顺，出入之合，谋伐有过。"为了确保辨证的正确，《黄帝内经》中的不同篇章提出了许多诊查方法。辨证主要是为了弄明白疾病的阴阳、寒热、表里、虚实、气血的多少，以及疾病所涉及的脏腑、经络、病位，并据此确定针刺治疗的取穴、针具的选择、针刺的深浅、留针与否及时间的长短、针刺手法等。可见，《黄帝内经》中强调辨证精当是正确针刺的前提条件。

2. 法天则地 是天人相参思想的具体体现。在当时背景下，古人认为人生活于自然界中，与自然界中的万物一样，要随着自然界的变化而变化。自然界有春夏秋冬一年四季，人体气血阴阳也随之消长。因此，针刺时应掌握自然界变化对人体的影响，并根据自然界的变化来决定针刺治疗的一些具体措施。如《素问·八正神明论》："用针之服，必有法则焉。……凡刺之法，必候日月星辰、四时八正之气，气定乃刺之。"基于此原则，《黄帝内经》中出现了根据不同时间进行针刺的理论。关于按时针刺的理论，在《黄帝内经》中主要集中在两方面：一是据日月之变化来决定针刺的具体措施。如《素问·八正神明论》："天寒无刺，天温无疑""月生无泻，月满无补，月郭空无治，是谓得时而调之"。二是根据四时季节的不同而刺腧穴，针刺深浅不同。根据一年中有五时和四时两种说法，又可以分为以四季立论和五季立论两类。实际上，这也是"因时制宜"思想在针灸应用中的具体体现。

3. 补虚泻实 是《黄帝内经》中运用针刺治病的重要原则。《黄帝内经》的许多篇章中，都有对针刺虚实补泻的论述，而且这是《黄帝内经》针刺原则中强调最多的。《灵枢·经脉》的"盛则泻之，虚则补之"及《灵枢·根结》的"有余者泻之，不足者补之"，是《黄帝内经》针刺补泻的一般总则。这是在病情虚实的基础上遵循的一种针刺原则。至于具体的补泻原则，则根据虚实所涉及的内容不同而有不同的补泻原则。如《灵枢·终始》中"人迎一盛，泻足少阳而补足厥阴"，是据阴阳的盛虚而定补泻原则。《素问·调经论》中"血有余，则泻其盛经出其血。不足，则视其虚经，内针其脉中，久留而视，脉大，疾出其针，无令血泄""气有余则泻其经隧，无伤其经，……不足则补其经隧，无出其气"，是据气血虚实而定补泻原则。不管是阴阳虚实补泻原则，还是气血虚实补泻原则，均要根据具体情况决定补泻先后。《黄帝内经》中基本上遵循"先补虚，后泻实"的原则。《黄帝内经》中虚实补泻原则的应用，不但要以病情虚实为前提，而且要根据患者的自身状况，即《灵枢·通天》所说的"古之善用针艾者，视人五态乃治之，盛者泻之，虚者补之"。

4. 因人制宜 即针刺治疗时要视患者的具体情况而定。《黄帝内经》中对这一原则的论述可以明确地反映出来，古人对该原则也非常重视。这一原则在《黄帝内经》中的应用，主要体现在以下方面：一是据患者的体质决定针刺施治的具体措施，二是据患者性情决定相应的针刺措施。应该说，《黄帝内经》中因人而异的指导思想，始终是针刺的基本原则之一。

5. 因地制宜 即根据地域特点而制订不同的治疗方法。这也是《黄帝内经》中针刺遵循的原则之一。《素问·异法方宜论》中论述的就是东西南北中五个不同地域所需要的不同治疗方法或工具，如"南方者……其地下，水土弱，雾露之所聚也。其民嗜酸而食胕，故其民皆致理而赤色，其病挛痹，其治宜微针。故九针者，亦从南方来"。由《黄帝内经》的论述可以理解，由于地理环境、生活习俗及气候等方面的差异，人体的生理、病理状态等有所区别，因此在治疗时应选用不同的治疗方法或治疗工具。

（三）针刺及灸法操作

《黄帝内经》对针灸操作过程进行了详细论述，对学习者有很大的帮助。其对针刺操作的论述主要有以下方面。

1. 针刺前的准备 《黄帝内经》对针前的具体准备工作，主要有以下要求：接受治疗的环境应该是安静的，这一点对医者和患者均十分重要，因为只有在这样的环境中才能达到治神和守神的要求。《灵枢·终始》中"深居静处，占神往来，闭户塞牖，魂魄不散。……必一其神，令志在针"，明确指出环境选择对针刺治疗的重要性。《灵枢·刺节真邪》之"用针者，必先察其经络之实虚，切而循之，按而弹之，视其应动者，乃后取之而下之"，及《素问·离合真邪论》之"必先扪而循之，切而散之，推而按之，弹而怒之，抓而下之，通而取之"，则是强调针刺前要先施行一些手法操作，以使被针处经气散开或聚结，避免针刺时伤及正气，或有利于散邪。

2. 进针 首先，要求医者持针要坚定、端正。《黄帝内经》中的许多篇章都对此做出要求，如《灵枢·九针十二原》："持针之道，坚者为宝，正指直刺，无针左右。"其次，要求医者进针时精神专一，或"如待所贵，不知日暮"，或"神无营于众物"。此外，还要求进针后细心观察患者的神色变化，借以了解患者对针刺的反应，即"方刺之时，必在悬阳及与两卫"。至于进针的方法，《黄帝内经》中虽未明确提出，但在一些论述中实际已涉及这方面的内容。《灵枢·小针解》"左主推之，右持而御之"的描述，即指两手配合进针。

3. 手法 《黄帝内经》中记载了大量的手法操作，这些手法也可以分为两大类：一是针刺操作过程中的一般性手法，如前面提到的切、循、弹、按、抓、扪及推引等。二是针刺操作过程中的补泻手法，如徐疾补泻、开阖补泻、呼吸补泻等。《灵枢·终始》之"脉实者，深刺之，以泄其气；脉虚者，浅刺之，使精气无得出，以养其脉，独出其邪气"，则是浅深补泻法。另外，需要指出的是，《灵枢·九针十二原》中的"泻曰：必持内之，放而出之，排阳得针，邪气得泄。按而引针，是谓内温，血不得散，气不得出也。补曰随之，随之意，若妄之，若行若按，如蚊虻止，如留如还，去如弦绝，令左属右，其气故止，外门已闭，中气乃实，必无留血，急取诛之"，似可反映出泻法的操作要比补法的操作刺激重。这应是《黄帝内经》中以刺激量的大小来区别补泻。此外，《灵枢·五乱》中还提出"徐入徐出，谓之导气"的手法。这一针刺手法是专门针对尚无虚实但气机逆乱的病证。诚然，手法操作是针刺取效的一个非常重要的方面，但运用时机则是手法发挥作用的有力保证。《黄帝内经》中不仅注重手法的应用，而且十分注意操作时机。如《灵枢·小针解》的"要与之期者，知气之可取之时也"，强调的就是时机问题。

4. 候气守气 候气至，是古人针刺过程中所强调的一环。《黄帝内经》认为，气至是保证针刺取效的重要因素。《灵枢·九针十二原》中明确指出："刺之要，气至而有效，效之信，若风之吹云，明乎若见苍天。"如气不至，则要反复候气。《黄帝内经》中在气至后，还强调"慎守勿失"，即要守气，这也是针刺取效的重要因素之一。

5. 治神守神　在《黄帝内经》中，治神守神也是针刺过程中的要点之一。《素问·宝命全形论》强调"凡刺之真，必先治神"，要求医者在针刺过程中要注意治神。所谓治神，就是医者全神贯注，将注意力集中到针和患者身上。《灵枢·终始》："专意一神，精气之分，毋闻人声，以收其精，必一其神，令志在针。"其中，"精气之分"中的"之"疑为"不"之误。治神贯穿于整个针刺过程，其目的主要是为了细心体察持针之手的手下感觉，以了解患者的得气情况。所谓守神，是在进针后要求医者和患者用心体察针下的情况。《黄帝内经》中十分注意守神，《灵枢·九针十二原》中"粗守形，上守神"，就是用是否知道守神来衡量医者的水平。至于守神的内容，《灵枢·小针解》说："上守神者，守人之血气有余不足，可补泻也。"守神，从本义上来说，实际上就是守血气。行气守气，都是以治神守神为基础的。《素问·针解》中的"必正其神者，欲瞻病人目，制其神，令气易行也"，讲述的就是在治神、守神基础上的行气。

6. 具体刺法　正是因为针刺是《黄帝内经》中治疗疾病的主要方法，因此，所论及的具体刺法内容是比较丰富的，涉及的具体方法有"九刺""五刺""十二刺"，它们均是针对不同的病证而设的。除了前面所论及的补泻方法外，《黄帝内经》中论述的具体刺法还有"刺络放血""缪刺""振埃""发蒙""去爪""解惑""彻衣"等，后五种刺法又称"五节刺"。《黄帝内经》中的这些针刺方法多是针对九针的应用，而非指某一种针具。

7. 针刺禁忌　在《黄帝内经》时期，古人对针刺禁忌是十分重视的。《黄帝内经》中除"刺禁论""刺齐论""刺要论""五禁"四篇系专论这一内容外，其他篇章中也多有提及。其禁忌的内容基本可分为针刺时勿伤内脏及其他重要器官、注意患者状态、注意针刺深浅要随病而定、注意禁刺之病、注意时日禁忌、注意禁刺穴位不宜针、注意选择合适的治疗方法、注意中病即止八个方面。可见，《黄帝内经》中对针刺的禁忌涉及颇为广泛。即使在今天，其所提到的许多针刺禁忌仍然是临床上需要注意的。

《黄帝内经》对灸法也有相关的论述。《素问·异法方宜论》中"北方者……脏寒生满病，其治宜灸焫。故灸焫者，亦从北方来"，指出了灸法的来源及相关适应疾病。《灵枢·背腧》的"愿闻五脏之腧，出于背者……灸之则可，刺之则不可"，指出灸法可用于某些不宜针刺的腧穴或部位。该篇还指出，灸法也有补泻，即"以火补者，毋吹其火，须自灭也。以火泻者，疾吹其火，传其艾，须其火灭也"。《灵枢·禁服》中"盛则泻之，虚则补之，紧则先刺而后灸之，代则取血络而后调之，陷下则徒灸之"，则说明了不适宜针刺治疗的疾病，可用灸法来治疗。正是因为灸法可作为针刺治疗的补充，因此，《灵枢·官能》有"针所不为，灸之所宜"的说法。关于灸法的应用原则，《黄帝内经》中的论述虽不及针刺治疗详尽，但也有说明，如施灸的量要以年为数，施灸要以少长、大小、肥瘦来区别对待等。

四、《黄帝内经》中的针灸临床特点

《黄帝内经》中记载的病证很多，但应用药物者寥寥无几，全书仅有数方，这些病证的治疗主要是以针灸为主。其针灸临床特点如下。

（一）选穴原则

1. 局部选穴　即在发病部位取穴。《素问·骨空论》中的"腰痛不可以转摇，急引阴卵，刺八髎与痛上，八髎在腰尻分间"，就是要求在发病部位取穴。

2. 远部取穴　即选取远离发病部位的腧穴。这是《黄帝内经》的主要选穴原则之一，许多疾病的治疗就是运用这一原则指导选穴。《灵枢·终始》中则将这一原则上升到理论高度，提出"病在上者下取之，病在下者高取之，病在头者取之足，病在足者取之腘"。

3. 随证选穴　即根据疾病的病因病机选取相应的腧穴。《黄帝内经》中所提到的"水俞五十七穴""热俞五十九穴"虽然是腧穴归类，但是在运用时也可以作为选穴指导。

（二）配穴有法可循

如前所述，正是因为脏腑辨证和经络辨证是《黄帝内经》辨明病位的主要方法，因此，与之相随，《黄帝内经》中的具体配穴方法也主要围绕"按经选穴"和"按脏腑选穴"来进行。具体的配穴方法主要有本经配穴法、表里经配穴法、前后配穴法、上下配穴法。

（三）治疗疾病种类繁多

据统计，《黄帝内经》中针刺治疗的疾病种类很多，具体有风病、偏枯、痱、热病、寒热病、疟疾、五脏病、六腑病、咳喘上气、心痛、胆瘅、泄泻、肤胀、鼓胀、水肿、癃闭、虫瘕、便秘、头项痛、胁痛、腰痛、腹痛、痹证、痿证等内科、外科、五官科等各科疾病 40 余种。

（四）确定疗效标准

《黄帝内经》中运用针灸治病强调"气调而止"，实际上，气调就是古人确定治病是否有效的标准。《灵枢·终始》中对此进行了说明，即"所谓气至而有效者，泻则益虚，虚者脉大如其故而不坚也，坚如其故者，适虽言故，病未去也。补则益实，实者脉大如其故而益坚也，夫如其故而不坚者，适虽言快，病未去也。故补则实，泻则虚。痛虽不随针，病必衰去"。从这段话中可以看出，古人对针刺治疗效果的评定，并不是只根据症状进行判断，而是根据患者针刺前后的脉象进行判断的。

五、《黄帝内经》针灸学理论体系的特点

《黄帝内经》作为现存最早的一部系统论述医学知识的典籍，其中针灸理论体系的形成具有一定的特点，具体表现在以下几方面。

（一）吸收了以前针灸学的内容

《黄帝内经》是在继承了大量前期文献的基础上形成的。《黄帝内经》中针灸内容引书除"刺法"外，尚有"针经""大要""禁服""经""终始""九针""逆顺""十度""小针"等。另外，尚有许多未说明引书，但内容却是出自以前的文献。如《灵枢·官针》除引用古"刺法"外，其篇中涉及的"九刺""五刺""十二刺"应是引用的古代针法文献，文中刺法名称相同而具体操作不同即可说明这一点。《灵枢·邪客》中关于手太阴脉、手心主脉的循行，从其特点看，应与马王堆汉墓出土的《阴阳十一脉灸经》和《足臂十一脉灸经》一脉相承。《黄帝内经》引用以前的针灸理论涉及经络腧穴、刺法灸法及临床治疗等诸多方面，最典型的可见于《灵枢·终始》。从该篇经文中可以明显看出，其中涉及经脉、刺法及临床治疗等内容。现在，根据《黄帝内经》中引用的以前的针灸学内容，可以探讨其中相关学说或体系的学术源流，如许多篇章中引用过的"刺法"，从其引文分析，应是关于针刺方法及疾病治疗的古文献。由此可知，在《黄帝内经》以前已有专门论述针刺方法及疾病治疗的专著。《黄帝内经》中的针灸理论并不是无本之木、无源之水。

（二）学术流派众多

《黄帝内经》中的针灸理论拥有众多流派，涉及针灸理论的多个方面。经络方面的流派不同主要表现在经络的循行方向、经脉交接及经脉的数目上。腧穴方面的流派不同，一是表现在腧穴的归类方法不同，二是表现在同一类腧穴具体内容不同，如同是热俞五十九穴，《灵枢·热病》中的内容和《素问·水热穴论》中的内容存在很大差异。刺法、灸法方面的不同流派主要表现在刺法操作

的不同上，如同是"徐而疾则实，疾而徐则虚"，《灵枢·小针解》与《素问·针解》的论述完全不同。

（三）理论体系有相当规模

《黄帝内经》中的针灸理论体系已具备了相当的规模，后世针灸学的发展都是在《黄帝内经》的基础之上进行的，如晋代医家皇甫谧的《针灸甲乙经》所载的 349 穴，就是对《黄帝内经》160穴的补充与完善。

（四）与当时科技发展水平相适应

尽管《黄帝内经》的形成经历了一个较大的时间跨度，但该时期应该是我国封建社会阶段。在这一时期，我国的科技在许多方面已得到了较大发展，尤其是在天文、农业、医学及冶炼术等方面发展更快。形成于这一时期的针灸学理论，在某些方面吸收了同时期其他方面最先进的科技成果。《灵枢·九针十二原》《灵枢·官针》《灵枢·九针论》中所记载的九针，就是在冶炼术达到相当程度的基础上出现的。可以说，没有冶炼术的诞生就不会有九针的产生。现代的出土文物可以充分说明，当时的冶炼术已经非常先进。从《黄帝内经》中记载的针刺工具由砭石发展到金属针可以看出，针具演变是与当时的科技水平相适应的。另外，《黄帝内经》中针灸理论的形成，不仅吸收了当时一些具体的科技发展成果，而且从思想上和方法论上也与当时的水平相适应。在当时，由于农业生产的需要及科技水平的限制，古人主要采用取类比象的方法来认识其他事物。针灸学许多理论就是在这一方法指导下产生的，《黄帝内经》中的针灸理论也有这方面的内容。

第二节 《灵枢》文选

视频：《灵枢》文选

原文录音：《灵枢》文选

九针十二原第一（全篇）

本篇主要论九种针具的名称、形态和功用，以及人体十二原穴的分布和作用，故以"九针十二原"名篇。

一、学术思想

1. 强调用针的基本原则　本篇论述了用针的基本原则，突出了"守神"和"守机"的重要性。

2. 注重九针的选用　本篇详细介绍了九针的形态和尺寸，并着重阐释各种针具的操作方法、治疗作用。

3. 提出针刺治病的要求　针刺时要求医者辨明邪正盛衰，追求"得气"效果。

4. 强调十二原穴的作用　十二原穴为五脏六腑气血会集之处，在五脏六腑疾病的诊断和治疗中具有十分重要的作用。

5. 注重针刺治病的效应　本篇用比喻手法，指出针刺治病的疗效犹如拔刺、雪污、解结、决闭。

二、文选

【原文】

黄帝問於岐伯曰：余子萬民，養百姓，而收其租税。余哀其不給而屬有疾病。余欲勿使被毒藥[1]，無用砭石[2]。欲以微鍼[3]通其經脈，調其血氣，營其逆順出入之會[4]。令可傳於後世。必明爲之法，令終而不滅，久而不絕，易用難忘，爲之經紀[5]，異其章[6]，別其表裏，爲之終始[7]，令各有形[8]，先立鍼經[9]。願聞其情。岐伯答曰：臣請推而次之，令有綱紀，始於一，終於九焉。

【提要】

本段论述编撰《针经》的主要目的。

【注释】

[1] 被毒药：被，通"服"。如《孝经》："无思不被。"《释文》："被，本作服。"毒药，古代对一般药物的总称。《素问·五常政大论》将药物分为大毒、常毒、小毒、无毒四类。

[2] 砭石：古代最早的医疗工具之一，用于砭刺患部以治疗各种疾病及排脓放血等。《山海经》云："高氏之山，其上多玉，其下多箴石。"晋·郭璞注："箴石，可以为砥（砭）针，治痈肿。"又《礼记·内则》云："古者以石为针，所以为刺病。"

[3] 微针：九针，与砭石相对而言，故言微。

[4] 营其逆顺出入之会：营，管理，调节。《诗经·小雅·黍苗》："召伯营之。"郑玄笺："营，治也。"逆顺，经脉的不同走向。出入，经气由外入内或由内出外。本句意为调节经脉运行，使经气逆顺出入会聚功能正常。

[5] 经纪：纲纪、纲领之意。

[6] 异其章：异，分别。章，篇章。《黄帝内经太素》补遗本作"异其篇章"，为四言句，前后文则一致。

[7] 别其表里，为之终始：使《针经》内容表里清晰，有始有终。

[8] 令各有形：形，指针具的形状。使九针各有不同的形态。

[9] 针经：古代针灸名书，即《灵枢》。

【按语】

本段指出，针刺治疗与药物治疗有所不同，针刺具有疏通经脉、调节气血的特殊作用。编撰《针经》之目的在于为万民百姓解除疾病痛苦。通过使针刺理论系统条理化，简明易懂，便于医者学习掌握，并能广泛流传于世。

【原文】

小鍼[1]之要，易陳而難入[2]。麤守形[3]，上守神[4]。神乎神，客在門，未睹其疾，惡知其原[5]？刺之微，在速遲[6]。麤守關[7]，上守機[8]。機之動，不離其空[9]。空中之機，清靜而微[10]。其來不可逢，其往不可追[11]。知機之道者，不可掛以髮[12]，不知機道，叩之不發[13]。知其往來，要與之期[14]，麤之闇[15]乎，妙哉！工獨有之。往者爲逆，來者爲順[16]，明知逆順，正行無問。逆而奪之，惡得無虛？追而濟之，惡得無實[17]？迎之隨之，以意和之，鍼道畢矣。

【提要】

本段论述针刺治疗的基本原则。

【注释】

[1] 小针：九针之谓。与上文"微针"意近。

[2] 易陈而难入：陈，陈述。本句意为针刺治疗的要领，讲之容易，用之则难。

[3] 粗守形：粗，粗工，指技术低劣的医生。形，指针刺的一些表面内容，如腧穴、刺法等。《类经·针刺类·九针之要》："粗工守形迹之见在也。"《灵枢注证发微》注："下工泥于形迹，徒守刺法。"

[4] 上守神：上，上工，指技术高明的医生。神，精神气血的内在变化。《灵枢·小针解》："神者，正气也""上守神者，守人之血气有余不足，可补泻也"。

[5] 未睹其疾，恶知其原：睹，视也。《灵枢注证发微》：“若未能先睹何经之疾，则恶知其病原所在，自有所治之处哉。”

[6] 刺之微，在速迟：速迟，运针快慢，此指手法。《灵枢注证发微》注：“刺之微妙，在于速迟。速迟者，即用针有徐疾之意也。”

[7] 关：指四肢关节的腧穴。

[8] 机：此以弓弩之机比喻守气之机。

[9] 空：同“孔”，此指腧穴。

[10] 清净而微：经气变化是微妙而不易觉察的。

[11] 其来不可逢，其往不可追：据上下文义，此指针下之气变化迅速，不易遇到，须仔细体会。

[12] 不可挂以发：挂，差也。不可差于毫发之间，指应及时施行针刺补泻。《灵枢注证发微》注：“知机之道者，唯此一气而已，犹不可挂一发以间之。”《黄帝内经灵枢集注》张志聪注：“静守于来往之间而补泻之，少差毫发之间则失矣。”

[13] 叩之不发：指不能及时掌握施行补泻的时机，如箭在弦，应发射而不射。《黄帝内经灵枢集注》张志聪注：“叩之不发，补泻失时。”

[14] 要与之期：要，通“约”。《灵枢·小针解》：“要与之期者，知气之可取之时也。”

[15] 暗：愚昧不明。

[16] 往者为逆，来者为顺：指经气盛衰情况。《灵枢·小针解》：“往者为逆者，言气之虚而小，小者逆也。来者为顺者，言形气之平，平者顺也。”

[17] 逆而夺之，恶得无虚，追而济之，恶得无实：逆，迎也，泻其邪气，使实转虚。《类经·针刺类·九针之要》注：“逆其气至而夺之，泻其实也，恶得无虚。”追，顺也，补其正气，使虚转实。此即《灵枢·小针解》“迎而夺之者，泻也；追而济之者，补也”之意。夺，泻法。经气虚小反用泻法，使其更虚。

【按语】

本段提出针刺治疗的基本原则：其一，守神。医者要精神专一，密切观察患者的神情及气血盛衰状态，来决定针刺的补泻，不能局限于局部证候的观察和针刺手法的施用。其二，守机。针刺治疗要掌握气至的时机，根据邪正盛衰的情况，施予及时恰当的补泻手法。补泻的原则是“迎而夺之”“随而济之”“迎之随之，以意和之”，由此可知，迎随是针刺补泻的原则。

【原文】

凡用鍼者，虚则實之，滿则泄之，宛陳则除之[1]，邪勝则虚之，大要[2]曰：徐而疾则實，疾而徐则虚[3]。言實與虚，若有若無[4]。察後與先，若存若亡[5]。爲虚與實，若得若失[6]。虚實之要，九鍼最妙，補瀉之時，以鍼爲之。瀉曰：必持內之，放而出之，排陽得鍼，邪氣得泄[7]，按而引鍼，是謂內溫[8]，血不得散，氣不得出也。補曰隨之，隨之意，若妄之[9]，若行若按，如蚊虻止[10]，如留如還，去如弦絕[11]，令左屬右，其氣故止[12]，外門已閉，中氣乃實，必無留血，急取誅之[13]。

【提要】

本段论述针刺补泻的应用原则和操作方法。

【注释】

[1] 宛陈则除之：宛，音义通“郁”。陈，陈旧，陈积。宛陈，在此指瘀血。宛陈则除之，即祛除瘀血。《灵枢·小针解》：“去血脉也。”《素问·针解》：“出恶血也。”

[2] 大要：古医经名。

[3] 徐而疾则实，疾而徐则虚：徐、疾，指针刺的速度慢与快。实，补法；虚，泻法。全句意为，慢进针快出针为补法，快进针慢出针为泻法。如《灵枢·小针解》云：“徐而疾则实者，言徐

内而疾出也。疾而徐则虚者，言疾内而徐出也。"但《素问·针解》则云："徐而疾则实者，徐出针而疾按之。疾而徐则虚者，疾出针而徐按之。"此乃说法不同，供参考。

[4] 言实与虚，若有若无：《灵枢·小针解》："言实者有气，虚者无气也。"《素问·针解》："言实与虚者，寒温气多少也。若有若无者，疾不可知也。"

[5] 察后与先，若存若亡：要诊察疾病的先后，施用补泻方法，使虚者正气若有所存得，实者邪气若有所亡失。

[6] 为虚与实，若得若失：《灵枢·小针解》："言补者必然若有所得也，泻者恍然若有所失也。"

[7] 泻曰，必持内之，放而出之，排阳得针，邪气得泄：《针灸甲乙经》"泻曰"下有"迎之，迎之意"五字，"得针"作"出针"，义长。全句意为，泻法要持针快速刺入，得气后慢慢出针，摇大针孔，排开表阳，使邪气有其出路，随针外泄。

[8] 按而引针，是谓内温：引针，即出针。"温"当读"蕴"。意为出针若按闭针孔，邪气就会蕴积于内而不得外泄。

[9] 补曰随之，随之意，若妄之：《针灸甲乙经》"妄"作"忘"。谓补则随，随亦当刺法轻巧，使患者有若无其事的感觉。

[10] 如蚊虻止：谓进针、捻转，针处犹如蚊虻叮咬皮肤的感觉。

[11] 去如弦绝：针刺气至后，迅速出针，其速度之快，如箭离弓弦。

[12] 令左属右，其气故止：右手出针，左手紧接着按针孔，使针孔闭合，经气留止。

[13] 必无留血，急取诛之：补法不应有留血，若留有瘀血，应迅速祛除。《灵枢注证发微》注："如有留血，当急取以责之。但此补法，必无留血者也。"

【按语】
本节分别论述了虚者用补法、实者用泻法、有瘀血者用刺血法的三大治则。针刺补法的操作要领是慢进针、快出针、按闭针孔。泻法的操作要领是快进针、慢出针、摇大针孔。

【经典医案】
娄全善治一老妇人，头病，岁久不已，因视其手足，有血络皆紫黑，遂用三棱针尽刺出其血，如墨汁者数盏。后视其受病之经，刺灸之，而得全愈。即《经》所谓"大痹为恶，及头痛，久痹不去身，视其血络，尽出其血是也"。（《续名医类案》）

【原文】
持鍼之道，堅者為寶[1]。正指直刺[2]，無鍼左右，神在秋毫[3]，屬意病者[4]，審視血脈者，刺之無殆[5]。方刺之時，必在懸陽，及與兩衛[6]，神屬勿去，知病存亡。血脈者，在腧橫居[7]，視之獨澄，切之獨堅[8]。

【提要】
本段论述针刺过程中对医者的基本要求。

【注释】
[1] 坚者为宝：持针以坚定有力为要。《类经·针刺类·用针虚实补泻》注："坚而有力，则直达病所。"

[2] 正指直刺：手指持针要端正，准确刺入。《类经·针刺类·用针虚实补泻》注："正而不斜，则必中气穴。"

[3] 无针左右，神在秋毫：指医者必须聚精会神，明察细微的变化。《黄帝内经太素》缺卷作"针无左右"，意思是说刺时针不要偏左偏右。《类经·针刺类·用针虚实补泻》注："医之神见，在悉秋毫，必精必确。"

[4] 属意病者：全神贯注地观察患者。

[5] 无殆：没有危险。

[6] 必在悬阳，及与两卫：《针灸甲乙经》"卫"作"衡"，义长。悬阳，阳，通"扬"，即眉之上下。《诗经·鄘风·君子偕老》："扬且之皙。"毛亨传："扬，眉上广。"孔颖达正义："眉之上，眉之下，皆曰扬。"衡，眉上部位，在此指眉间及面部。"必在悬阳，及与两衡"，意为医者的注意力应在患者的两目、眉间及面部的神色变化上。

[7] 在腧横居：腧，腧穴。血络由于经脉痹阻不通，而显现于腧穴上。《黄帝内经灵枢集注》张志聪注："一经上实下虚而不通者，此必有横络盛加于大经，令之不通。"

[8] 视之独澄，切之独坚：澄，清晰。血络横居，视之颜色分明，按之坚硬。

【按语】

本段提示了针刺的正确方法，必须持针有力，正指直刺，不要左右偏斜。同时，强调医者在施行针刺时，精神要高度集中，密切观察患者的血脉虚实和两目、眉间及面部的神色变化。如此，才能治之有效而不发生危险。

【原文】

九针之名，各不同形。一曰镵[1]针，长一寸六分；二曰员针，长一寸六分；三曰鍉[2]针，长三寸半；四曰锋针，长一寸六分；五曰铍[3]针，长四寸，广二分半；六曰员利针，长一寸六分；七曰毫针，长三寸六分；八曰长针，长七寸；九曰大针，长四寸。镵针者，头大末锐，去泻阳气；员针者，针如卵形，揩摩分间，不得伤肌肉，以泻分气；鍉针者，锋如黍粟之锐，主按脉勿陷，以致其气；锋针者，刃三隅，以发痼疾；铍针者，末如剑锋，以取大脓；员利针者，大如氂[4]，且员且锐，中身微大，以取暴气；毫针者，尖如蚊虻喙，静以徐往，微以久留之而养，以取痛痹；长针者，锋利身薄，可以取远痹；大针者，尖如梃，其锋微员，以泻机关之水也。九针毕矣。

【提要】

本段论述九针的形态与功用。

【注释】

[1] 镵（chán）：《广雅·释诂四》："镵，锐也"。

[2] 鍉（dí）：通"镝"，指箭镞。

[3] 铍（pī）：指两刃小刀。

[4] 氂（máo）：指牦牛尾。

【按语】

九针有各自的名称，形态也各不相同，并有各自的适应证，如镵针用于浅刺以泻除肌表邪热，员针和鍉针用于体表按压以疏通气血，锋针治疗顽疾，铍针用于刺破排脓，毫针适于久留针用于治疗疼痛病证，长针治疗久痹，大针可泻关节水湿，使用时应加以区别。

【经典医案】

《佗别传》云：又有人苦头眩，头不得举，目不得视，积年。佗使悉解衣倒悬，令头去地一二寸，濡布拭身体，令周币，候视诸脉，尽出五色。佗令弟子数人以铍刀决脉，五色血尽，视赤血，乃下，以膏摩被覆，汗出自周币，饮以亭历犬血散，立愈。（《三国志·魏书·方技传·华佗传》）

【原文】

夫气之在脉也，邪气在上[1]，浊气在中[2]，清气在下[3]。故针陷脉[4]则邪气出，针中脉[5]则浊气出，针太深则邪气反沉、病益。故曰：皮肉筋脉，各有所处。病各有所宜。各不同形，各以任其所宜。无实无虚，损不足而益有余，是谓甚病。病益甚，取五脉[6]者死，取三脉者恇[7]；夺阴者死，夺阳者狂，针害毕矣。

刺之而气不至，无问其数[8]。刺之而气至，乃去之，勿复针。针各有所宜，各不同形，各任其所為。刺之要，氣至而有效，效之信，若風之吹雲，明乎若見蒼天。刺之道畢矣。

【提要】

本段论述不同病位的针刺之法、针害及针刺取效的要领。

【注释】

[1] 邪气在上：风热阳邪侵犯上部。

[2] 浊气在中：饮食积滞之气留于胃肠。

[3] 清气在下：清冷寒湿之邪从足起。

[4] 陷脉：张志聪注，陷脉为额颅之脉，显陷于骨中。

[5] 中脉：指中土，足阳明之合也。

[6] 五脉：五脏诸阴之脉。

[7] 取三脉者恇（kuāng）：三脉，指三阳之脉。恇，《说文解字》释义，"恇者，怯也，又恐也"，有衰败之义。此处若与后文对应，则为"狂"。

[8] 刺之而气不至，无问其数：针入不得其气，不问其数，必以气至为度。

【按语】

刺邪气应选择额颅部有明显凹陷的经脉，刺浊气则应选胃经。邪气在表，则不宜刺深，否则邪气不得出。针刺治病应补虚泻实，病重之时，如误泻阴经，则导致死亡；误泻阳经，则使人发狂。

针刺取得疗效的要领是气至，"刺之要，气至而有效"是指导针灸临床的核心。

【原文】

黄帝曰：願聞五藏六府所出之處。岐伯曰：五藏五腧，五五二十五腧，六府六腧，六六三十六腧，經脈十二，絡脈十五，凡二十七氣，以上下。所出為井[1]，所溜為滎[2]，所注為輸[3]，所行為經[4]，所入為合[5]，二十七氣所行，皆在五腧也。

節之交[6]，三百六十五會，知其要者，一言而終，不知其要，流散無窮。所言節者，神氣之所遊行出入也，非皮肉筋骨也。

【提要】

本段论述脏腑五输穴及原穴的数目和意义。

【注释】

[1] 所出为井：脉气初起，如泉水从井中而出。

[2] 所溜为荥：溜，即流动；荥为小水，脉气尚微。

[3] 所注为输：形容脉气注入此处后又输注他处。

[4] 所行为经：脉气较盛，由此通过。

[5] 所入为合：脉气进入体内与脏腑之气相合。

[6] 节之交：节，高起之处；交，重叠之处。节之交，即交节，形容腧穴是气血汇聚停留之处。

【按语】

本段介绍人体五输穴可以反映十二经脉和十五络脉的气血变化。腧穴是神气游行出入之处，是经络气血渗灌之所，而不应局限于皮肉筋骨的外在形态。

【原文】

睹其色，察其目，知其散複[1]。一其形[2]，聽其動靜，知其邪正[3]。右主推之，左持而禦之，氣至而去之。

凡將用鍼，必先診脈，視氣之劇易[4]，乃可以治也。五藏之氣已絕於内[5]，而用鍼者反實其外[6]，是謂重竭[7]，重竭必死，其死也靜[8]。治之者，輒反其氣，取腋與膺[9]。五藏之氣已絕於外[10]，而用鍼者反實其内[11]，是謂逆厥[12]，逆厥則必死，其死也躁[13]。治之者，反取四末[14]。

刺之，害中而不去则精泄 [15]，害中而去则致氣 [16]。精泄则病益甚而恇 [17]，致氣则生爲癰瘍。

【提要】

本段论述针刺的要求、行针方法和脉诊在针刺治疗中的重要意义。

【注释】

[1] 散复：神气聚为复，神气去为散。

[2] 一其形：形神合一。

[3] 知其邪正：指应辨明邪正盛衰。

[4] 剧易：即间甚，引申为虚实盛衰。

[5] 五脏之气已绝于内：内，阴也。指五脏阴气竭绝。

[6] 实其外：实，补也。外，阳也。即补其阳。

[7] 重竭：虚上加虚，严重衰竭。《类经·针刺类·用针先诊反治为害》注："脏气已绝于内，阴虚也。反实其外，误益阳也。益阳则愈损其阴，是谓重竭。"

[8] 其死也静：由于阴竭造成的危重证候，患者表现出安静。

[9] 辄反其气，取腋与膺：反其气，指与应补五脏之阴的方法相反。取腋与膺，即选择腋部和胸膺部的穴位。《类经·针刺类·用针先诊反治为害》注："腋与膺，皆脏脉所出，气绝于内而复取之，则致气于外，而阴愈竭矣。"

[10] 五脏之气已绝于外：外，阳也。指五脏阳气衰竭。

[11] 实其内：即补其阴。

[12] 逆厥：《类经·针刺类·用针先诊反治为害》注："脏气已绝于外，阳虚也。反实其内，误补阴也。助阴则阳气愈竭，故致四逆而厥。"

[13] 其死也躁：《黄帝内经灵枢集注》张志聪注："阴气有余，故躁。"

[14] 反取四末：四末，指手足之端的腧穴。《黄帝内经灵枢集注》张志聪注："反取其四末之输，有留针以至其阴气，阴气至则阳气反入，入则逆。"

[15] 刺之，害中而不去则精泄：害，危害。《黄帝内经灵枢集注》张志聪注："刺之害，中病而不去其针。"指刺中病邪应适时出针，若留针时间过长，则反伤其气，气由精气化生，故曰精泄。

[16] 害中而去则致气：害，《黄帝内经太素》作"不"，义长。不中而去则致气，意为针刺未中病，邪气未除而出针，致邪气滞留结聚。《黄帝内经太素·寒热·寒热杂说》注："刺之不中于病，即便去针，以伤良肉，故致气聚。"

[17] 恇：怯弱，衰败的样子。

【按语】

本段阐明针刺须察色辨形，明辨邪正盛衰，进针和行针时双手配合，左手持针，右手推针，气调才能去针。同时强调"用针必先诊脉"的重要意义。医者必须通过诊脉来了解患者脏腑的阴阳虚实，而后施用正确的针刺补泻方法。若诊断失误，辨证不当，易导致重竭、逆厥等严重后果。

【经典医案】

蓠川王病，召臣意诊脉，曰："蹶上为重，头痛身热，使人烦懑。"臣意即以寒水拊其头，刺足阳明脉，左右各三所，病旋已。病得之沐发未干而卧。诊如前，所以蹶，头热至肩。（《史记·扁鹊仓公列传》）

【原文】

五藏有六府，六府有十二原，十二原出於四關 [1]，四關主治五藏。五藏有疾，当取之十二原，十二原者，五藏之所以稟三百六十五節氣味也 [2]。五藏有疾也，應出十二原，十二原各有所出，明知其原，睹其應，而知五藏之害矣。

【提要】

本段论述十二原穴在诊断、治疗五脏疾病中的作用。

【注释】

[1] 四关：两肘两膝。《类经·经络类·十二原》注："四关者，即两肘两膝，乃周身骨节之大关也。故凡井、荥、输、原、经、合穴，皆手不过肘，足不过膝。"

[2] 十二原者，五脏之所以禀三百六十五节气味也：十二原穴，是全身经脉三百六十五气穴经气所输注的地方，即经气集中之处。

【按语】

十二原穴是脏腑气血汇聚之处。《难经》称为"气之所留止"。因十二原穴直接与五脏六腑沟通，故既能反映脏腑病候，又能治疗脏腑疾病，有着十分重要的临床意义，为历代医家所重视。现代临床观察已证实，内脏病变时原穴确实有特异征象反应，大量临床实践也证实了原穴的卓著疗效。

【原文】

陽中之少陰，肺也，其原出於太淵，太淵二。陽中之太陽，心也，其原出於大陵，大陵二。陰中之少陽，肝也，其原出於太沖，太沖二。陰中之至陰，脾也，其原出於太白，太白二。陰中之太陰，腎也，其原出於太谿，太谿二。膏之原，出於鳩尾，鳩尾一。肓之原，出於脖胦[1]，脖胦一。凡此十二原者，主治五藏六腑之有疾者也。

脹取三陽[2]，飱泄[3]取三陰[4]。

【提要】

本段论述五脏和膏肓原穴及其主治。

【注释】

[1] 脖胦（bóyāng）：即气海穴。

[2] 三阳：指足三阳，即胃、胆、膀胱。

[3] 飱泄（sūnxiè）：完谷不化之证。

[4] 三阴：指足三阴，即肝、脾、肾。

【按语】

脏腑之疾可取五脏原穴及任脉的鸠尾和气海穴。腹胀多为阳气不足，调动阳经经气有利于解除胀满；飱泄多因水湿停滞，调动阴经经气可行气逐水。

【原文】

今夫五藏有疾也，譬猶刺也，猶污也，猶結也，猶閉也[1]。刺雖久，猶可拔也；污雖久，猶可雪[2]也；結雖久，猶可解也；閉雖久，猶可決也。或言久疾之不可取者，非其說也。夫善用鍼者，取其疾也，猶拔刺也，猶雪污也，猶解結也，猶決閉也。疾雖久，猶可畢[3]也。言不可治者，未得其術也。

【提要】

本段阐明针刺的治疗作用，指出"言不可治者，未得其术也"。

【注释】

[1] 犹刺也，犹污也，犹结也，犹闭也：比喻人体患病，如肌肉扎了刺，物体染上污点，绳索打了结，水道闭阻不通一样。《黄帝内经灵枢集注》："夫风雨寒暑，大惊卒恐，犹刺犹污，病从外入者也；阴阳喜怒，饮食居处，犹结犹闭，病由内生者也。千般疾难，不出外内二因，是以拔之、雪之，仍从外解；解之、决之，从内解也。知斯二者，病虽久，犹可毕也。"又："污在皮毛，刺在肤肉，结在血脉，闭在筋骨。"

[2] 雪：洗涤。《灵枢识》注："雪，洗也。"

[3] 毕：结束，引申为治愈。

【按语】

本段原文通过形象的比喻来阐释针刺的卓著治疗效果。指出针灸不仅对病程短的疾患取效迅速，而且对一些病程较长的疾患同样有良效。同时还强调针刺治病要掌握正确的技术。

【原文】

刺诸热者，如以手探汤；刺寒清者，如人不欲行。阴有阳疾者，取之下陵三里[1]，正往无殆，气下乃止，不下複始也。疾高而内者[2]，取之阴之陵泉；疾高而外者[3]，取之阳之陵泉也。

【提要】

本段论述针刺不同疾病的选穴及方法。

【注释】

[1] 下陵三里：下陵即三里，指足三里穴。

[2] 疾高而内者：病位在上，但在里属阴的病证。

[3] 疾高而外者：病位在上，但在外属阳的病证。

【按语】

本段阐述针刺热病，应浅刺快刺，而对于寒证，则应深刺久留针。热在阴分者，可取足三里。病在上者下取之，若病属阴，则取阴陵泉；病属阳则取阳陵泉。

邪气脏腑病形第四（节选）

本篇重点讨论了邪气伤人的原因、部位和五脏六腑受邪后的疾病形态及其诊断方法，故以"邪气脏腑病形"名篇。

一、学术思想

1. 邪气伤人，经脉相传 邪气的性质不同，伤人部位也不同。风雨寒暑等天之邪气多伤人体的身半以上部位，而地之湿气多伤人体的身半以下部位。可见邪气犯人的主要特点是"以类相从"。但是人体上下左右内外是一个有机联系的整体，阴阳经脉是相互贯通维系的。邪气从一个部位侵入，可循着经脉传至其他部位。

2. 凡将用针，必先诊脉 脉象及其诊察部位，与经络有着十分密切的关系，本篇阐述了急、缓、大、小、滑、涩六种脉象的刺法及原理。

3. "荥输治外经，合治内府" 五输穴是针灸临床最常用的重要腧穴。五输穴的治疗作用有其内在规律可循。本处提出的"荥输治外经，合治内府"这一观点，已经成为历代针灸医家所遵循的治疗原则，有广泛的理论基础和较高的临床实用价值，值得深入探讨。

4. 针刺"必中气穴，无中肉节" 针刺时，首先要定准腧穴的部位，对准穴位刺入，方能起到治疗作用。若定穴不准而刺入，徒伤肌肤，引起疼痛，而不能起到治疗作用，定准腧穴是针刺治疗的最基本要求，应当注意。

现节选了邪气中人，无有恒常，阴阳经脉、五脏六腑为病的特点，病之六变，荥输治外经、合治内腑，以及针刺必中气穴等原文。

二、文选

【原文】

黄帝問於岐伯曰：邪氣之中人也奈何？岐伯答曰：邪氣之中人高也[1]。黄帝曰：高下有度乎？岐伯曰：身半已[2]上者，邪中之也；身半已下者，濕[3]中之也。故曰，邪之中人也，無有常[4]，中於陰則溜於府[5]，中於陽則溜於經[6]。

【提要】

邪气伤人的部位无常，有上下、阴经阳经之别，故临证时须详细审察。

【注释】

[1] 邪气之中人高也：《类经·疾病类·邪之中人阴阳有异》注："风寒中人，上先受之也。"

[2] 已：同"以"。

[3] 湿：湿邪。《黄帝内经灵枢集注·邪气脏腑病形》注："湿乃水土之气，故中于身半以下，此天地之邪。"

[4] 常：恒常，常规。

[5] 中于阴则溜于腑：阴，指阴经。溜，同"留"。

[6] 中于阳则溜于经：阳，指阳经。《类经·疾病类·邪之中人阴阳有异》："邪中阳者溜于三阳之经，邪中阴者溜于三阴之腑。"

【按语】

本段指出，由于病邪性质不同，致病部位各异，所以就有高下之分，阴阳之别。外邪侵犯人体的一般规律为，天之邪气多伤人体的身半以上部位，地之湿气多伤人体的身半以下部位，其中经脉在发病上起到了重要作用。

【原文】

黄帝曰：陰之與陽[1]也，異名同類[2]，上下相會[3]，經絡之相貫[4]，如環無端。邪之中人，或中於陰，或中於陽，上下左右，無有恒常，其故何也？岐伯曰：諸陽之會[5]，皆在於面。中人也方乘虛時，及新用力[6]，若飲食[7]汗出腠理開，而中於邪。中於面則下陽明，中於項則下太陽，中於頰則下少陽，中於膺背兩脇，亦中其經[8]。

【提要】

本段论述了邪中于阳经的原因和部位。

【注释】

[1] 阴之与阳：阴、阳，在此指阴经、阳经。

[2] 异名同类：阴经、阳经，名称不同，运行气血是其共同的作用。《黄帝内经灵枢集注》注："谓脏腑之血气，虽有阴阳之分，然总属一气血耳，故异名而同类。"

[3] 上下相会：指经络在人体上下各部都有交会。《黄帝内经灵枢集注》注："上下相会者，标本之出入也。"

[4] 相贯：贯，通也。

[5] 诸阳之会：诸阳，指手足三阳经。会，交会。《类经·疾病类·邪之中人阴阳有异》注："手足六阳，俱会于头面，故为诸阳之会。"

[6] 新用力：指刚刚劳力之后。

[7] 若饮食：《针灸甲乙经》《黄帝内经太素》"若"下有"热"字，义长。

[8] 中於膺背兩脇，亦中其經：指外邪如不从头面部侵入，亦可通过胸背、两胁入侵，进入足三阳经。《类经·疾病类·邪之中人阴阳有异》注："膺在前，阳明经也；背在后，太阳经也；两

胁在侧，少阳经也。中此三阳经。"

【按语】

本段论述了经脉在发病上的重要性。经脉上下相会，如环无端，所以邪气伤人，无有恒常。一般外邪伤人，多从头面部开始，亦可从胸背、两胁等部位入侵。同时提出邪气伤人，多在人体虚弱之时，或是劳动、饮食而致汗出腠理开之时，邪气乘虚而入。

【原文】

黄帝曰：其中於陰奈何？岐伯答曰：中於陰者，常從臂胻[1]始。夫臂與胻，其陰皮[2]薄，其肉淖澤[3]，故俱受於風，獨傷其陰。

【提要】

本段论述了病邪中于阴经的原因和部位。

【注释】

[1] 臂胻（héng）：臂，手臂；胻，足胫。臂胻的内侧为手足阴经的分布部位。《类经•疾病类•邪之中人阴阳有异》注："臂胻内廉曰阴，手足三阴之所行也。"

[2] 阴皮：阴，内侧。指臂与足胫内侧的皮肤。

[3] 淖（nào）泽：柔顺，润泽。指肌肉柔润。

【按语】

本段论述邪中于阴经，多从手臂和足胫内侧开始，因此处皮肤薄嫩，肌肉濡弱，故邪易由此进入手足三阴经脉而为病。

【原文】

黄帝曰：邪之中人藏奈何？岐伯曰：愁憂恐懼則傷心。形寒寒飲則傷肺[1]，以其兩寒相感[2]，中外皆傷[3]，故氣逆而上行。有所墮墜，惡血留內，若有所大怒，氣上而不下，積於脅下，則傷肝。有所擊仆，若醉入房，汗出當風，則傷脾。有所用力舉重，若入房過度，汗出浴水，則傷腎[4]。

【提要】

本段论述了五脏受邪的不同病因和特点。

【注释】

[1] 形寒寒饮则伤肺：形寒，指风寒外袭。寒饮，指寒冷饮食。《素问•咳论》："皮毛者，肺之合也，皮毛先受邪气，邪气以从其合也。其寒饮食入胃，从肺脉上至于肺则肺寒，肺寒则外内合邪，因而客之，则为肺咳。"互参。

[2] 两寒相感：指形寒、寒饮合而为病。

[3] 中外皆伤：中，内，指肺。外，指皮毛。

[4] 有所用力举重，若入房过度，汗出浴水，则伤肾：《类经•疾病类•邪之中人阴阳有异》注："肾主精与骨，用力举重则伤骨，入房过度则伤精，汗出浴水，则水邪犯其本脏，故所在肾。"

【按语】

本段论述五脏受邪发病的病因特点。精神情志失调常伤及心与肝二脏；外寒、寒饮伤肺；除情志外，跌仆损伤可伤肝；击伤、酒醉入房，汗出受风可伤脾；劳力或房劳过度、汗出浴水则伤肾。本段说明情志最易伤心与肝，这与《灵枢•本神》的观点是一致的。

【原文】

黄帝曰：病之六變者[1]，刺之奈何？岐伯答曰：諸急者[2]多寒；緩者[3]多熱；大者[4]多氣少血；小者血氣皆少；滑者[5]陽氣盛，微有熱；濇者多血少氣[6]，微有寒。是故刺急者，深內[7]而久留之。刺緩者，淺內而疾發鍼[8]，以去其熱。刺大者，微瀉其氣，無出其血。刺滑者，疾發鍼而淺內之，以瀉其陽氣而去其熱。刺濇者，必中其脈，隨其逆順而久留之，必先按而循之[9]，已發鍼，疾按其痏[10]，無令其血出，以和其脈。諸小者，陰陽形氣俱不足，勿取以鍼，而調以甘藥也[11]。

【提要】

本段论述缓急大小滑涩六种不同脉象的主病及其针刺方法。

【注释】

[1] 六变者：指脏腑疾病在脉象上表现出的六种变化，即缓、急、大、小、滑、涩。

[2] 急者：弦紧之脉。《类经·脉色类·脏脉六变病刺不同》注："急者，弦紧之谓。"《黄帝内经灵枢集注·邪气脏腑病形》注："寒气收劲，故脉急。"

[3] 缓者：缓纵之脉。《类经·脉色类·脏脉六变病刺不同》注："缓者，纵缓之状，非后世迟缓之谓。"

[4] 大者：浮大之脉。《类经·脉色类·脏脉六变病刺不同》注："大为阳有余，阳盛则阴衰，故多气少血。"

[5] 滑者：滑脉。《类经·脉色类·脏脉六变病刺不同》注："滑脉为阳，气血实也。"《黄帝内经灵枢集注》注："阳气盛而微有热，则脉行滑利。"

[6] 涩者多血少气：涩脉，一般反映血少精伤或气滞血瘀。历代注家对此经文提法存疑。《类经·脉色类·脏脉六变病刺不同》注："涩为气滞，为血少，气血俱虚。"《灵枢识》曰："涩者荣气不足，亦血少之谓，而此曰多血，似乎有误。观下文，刺涩者，无令其血出，少可知矣。"

[7] 深内：内，同"纳"。即进针深。

[8] 发针：发，放，出。即拔针。

[9] 按而循之：促使得气的一种针刺手法。以手指顺经脉循行线路来回按压，令其气血通畅。

[10] 痏（wěi）：有四种解释：一是针孔，二是针刺的刺数，三是穴位，四是疮疡。此指针孔。《辞海》释：针灸施术后穴位上的瘢痕。

[11] 调以甘药也：甘，缓也。《庄子·天道》言："徐则甘而不固。"甘药之意，当指甘缓性和之药。阴阳俱虚，乃病虚较甚，故不宜大补急补，而宜用甘缓性和之品缓补之。

【按语】

本段以六种基本脉象为例，提出了相应的针刺方法。证有寒热之异，气血有盛衰之变，脉为血之府，各种因素无不影响于脉，故脉有急、缓、大、小、滑、涩，其针治亦应根据不同病情，有深刺、浅刺、久留针、疾出针、或补或泻，而施用不同针法。经文还以小脉不宜单用针刺，宜用补药为例，指出针药各有其适应证，体现了辨证论治的思想。

【原文】

黄帝曰：余聞五藏六府之氣，榮輸[1]所入爲合[2]，令何道從入，入安連過[3]，願聞其故。岐伯答曰：此陽脈之別[4]入於內，屬於府者也。黄帝曰：榮輸與合，各有名[5]乎？岐伯答曰：榮輸治外經[6]，合治內府[7]。黄帝曰：治內府奈何？岐伯曰：取之於合。黄帝曰：合各有名乎[8]？岐伯答曰：胃合於三里，大腸合入於巨虛上廉，小腸合入於巨虛下廉，三焦合入於委陽，膀胱合入於委中央，膽合入於陽陵泉。

【提要】

本段论述"荥输治外经，合治内府"的针灸治疗原则。

【注释】

[1] 荥输：指五输穴中的荥穴和输穴。

[2] 合：此指下合穴。

[3] 入安连过：《针灸甲乙经》作"入安从道"。即从哪一道路进入合穴，进入后又从何处行

过而相连属呢？《黄帝内经灵枢集注·邪气脏腑病形》注："谓从荥输所入为合之气血，从何道而入，入安所连而为合，安所行过而相连。"

[4] 别：别络。

[5] 名：功也。引申为作用。

[6] 荥输治外经：即荥穴和输穴主治在外的十二经脉病候。

[7] 合治内府：内府，指六腑病证，此句指下合穴主治在内的六腑病证。《灵枢识》注云："合则气脉深入，故可治内府之病。"

[8] 合各有名乎：下合穴是否各有名称。

【按语】

本段提出荥穴和输穴在四肢肘膝以下，故治疗四肢经脉病证更有卓效，而手足三阳经之下合穴，治疗腑病效果显著。"荥输治外经，合治内府"的理论，对指导临床有十分重要的意义。

【原文】

黄帝曰：愿闻六府之病。岐伯答曰：面热者，足阳明病。鱼络血者[1]，手阳明病。两跗之上脉竖陷者[2]，足阳明病，此胃脉也。

大肠病者，肠中切痛[3]而鸣濯濯[4]，冬日重感於寒[5]即泄，当脐而痛，不能久立，与胃同候，取巨虚上廉。胃病者，腹䐜胀[6]，胃脘当心而痛，上支[7]两胁，膈咽不通，食饮不下，取之三里也。

小肠病者，小腹痛，腰脊控睾而痛，时窘之後[8]，当耳前热，若寒甚，若独肩上热甚，及手小指次指之间热，若脉陷[9]者，此其候也，手太阳病也，取之巨虚下廉。

三焦病者，腹气满，小腹尤坚，不得小便，窘急[10]，溢则水，留即为胀[11]，候在足太阳之外大络，大络在太阳少阳[12]之间，亦见於脉[13]，取委阳。

膀胱病者，小腹偏肿而痛，以手按之，即欲小便而不得，肩上热，若脉陷，及足小指外廉及胫踝後皆热，若脉陷，取委中央。

胆病者，善太息，口苦，呕宿汁[14]，心下澹澹[15]，恐人将捕之，嗌中𠹤𠹤然[16]，数唾，在足少阳之本末[17]，亦视其脉之陷下者灸之，其寒热者，取阳陵泉。

【提要】

本段指出六腑的证治。

【注释】

[1] 鱼络血者：指手大鱼际部络脉瘀血。《类经·针刺类·六腑之病取之于合》注："手阳明之脉，行于手鱼之表，故为鱼络血。"

[2] 两跗之上脉竖陷者：跗，足背。两跗之上脉，指两足背之冲阳脉。竖，隆起。陷，陷下。两足背冲阳脉有隆起或陷下的现象。《类经·针刺类·六腑之病取之于合》注："两跗之上脉，即冲阳也。竖者坚而实，陷者弱而虚，皆足阳明胃脉之病。"

[3] 切痛：急剧疼痛。

[4] 鸣濯濯（zhuó）：肠中水气冲激的肠鸣声。《灵枢注证发微》注："濯濯者，肠中有水，而往来气冲则有声也。"

[5] 重感于寒：本有内寒，复感外寒。

[6] 䐜（chēn）胀：撑也，指上腹部胀满。

[7] 支：支撑。指气机不舒，撑胀。

[8] 时窘之后：窘，窘迫，急迫。指大小便急迫。《类经·针刺类·六腑之病取之于合》注："诸痛及不得大小便，而时窘之后，盖即疝之属也。"

[9] 脉陷：指络脉下陷。

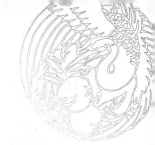

[10] 窘急：指小便急迫。

[11] 溢则水，留即为胀：小便急迫不得尿，水气内留，溢于肌肤而为水肿。

[12] 太阳少阳：指足太阳膀胱经和足少阳胆经。

[13] 脉：指经脉。

[14] 呕宿汁：呕吐混有胆汁的不消化饮食。

[15] 心下澹澹（dàn）：澹澹，也作"憺憺"，指心中悸动不安。

[16] 嗌（yì）中吤吤（jiè）然：嗌，咽喉。吤吤，梗阻貌。指喉中如有物梗塞，欲吐而不能。

[17] 足少阳之本末：本末，经脉的起止点。指足少阳胆经的起始和终止处。

【按语】

本段详细论述六腑病候及其针灸取穴治疗。这里所言六腑病，有经脉和本腑两方面的病理变化。临证治疗时，根据"合治内府"的原则，六腑病当取相应经脉的下合穴为宜。

【原文】

黄帝曰：刺之有道乎？岐伯答曰：刺此者，必中氣穴[1]，無中肉節[2]。中氣穴則鍼染於巷[3]，中肉節則皮膚痛。補瀉反則病益篤[4]。中筋則筋緩，邪氣不出，與其眞[5]相搏，亂而不去，反還內著[6]，用鍼不審，以順為逆也。

【提要】

本段论述针刺操作的基本要求。

【注释】

[1] 气穴：即腧穴。《类经·针刺类·六腑之病取之于合》注："经气所至，是谓气穴。"《黄帝内经灵枢集注》注："气穴者，腑气所注之经穴。"

[2] 肉节：肌肉之节界。《类经·针刺类·六腑之病取之于合》注："肉有节界，是谓肉节。"

[3] 针染于巷：染，《针灸甲乙经》作"游"，游行之义。形容针刺中腧穴，如游行于巷道中。

[4] 笃（dǔ）：病重。

[5] 真：真气，正气。《黄帝内经灵枢集注·邪气脏腑病形》曰："元真之气。"

[6] 反还内著：著，同"着"。指针刺不当，邪气反陷于里。《黄帝内经灵枢集注》注："言刺皮肉筋骨，使腑邪不能从气穴而出。"

【按语】

本段强调掌握熟练针刺技术的重要性，针刺要求刺必中穴。指出针刺深浅适宜，补泻手法恰当，必须激发针感循经传导，才能取得较好疗效。此外，还反复强调了针害造成的不良后果，为后人之戒。

根结第五（节选）

本篇论述了三阴三阳经根结的部位和穴名，开、阖、枢的不同作用和所主疾病；列举了手足三阳经根、溜、注、入的主穴；讨论了以脉搏搏动歇止次数的多少来测定脏气受损的原理；提出了体质不同、病变不同，针刺手法应有区别的治则。

因根结理论是本篇讨论的主要问题，故名"根结"。

一、学术思想

1. 提出根结理论　本篇以"根""结"二字来说明经脉脉气循行流注的根源与归宿。机体通过经脉上下相连，内外相通，左右相应。古人认为四肢为根为本，四肢部特别是四末部位的穴位常可以治疗远隔部位如头胸腹的病变，所以四肢部称为"四根"，头胸腹称为"三结"，组成了经典的"四根三结"。这是对腧穴主治规律的一种认识和总结，为经络学说的重要内容，深刻影响和指导着针灸治疗用穴。

本篇对于三阴三阳经，以开、阖、枢比喻说明经脉的分布和主病特点。基于根结理论的认识，提出手足阳经由肢端到肘膝各有四穴，分别称"根""溜""注""入"，在颈部各有一穴称"入"穴。

2. 提出针刺方法与体质的关系　《黄帝内经》非常重视体质与针刺的关系。本篇认为针刺的一般操作及补泻方法的运用要依患者体质而定。

现节选形气与病气的部分原文。

二、文选

【原文】

黄帝曰：形氣[1]之逆順奈何？岐伯曰：形氣不足，病氣[2]有餘，是邪勝也，急瀉之。形氣有餘，病氣不足，急補之。形氣不足，病氣不足，此陰陽氣俱不足也，不可刺之，刺之則重不足，重不足則陰陽俱竭，血氣皆盡，五藏空虛，筋骨髓枯，老者絶滅，壯者不復矣。形氣有餘，病氣有餘，此謂陰陽俱有餘也，急瀉其邪，調其虛實。

故曰：有餘者瀉之，不足者補之，此之謂也。

故曰：刺不知逆順，眞邪相搏。滿而補之，則陰陽四[3]溢，腸胃充郭，肝肺內膜，陰陽相錯。虛而瀉之，則經脈空虛，血氣竭枯，腸胃僄辟[4]，皮膚薄著，毛腠夭膲，予之死期。

故曰：用鍼之要，在於知調陰與陽。調陰與陽，精氣乃光[5]；合形與氣，使神內藏。

故曰：上工平氣，中工亂脈，下工絶氣危生。故曰，下工不可不慎也。必審五藏變化之病，五脈[6]之應，經絡之實虛，皮之柔麤，而後取之也。

【提要】

本段提示形气、病气与针刺补泻运用的关系，针刺补泻的意义及误用的危害。

【注释】

[1] 形气：与病气相对，指身形的状况，综合张介宾、李东垣的认识，当包括身形和气息。

[2] 病气：一说，与形气相对，指病证的状况。一说指邪气。

[3] 四：《针灸甲乙经》作"皆"，是。

[4] 僄辟：僄，《黄帝内经太素·九针之二·刺法》作"摄"，《针灸甲乙经》作"慑"。《素问·调经论》："虚者，聂辟气不足。"王冰注："聂，谓聂皱。辟，谓辟叠也。"《素问识》注："聂辟，褶襞也。《仪礼》：'襂者以褶。'《礼记》：'衣有襞折曰褶。'通作褔。《一切经音义》云：'褔皱，之涉、知猎二反。'褶，犹褶叠也，亦细褶。王注义同。"摄辟、僄辟、慑辟，皆僄襞之假借。此形容肠胃松弛而有皱褶。

[5] 光：《针灸甲乙经》作"充"，充沛之义。《黄帝内经太素·九针之二·刺法》注："光，彰盛貌。"

[6] 五脉：五脏之脉。

【按语】

本段重点讨论了针刺补泻方法要综合体质与病情而用的问题。原文指出人体外在形貌的表现和内在的病气变化，表里有时相一致，有时则不一致。貌似虚而内实者，当泻；貌似实而内虚者，当补；形貌病气俱实者，当急泻；阴阳俱虚，血气枯竭，不宜针刺。结合《灵枢·邪气脏腑病形》等篇，可知，当机体虚衰之时，不宜针刺而当调以甘药，这种观点说明"用针之要，在于知调阴与阳"。

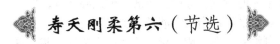

寿夭刚柔第六（节选）

寿夭，是指人生命的长寿与夭折；刚柔，是指人的性格刚强和柔和。本篇主要从对人体阴阳刚柔的不同体质特点，包括形体的缓急、骨骼的大小、性格的刚柔、病变的部位、病程和病因等各方面不同的认识，提出治疗方法要有相应区别。

一、学术思想

1.“审知阴阳，刺之有方” 阴阳的辨证思想是《黄帝内经》的基本学术思想之一，认识任何事物离不开阴阳。本篇从体质、病位、病因、病证等多方面探讨了阴阳，提出了针刺治疗的方法和原则，为临床治疗疾病提供了理论支持。

2.“立形定气而视寿夭” 通过观察病人形体的刚柔强弱和气血的阴阳盛衰，推测病人的生死寿夭。形体与精神活动相适应者寿，不相适应者夭；形体充盛皮柔脉大者寿，反之则夭；肌肉不达，耳小颧不起者夭。总之，形与气相应者寿，不相应者夭。

3.治法因人而异 本篇以“三变”刺法为例，提出临证治疗疾病，当根据病人的不同体质与病情，采用不同的治疗方法，或针或熨，体现了中医“因异制宜”的思想。

现节选针刺治疗的部分原文。

二、文选

【原文】

黄帝问於少师曰：余闻人之生也，有刚有柔，有弱有强，有短有长，有阴有阳，愿闻其方[1]。少师答曰：陰中有陰，陽中有陽[2]，审知陰陽，刺之有方，得病所始，刺之有理，谨度病端，与时相应[3]，内合於五藏六府，外合於筋骨皮肤。是故内有陰陽，外亦有陰陽。在内者，五藏爲陰，六府爲陽；在外者，筋骨爲陰，皮肤爲陽。故曰病在陰之陰者，刺陰之榮输[4]；病在陽之陽者，刺陽之合[5]；病在陽之陰者，刺陰之經[6]；病在陰之陽者，刺絡脈[7]。故曰：病在陽者命曰風，病在陰者命曰痹，陰陽俱病命曰風痹。病有形而不痛者，陽之类也[8]；無形而痛者，陰之类也[9]。無形而痛者，其陽完[10]而陰伤之也。急治其陰，無攻其陽；有形而不痛者，其陰完而陽伤之也，急治其陽，無攻其陰。陰陽俱動[11]，乍有形，乍無形[12]，加以煩心，命曰陰勝其陽，此謂不表不裏，其形不久[13]。

【提要】

本段提出审别病证阴阳的方法及其针刺治疗。

【注释】

[1] 方：针治的方法。

[2] 阴中有阴，阳中有阳：《针灸甲乙经·卷六·内外形诊老壮肥瘦病旦慧夜甚大论》作：“阴中有阳，阳中有阴。”

[3] 谨度病端，与时相应：度，推测，衡量。病端，即病因。与时相应，指与四季气候变化的关系。《类经·针刺类·阴阳形气外内易难》注：“谨度病端者，谓察其风因木化，热因火化，湿因土化，燥因金化，寒因水化，故与时相应也。”

[4] 病在阴之阴者，刺阴之榮输：阴之阴，《类经·针刺类·阴阳形气外内易难》曰：“阴之阴者，阴病在阴分也。”指病在脏而取阴脉之荥穴、输穴。

[5] 病在阳之阳者，刺阳之合：阳之阳，疑当作“阴之阳”，指腑。《灵枢·邪气脏腑病形》

曰："合治内腑。"《灵枢·四时气》亦曰："邪在腑，取之合。"

[6] 病在阳之阴者，刺阴之经：指病在筋骨，刺在里之经脉。

[7] 病在阴之阳者，刺络脉：阴之阳，疑当作"阳之阳"，指皮肤。刺络脉，《针灸甲乙经》作"刺阳之络"，与上句"刺阴之经"相对。刺阳之络，谓刺在外之络脉。

[8] 病有形而不痛者，阳之类也：《黄帝内经灵枢集注》注："有形者，皮肉筋骨之有形。……病有形而不痛者，病在外之阳也。"

[9] 无形而痛者，阴之类也：《黄帝内经灵枢集注》注："无形者，五脏六腑之气也。……病无形而痛者，气伤痛也。"

[10] 完：完整，无伤损。此指未病。下同。

[11] 阴阳俱动：阴阳皆病。

[12] 乍有形，乍无形：《类经·针刺类·阴阳形气外内易难》注："乍有形，乍无形，往来无常也。"

[13] 其形不久：一说病在半表半里，因阴病偏胜，病渐入里，故在外之形征，不会长久存在，随病邪入里而消失，产生无形而痛的阴之类病变。一说此时表里俱伤，病情严重，预后不良。《类经·针刺类·阴阳形气外内易难》注："故曰不表不里，治之为难，形将不久矣。"

【按语】

本段主要讨论阴阳的辨证思想。从体质形态、病位、病因、病证的阴阳属性出发，提出临证必须遵循的阴阳辨证思想。首先应审别病人体质形态的阴阳，人有性格的刚柔、体格的强弱、身形的高低之别。再应审别病位的阴阳，病有在筋骨皮肤者，有在五脏六腑者。另外当审别病因的阴阳属性，风雨等天之邪气伤人上部属阳，寒湿等地之邪气多伤人下部属阴。最后当审别病证的阴阳，病有形者为阳，病程短，当治表治阳；病无形而痛者为阴，病程久，当治里治阴。

【原文】

黄帝曰：余闻刺有三變，何謂三變？伯高答曰：有刺營者，有刺衛者，有刺寒痹之留經者[1]。黄帝曰：刺三變者奈何？伯高答曰：刺營者出血[2]，刺衛者出氣[3]，刺寒痹者內熱[4]。黄帝曰：營衛寒痹之爲病奈何？伯高答曰：營之生病也，寒熱少氣[5]，血上下行[6]。衛之生病也，氣痛時來時去[7]，怫愾賁響[8]，風寒客於腸胃之中[9]。寒痹之爲病也，留而不去，時痛而皮不仁[10]。黄帝曰：刺寒痹內熱奈何？伯高答曰：刺布衣者，以火焠之[11]；刺大人者，以藥熨之[12]。

【提要】

本段论述刺营、刺卫和刺寒痹这三种针刺方法的应用，重在强调治疗应因人因病制宜的治疗思想。

【注释】

[1] 有刺营者，有刺卫者，有刺寒痹之留经者：《类经·针刺类·刺有三变营卫寒痹》注："刺营者，刺其阴；刺卫者，刺其阳；刺寒痹者，温其经。三刺不同，故曰三变。"

[2] 刺营者出血：《灵枢注证发微》注："盖有刺营气者，必出其血，正以血者营气之所化。"《黄帝内经太素·九针之二·三变刺》注："刺营见血，出恶血也。"此指刺血（放血）法。

[3] 刺卫者出气：《黄帝内经太素·九针之二·三变刺》注："刺卫见气，邪气出也。"此统指各种调气的刺法。

[4] 内热：内，同"纳"。此谓将热纳入病处。

[5] 少气：气短。

[6] 血上下行：《类经·针刺类·刺有三变营卫寒痹》注："邪在血，故为上下妄行。"

[7] 气痛时来时去：《类经·针刺类·刺有三变营卫寒痹》注："气无定形，故时来时去。"

[8] 怫愾（fú kài）贲响：怫，郁闷不舒。愾，气满。贲响，腹鸣。怫愾贲响，指气郁满闷而

腹中窜动作响。《黄帝内经太素·九针之二·三变刺》注："怫忾，气盛满貌。贲响，腹胀貌也。"

[9] 风寒客于肠胃之中：《类经·针刺类·刺有三变营卫寒痹》注："风寒外袭而客于肠胃之间，以六腑属表而阳邪归之，故病亦生于卫气。"

[10] 皮不仁：皮，皮肤。不仁，麻木不仁。

[11] 以火焠之：指用火针。

[12] 以药熨之：针刺后用药熨法。《灵枢注证发微》注："大人气血清滑，刺其寒痹之后，当以药熨之。"

【按语】

本段强调治法当因病因人而异。病有在营在卫的不同，治有出血出气的差异，故病有浅深，刺当各异。特别提出治疗寒痹之在经者，布衣百姓，皮糙肉坚，可以用刺激量较大的火针治疗；而对肌肉濡弱的养尊处优者，则当以刺后加药熨的方法治疗。

终始第九（节选）

本篇主要阐述了《黄帝内经》之前的医学著作"终始"篇有关经脉为病的论述。内容涵盖了三阴三阳经生理、病理、诊断、治疗各方面的不同特点，只有掌握了这些自始至终的变化规律，才能更好地运用针法，所以篇名为"终始"。

一、学术思想

本篇内容涉及诸多针灸理论和方法，这里概要介绍其中着重阐述的内容。

1. 脉诊对针灸治疗的意义 本篇以人迎、寸口两处脉动的大小对比，判定阴阳之气的盛衰及所病经脉，并决定相应的针刺补泻方法。通过针刺前后的脉象变化，了解针刺得气及疗效。

2. 提出选穴原则 本篇提出上病下取、下病上取、循经取穴的原则和"先刺其病所从生者"的治疗方法，是针刺取得良好治疗效果的保证。

3. 对气至的经典描述 "谷气来也徐而和"，指出气至是谷气至，是针刺至一定深度后产生的良好反应。这种针刺反应是针刺产生治疗效应的一种标志，可以反映在脉象上而被医者获知。为后世对气至的认识奠定了基础。

4. 强调针刺治神 本篇提出针刺施术时，环境要安静，医者精神要集中，在整个治疗过程中保持全神贯注的针刺操作状态。

5. 重视针刺禁忌 本篇提出了经典的针刺十二禁忌，对获得针刺疗效、防止意外的发生，能起到积极作用。

现节选脏腑经脉为纲纪、针刺之道及虚实补泻原则和方法等原文。

二、文选

【原文】

凡刺之道，毕於終始[1]。明知終始，五藏爲紀，陰陽定矣。陰者主藏，陽者主府，陽受氣於四末，陰受氣於五藏[2]。故瀉者迎之，補者隨之，知迎知隨，氣可令和。和氣之方，必通陰陽，五藏爲陰，六府爲陽，傳之後世，以血爲盟，敬之者昌，慢之者亡，無道行私，必得夭殃。

謹奉天道，請言終始，終始者，經脈爲紀，持其脈口、人迎，以知陰陽有餘不足，平與不平，天道畢矣。所謂平人者不病。不病者，脈口人迎[3]應四時也，上下[4]相應而俱往來也，六經之脈不結動也[5]，本末之寒溫之相守司也[6]，形肉血氣必相稱也，是謂平人。少氣者，脈口人迎俱少而不稱尺寸也。如是者，則陰陽俱不足，補陽則陰竭，瀉陰則陽脫。如是者，可將以甘藥[7]，不[8]可飲以至劑。如此者，弗灸。不已者[9]，因而瀉之，則五藏氣壞矣。

【提要】

本段主要论述了认识脏腑阴阳、经脉气血运行的终始及其重要意义。

【注释】

[1] 终始：《灵枢注证发微》："终始，本古经篇名。"《类经·针刺类·四盛关格之刺》注："终始，本古经篇名，详载阴阳针刺之道，今散在各章。"

[2] 阳受气于四末，阴受气于五藏：《灵枢注证发微》："脏为阴，腑为阳，阳在外受气于四肢，阴在内受气于五脏。"《类经·针刺类·四盛关格之刺》注："四末，手足末也。"

[3] 脉口人迎：脉口，也称气口、寸口，属手太阴经，候阴气。人迎，属足阳明经，候阳气。

[4] 上下：指人迎、寸口。

[5] 六经之脉不结动也：《黄帝内经太素·诊候之一·人迎脉口诊》注："即三阴三阳经脉动而不结。"

[6] 本末之寒温之相守司也：是说人迎、寸口脉动没有盛虚偏颇，也就反映体内没有病变。本末，指寸口、人迎。寒温，指人迎寸口脉动盛虚所示之病变。

[7] 将以甘药：将，调养。甘药，甘味的药。

[8] 不：此下应据《黄帝内经太素·诊候之一·人迎脉口诊》补"愈"字。

[9] 不已者：《黄帝内经太素·诊候之一·人迎脉口诊》无"者"字。不已，指病未愈。

【按语】

终始，是指人体气血终而复始的循行规律，对它的认识必须以天地、阴阳为基础，以五脏六腑为纲领。本段强调了以十二经脉为纲纪，考察机体气血循行，把握阴阳脏腑情况的重要意义。具体方法就是通过人迎寸口脉诊法，观察人迎寸口的"称与不称"，了解五脏之气"阴阳有余不足"和"平与不平"的问题。

【原文】

凡刺之道，氣調而止，補陰瀉陽[1]，音氣益彰，耳目聰明[2]，反此者血氣不行。所謂氣至而有效者，瀉則益虛[3]，虛者脈大[4]如其故[5]而不堅也；堅如其故者，適雖言故[6]，病未去也。補則益實，實者脈大如其故而益堅[7]也；夫[8]如其故而不堅者，適雖言快，病未去也。故補則實，瀉則虛，痛雖不隨鍼[9]，病必衰去。必先通十二經脈之所生病，而後可得傳於終始矣。故陰陽不相移，虛實不相傾[10]，取之其經。

【提要】

本段论述通过诊脉可了解是否达到"气至而有效"。

【注释】

[1] 补阴泻阳：补五脏之正气，泻六淫之邪气。《黄帝内经灵枢集注·终始》曰："补阴者，补五脏之里阴；泻阳者，导六气之外出。"

[2] 音气益彰，耳目聪明：《针灸甲乙经·卷五·针道终始》作"音声益彰"较妥。《黄帝内经灵枢集注·终始》云："音主长夏，是补其脏阴，则心肺脾脏之气和而音声益彰矣。"

[3] 泻则益虚：言治实证用泻法，以祛病邪。《黄帝内经灵枢集注·终始》注："泻者，泻其盛而益其虚也。"

[4] 大：《类经·针刺类·候气》注："大者，乃概指脉体进退而言也，非洪大之谓。"

[5] 故：指针刺以前。

[6] 适虽言故：故，《黄帝内经太素·诊候之一·人迎脉口诊》作"快"，义长。适，偶尔。谓患者虽一时感觉松快。

[7] 实者脉大如其故而益坚：《灵枢注证发微·终始》注："补则益之以实，实者贵于脉之坚，所以脉尽如其旧，而按之坚也。"

[8] 夫：《针灸甲乙经》及《黄帝内经太素》并作"大"，义长。

[9] 痛虽不随针：《针灸甲乙经·卷五·针道终始》"针"下有"减"字，义长。

[10] 阴阳不相移，虚实不相倾：移，变动。倾，偏侧。此句指人迎、寸口两处脉动相比较，无明显盛虚偏颇，亦即阴阳经脉之气无盛虚偏颇。义同《灵枢·经脉》中的"不盛不虚"。

【按语】

本段论述"凡刺之道，气调而止"的原理。针刺强调调气，补虚泻实以调阴阳是针刺调气的主要方法，产生这种针刺效应的标志是气至。提出判断气至的方法是针刺前后脉象的变化。

【原文】

阴盛而阳虚[1]，先补其阳，后泻其阴[2]而和之。阴虚而阳盛，先补其阴，后泻其阳而和之。三脉动于足大指之间，必审其实虚。虚而泻之，是谓重虚，重虚病益甚。凡刺此者，以指按之，脉动而实且疾者疾泻之[3]，虚而徐者则补之，反此者病益甚。其动也，阳明在上，厥阴在中，少阴在下[4]。膺腧中膺[5]，背腧中背，肩膊[6]虚者，取之上[7]。重舌[8]，刺舌柱[9]以铍针也。手屈而不伸者，其病在筋；伸而不屈者，其病在骨。在骨守骨，在筋守筋[10]。

【提要】

本段提出了阴阳虚实的补泻原则及足脉的诊察意义，还论述肩膊虚、重舌和手指屈伸不利等病证的治疗方法。

【注释】

[1] 阴盛而阳虚：阴、阳指脉口、人迎。脉口脉动大于人迎，即为阴盛阳虚。

[2] 先补其阳，后泻其阴：阳，指阳脉；阴，指阴脉。

[3] 疾泻之：疾，《针灸甲乙经》作"则"。"则泻之"与下文"则补之"相对。

[4] 阳明在上，厥阴在中，少阴在下：指三经所属的三处切脉部位，即冲阳脉、太冲脉、太溪脉。《医学纲目》云："阳明在上，冲阳脉也；厥阴在中，太冲脉也；少阴在下，太溪脉也。"

[5] 膺腧中膺：膺，胸部；指胸部腧穴治疗胸部病证。《类经·针刺类·刺四肢病》曰："胸之两旁高处曰膺。"《灵枢注证发微》注："此言凡取穴者，必当各中其所也。……凡刺膺腧者，当中其膺可也；……凡刺背腧者，当中其背与肩膊可也。"

[6] 膊：《针灸甲乙经》及《黄帝内经太素·九针之二·三刺》作"髆"，互通。指肩胛部。

[7] 取之上：《黄帝内经太素·九针之二·三刺》注："补肩髃、肩井等穴，曰取之上。"

[8] 重舌：《灵枢注证发微》："舌下生舌，谓之重舌。"

[9] 舌柱：《类经·针刺类·刺头项七窍病》注："舌柱，即舌下之筋如柱者也。"

[10] 在骨守骨，在筋守筋：《灵枢注证发微》注："此言屈伸可验筋骨之病，当各守其法以刺之也。凡手虽能屈而实不能伸者，正以筋有拘挛，故屈易而伸难，其病在筋，治之者，亦惟在筋守筋耳，不可误求之骨也。手虽能伸而实不能屈者，正以骨有所伤，故伸易而屈难，其病在骨，治之者，亦惟在骨守骨耳，不可误求之筋也。"

【按语】

本段讨论了阴阳虚实及肩膊虚、重舌、手屈伸不利三种病证的针治要点。对于阴阳虚实证候的诊断，除了切人迎、气口脉外，还强调了足背部冲阳、太冲、太溪三脉的遍诊意义。

在治疗疾病上，提出分部取穴法，侧重胸背部腧穴，阴经在胸，阳经在背，要求刺必中穴。在刺法上，应先补其虚，后攻其实。这是补泻结合、扶正祛邪的针治原则。

【原文】

補^[1]須一方實，深取之，稀按其痏^[2]，以極出其邪氣；一方虛，淺刺之，以養其脈，疾按其痏，無使邪氣得入。邪氣來也緊而疾，穀氣來也徐而和^[3]。脈實者，深刺之，以泄其氣；脈虛者，淺刺之，使精氣無得出，以養其脈，獨出其邪氣。刺諸痛者^[4]，其脈皆實。

【提要】

本段提出了针刺补泻操作方法和运用，描述了针刺反应。

【注释】

[1] 补：在此指补泻方法。

[2] 稀按其痏：稀，《黄帝内经太素》作"希"。指少按孔穴。《黄帝内经太素·九针之二·三刺》注："希，迟也。按其痏者，迟按针伤之处，使气泄也。"

[3] 邪气来也紧而疾，谷气来也徐而和：指针下得气感应。《类经·针刺类·阴阳虚实补泻先后》注："谷气，元气也，即胃气也"。《灵枢注证发微》："盖邪气之来，其针下必紧而疾；谷气之来，其针下必徐而和，可得而验者也。"

[4] 刺诸痛者：《针灸甲乙经》及《黄帝内经太素》"者"下尚有"深刺之，诸痛者"六字。《类经·针刺类·刺诸病诸痛》注："此言痛而可刺者，脉必皆实者也。然则脉虚者，其不宜刺可知矣。"

【按语】

本段主要阐述的内容有三：提插开阖补泻法，辨识针下得气及诸痛实证刺法。关于区别针下得气，经文指出了辨识的要点，即邪气来时，针下感多紧涩疾速；正气来时，针下感多徐缓平和。此外，诸痛实证深刺，用泻法亦有一定临床价值。

【原文】

故曰：從腰以上者，手太陰、陽明皆主之；從腰以下者，足太陰、陽明皆主之^[1]。病在上者下取之，病在下者高取之，病在頭者取之足，病在足者取之膕^[2]。病生於頭者頭重，生於手者臂重，生於足者足重，治病者先刺其病所從生^[3]者也。

【提要】

本段提出了经穴的主治范围、选穴原则和方法。

【注释】

[1] 从腰以上者……足太阴、阳明皆主之：《类经·针刺类·刺诸病诸痛》注："此近取之法也。腰以上者，天之气也，故当取肺与大肠二经，盖肺经自胸行手，大肠经自手上头也。腰以下者，地之气也，故当取脾胃二经，盖脾经自足入腹，胃经自头下足也。"

[2] 病在足者取之膕：病在下，取之上，属远道取穴法。病在足，《针灸甲乙经》及《黄帝内经太素》并作"病在腰"，义长。《黄帝内经太素·九针之二·三刺》注："足太阳脉循腰入膕，故病在腰以取之膕也。"

[3] 先刺其病所从生：从，"由"的意思。《类经·针刺类·刺诸病诸痛》注："先刺所从生，必求其本也。"

【按语】

本段论述了针灸取穴法。详细阐述了循经局部取穴和远道取穴。这两种取穴方法，临证时可单独应用，也可配合应用。经文特别强调，为治其本源，当先刺其原发病处。

【原文】

病痛者陰也，痛而以手按之不得者，陰也，深刺之。病在上者陽也，病在下者陰也。癢者陽也，淺刺之^[1]。病先起陰者，先治其陰而後治其陽；病先起陽者，先治其陽而後治其陰^[2]。

【提要】

本段论述了病分阴阳，治有不同。

【注释】

[1] 痒者阳也，浅刺之：《针灸甲乙经》在"深刺之"下，与"病痛者，阴也"句为对文，当从。《灵枢注证发微》："此言病有阴阳，故刺之有浅深也，……痒为阳……病在阳者浅刺之。"

[2] 病先起阴者……先治其阳而后治其阴：《类经·针刺类·刺诸病诸痛》注："此以经络部位言阴阳也。病之在阴在阳，起有先后。先者病之本，后者病之标，治必先其本，即上文所谓'先刺其病所从生'之义。"

【按语】

本段强调了部位的阴阳属性和治病求本的精神，据此阐明了针刺治疗先后的原则。提出痒证浅刺，痛证深刺，以治病之所起为原则。

【原文】

深居静處，占[1]神往來，閉戶塞牖，魂魄不散，專意一神；精氣之[2]分，毋聞人聲，以收其精，必一其神，令志在鍼，淺而留之，微而浮之，以移其神，氣至乃休。男內女外，堅拒勿出，謹守勿內，是謂得气。

【提要】

本段强调针刺当治神及得气，这是取得疗效的前提和保证。

【注释】

[1] 占：预测。《说文解字·卜部》："占，视兆问也。"

[2] 之：《黄帝内经太素》作"不"，义长。

【按语】

针刺治神是针灸疗效的保证。本段指出，针刺治神包括治疗环境的安静、医生精力的集中等。针刺后告诫患者善守摄生，正气才易恢复。

经脉第十（全篇）

本篇详细论述了十二经脉在全身的分布和循行情况，以及十五络脉的名称、循行路径及其虚实病候的表现。全篇内容，都着重说明经脉具有决生死、处百病、调虚实的重要作用，所以篇名为"经脉"。

一、学术思想

1. 提出十二经脉理论 十二经脉是经络学说的主要内容。本篇详细论述了十二经脉的名称、循行、病候特点、经脉与脏腑的络属关系等。

2. 提出十五络脉理论 本篇对十五络脉的名称、循行、病证进行了详尽的阐述。

3. 阐述经络的功能 本篇指出"经脉者，所以能决死生，处百病，调虚实，不可不通"。概括说明了经脉在生理、病理和防治疾病方面的重要性。进一步提出经脉和络脉的区别，强调络脉望诊在络脉病辨证中的重要性。

二、文选

【原文】

雷公問於黃帝曰：禁脈[1]之言，凡刺之理，經脈為始，營其所行，製其度量，內次五藏，外別六府，願盡聞其道。

黃帝曰：人始生，先成精，精成而腦髓生，骨為幹，脈為營，筋為剛，肉為牆，皮膚堅而毛髮長。穀入於胃，脈道以通，血氣乃行。

雷公曰：願卒聞經脈之始生。黃帝曰：經脈者，所以能決死生，處百病，調虛實，不可不通。

【提要】

本段闡述人体的形成过程及经脉在人体生命中的重要作用。

【注释】

[1] 禁脉：乃"禁服"之误，其意就是指《灵枢》的"禁服"篇；"凡刺之理"等六句皆载于此篇。因该篇记载了黄帝授书于雷公时所说的话"慎之慎之，吾为子言之。凡刺之理……"，故雷公在这里以此发问。

【按语】

本段阐述了人体的形成过程及经脉在人体生命中的重要作用。"经脉者，所以能决死生，处百病，调虚实，不可不通"，概括说明了经脉在生理、病理和防治疾病方面的重要性。

【原文】

肺手太陰之脈，起於中焦，下絡大腸，還循胃口，上膈屬肺，從肺係橫出腋下，下循臑內，行少陰心主之前，下肘中，循臂內上骨下廉，入寸口，上魚，循魚際，出大指之端；其支者，從腕後直出次指內廉，出其端。

是動[1]則病，肺脹滿，膨膨而喘咳，缺盆中痛，甚則交兩手而瞀[2]，此為臂厥[3]。是主肺所生病[4]者，咳，上氣喘渴[5]，煩心胸滿，臑臂內前廉痛厥，掌中熱。氣盛有餘，則肩背痛，風寒，汗出中風，小便數而欠[6]。氣虛則肩背痛寒，少氣不足以息，溺色變。為此諸病，盛則瀉之，虛則補之，熱則疾之，寒則留之，陷下則灸之，不盛不虛，以經取之。盛者，寸口大三倍於人迎；虛者，則寸口反小於人迎也。

大腸手陽明之脈，起於大指次指之端，循指上廉，出合谷兩骨之間，上入兩筋之中，循臂上廉，入肘外廉，上臑外前廉，上肩，出髃骨之前廉，上出於柱骨之會上，下入缺盆，絡肺，下膈，屬大腸。其支者，從缺盆上頸，貫頰，入下齒中，還出挾口，交人中，左之右，右之左，上挾鼻孔。

是動則病，齒痛頸腫。是主津液所生病者，目黃，口乾，鼽衄，喉痹，肩前臑痛，大指次指痛不用。氣有餘則當脈所過者熱腫，虛則寒栗不復[7]。為此諸病，盛則瀉之，虛則補之，熱則疾之，寒則留之，陷下則灸之，不盛不虛，以經取之。盛者人迎大三倍於寸口；虛者人迎反小於寸口也。

胃足陽明之脈，起於鼻之交頞中，旁納太陽之脈，下循鼻外，入上齒中，還出挾口環脣，下交承漿，卻循頤後下廉，出大迎，循頰車，上耳前，過客主人，循髮際，至額顱；其支者，從大迎前下人迎，循喉嚨，入缺盆，下膈，屬胃，絡脾；其直者，從缺盆下乳內廉，下挾臍，入氣衝中；其支者，起於胃口，下循腹裏，下至氣衝中而合，以下髀關，抵伏兔，下膝臏中，下循脛外廉，下足跗，入中指內間；其支者，下廉三寸而別，以下入中指外間；其支者，別跗上，入大指間出其端。

是動則病灑灑[8]振寒，善呻，數欠，顏黑，病至則惡人與火，聞木聲則惕然而驚，心欲動，獨閉戶塞牖而處。甚則欲上高而歌，棄衣而走，賁響腹脹，是為骭厥[9]。是主血所生病者，狂，瘧，溫淫，汗出，鼽衄，口喎[10]脣胗，頸腫，喉痹，大腹水腫，膝臏腫痛，循膺、乳、氣街、股、伏兔、骭外廉、足跗上皆痛，中指不用，氣盛則身以前皆熱，其有餘於胃，則消穀善饑，溺色黃；

氣不足則身以前皆寒栗，胃中寒則脹滿。為此諸病，盛則瀉之，虛則補之，熱則疾之，寒則留之，陷下則灸之，不盛不虛，以經取之。盛者人迎大三倍於寸口，虛者人迎反小於寸口也。

脾足太陰之脈，起於大指之端，循指內側白肉際，過核骨後，上內踝前廉，上腨內，循脛骨後，交出厥陰之前，上膝股內前廉，入腹，屬脾，絡胃，上膈，挾咽，連舌本，散舌下；其支者，複從胃，別上膈，注心中。

是動則病，舌本強，食則嘔，胃脘痛，腹脹善噫，得後與氣[11]，則快然如衰，身體皆重。是主脾所生病者，舌本痛，體不能動搖，食不下，煩心，心下急痛，溏瘕泄[12]，水閉，黃疸，不能臥，強立，股膝內腫、厥，足大指不用。為此諸病，盛則瀉之，虛則補之，熱則疾之，寒則留之，陷下則灸之，不盛不虛，以經取之。盛者寸口大三倍於人迎，虛者寸口反小於人迎。

心手少陰之脈，起於心中，出屬心係，下膈，絡小腸；其支者，從心係上挾咽，係目係；其直者，複從心係卻上肺，下出腋下，下循臑內後廉，行太陰心主之後，下肘內，循臂內後廉，抵掌後銳骨之端，入掌內後廉，循小指之內，出其端。

是動則病，嗌乾，心痛，渴而欲飲，是為臂厥。是主心所生病者，目黃，脅痛，臑臂內後廉痛厥，掌中熱痛。為此諸病，盛則瀉之，虛則補之，熱則疾之，寒則留之，陷下則灸之，不盛不虛，以經取之。盛者寸口大再倍於人迎，虛者寸口反小於人迎也。

小腸手太陽之脈，起於小指之端，循手外側上腕，出踝中，直上循臂骨下廉，出肘內側兩筋之間，上循臑外後廉，出肩解，繞肩胛，交肩上，入缺盆，絡心，循咽，下膈，抵胃，屬小腸；其支者，從缺盆循頸上頰，至目銳眥，卻入耳中；其支者，別頰上䪼抵鼻，至目內眥，斜絡於顴。

是動則病，嗌痛，頷腫，不可以顧，肩似拔，臑似折。是主液所生病者，耳聾，目黃，頰腫，頸、頷、肩、臑、肘臂外後廉痛。為此諸病，盛則瀉之，虛則補之，熱則疾之，寒則留之，陷下則灸之，不盛不虛，以經取之。盛者人迎大再倍於寸口，虛者人迎反小於寸口也。

膀胱足太陽之脈，起於目內眥，上額，交巔；其支者，從巔至耳上角；其直者，從巔入絡腦，還出別下項，循肩髆內，挾脊，抵腰中，入循膂，絡腎，屬膀胱；其支者，從腰中下挾脊，貫臀，入膕中；其支者，從髆內左右別下貫胛，挾脊內，過髀樞，循髀外從後廉下合膕中，以下貫腨內，出外踝之後，循京骨，至小趾外側。

是動則病，衝頭痛，目似脫，項如拔，脊痛，腰似折，髀不可以曲，膕如結，腨如裂，是為踝厥。是主筋所生病者，痔、瘧、狂、癲疾，頭囟項痛，目黃、淚出，鼽衄，項、背、腰、尻[13]、膕、腨、腳皆痛，小指不用。為此諸病，盛則瀉之，虛則補之，熱則疾之，寒則留之，陷下則灸之，不盛不虛，以經取之。盛者人迎大再倍於寸口，虛者人迎反小於寸口也。

腎足少陰之脈，起於小指之下，邪走足心，出於然穀之下，循內踝之後，別入跟中，以上腨內，出膕內廉，上股內後廉，貫脊屬腎，絡膀胱；其直者，從腎上貫肝膈，入肺中，循喉嚨，挾舌本；其支者，從肺出，絡心，注胸中。

是動則病，饑不欲食，面如漆柴[14]，咳唾則有血，喝喝而喘，坐而欲起，目𥉠𥉠[15]如無所見，心如懸若饑狀；氣不足則善恐，心惕惕如人將捕之，是為骨厥。是主腎所生病者，口熱舌乾，咽腫，上氣，嗌乾及痛，煩心，心痛，黃疸，腸澼，脊股內後廉痛，痿厥嗜臥，足下熱而痛。為此諸病，盛則瀉之，虛則補之，熱則疾之，寒則留之，陷下則灸之，不盛不虛，以經取之。灸則強食生肉，緩帶披髮[16]，大杖重履[17]而步。盛者寸口大再倍於人迎，虛者寸口反小於人迎也。

心主手厥陰心包絡之脈，起於胸中，出屬心包絡，下膈，歷絡三焦；其支者，循胸出脅，下腋三寸，上抵腋下，循臑內，行太陰、少陰之間，入肘中，下臂，行兩筋之間，入掌中，循中指，出其端；其支者，別掌中，循小指次指，出其端。

是動則病，手心熱，臂肘攣急，腋腫，甚則胸脅支滿，心中憺憺大動，面赤目黃，喜笑不休。是主脈所生病者，煩心，心痛，掌中熱。為此諸病，盛則瀉之，虛則補之，熱則疾之，寒則留之，陷下則灸之，不盛不虛，以經取之。盛者寸口大一倍於人迎，虛者寸口反小於人迎也。

三焦手少陽之脈，起於小指次指之端，上出兩指之間，循手表腕，出臂外兩骨之間，上貫肘，循臑外上肩，而交出足少陽之後，入缺盆，布膻中，散落心包，下膈，遍[18]屬三焦；其支者，從膻中，上出缺盆，上項，係耳後，直上出耳上角，以屈下頰至䪼；其支者，從耳後入耳中，出走耳前，過客主人，前交頰，至目銳眥。

是動則病，耳聾渾渾焞焞[19]，嗌腫喉痹。是主氣所生病者，汗出，目銳眥痛，頰痛，耳後肩臑肘臂外皆痛，小指次指不用。為此諸病，盛則瀉之，虛則補之，熱則疾之，寒則留之，陷下則灸之，不盛不虛，以經取之。盛者人迎大一倍於寸口，虛者人迎反小於寸口也。

膽足少陽之脈，起於目銳眥，上抵頭角，下耳後，循頸行手少陽之前，至肩上，卻交出手少陽之後，入缺盆；其支者，從耳後入耳中，出走耳前，至目銳眥後；其支者，別銳眥，下大迎，合於手少陽，抵於䪼，下加頰車，下頸，合缺盆，以下胸中，貫膈，絡肝，屬膽，循脅裏，出氣衝，繞毛際，橫入髀厭中；其直者，從缺盆下腋，循胸，過季脅，下合髀厭中，以下循髀陽，出膝外廉，下外輔骨之前，直下抵絕骨之端，下出外踝之前，循足跗上，入小指次指之間；其支者，別跗上，入大指之間，循大指歧骨內，出其端，還貫爪甲，出三毛。

是動則病，口苦，善太息，心脅痛，不能轉側，甚則面微有塵[20]，體無膏澤，足外反熱，是為陽厥[21]。是主骨所生病者，頭痛，頷痛，目銳眥痛，缺盆中腫痛，腋下腫，馬刀俠癭[22]，汗出振寒，瘧，胸脅肋髀膝外至脛絕骨外髁[23]前及諸節皆痛，小指次指不用。為此諸病，盛則瀉之，虛則補之，熱則疾之，寒則留之，陷下則灸之，不盛不虛，以經取之。盛者人迎大一倍於寸口，虛者人迎反小於寸口也。

肝足厥陰之脈，起於大趾叢毛之際，上循足跗上廉，去內踝一寸，上踝八寸，交出太陰之後，上膕內廉，循股陰，入毛中，過陰器，抵小腹，挾胃，屬肝，絡膽，上貫膈，布脅肋，循喉嚨之後，上入頏顙，連目係，上出額，與督脈會於巔；其支者，從目係下頰裏，環唇內；其支者，複從肝別，貫膈，上注肺。

是動則病，腰痛不可以俯仰，丈夫㿉疝[24]，婦人少腹腫，甚則嗌乾，面塵脫色。是主肝所生病者，胸滿嘔逆，飧泄，狐疝[25]，遺溺閉癃。為此諸病，盛則瀉之，虛則補之，熱則疾之，寒則留之，陷下則灸之，不盛不虛，以經取之。盛者寸口大一倍於人迎，虛者寸口反小於人迎也。

【提要】

本段介紹了十二經脈的循行路線，所屬之"是動病""所生病"，以及其經氣盛、經氣虛時的症狀表現和治療方法。

【注釋】

[1] 是動：是，此。動，變動。因經脈變動而發生的病證。張志聰："夫是動者，病因于外。"

[2] 瞀（mào）：視物模糊不清，精神混亂。

[3] 臂厥：病名。臂部經氣厥逆，兩手交叉于胸部而視物不清。

[4] 是主……所生病：主，主治。是主……所生病，是指這條經脈主治……經絡臟腑的病證。

[5] 渴：《針灸甲乙經》《脈經》均作"喝"。張介賓："渴當作喝，聲粗急也。"

[6] 小便數而欠：指小便頻數而量少。

[7] 寒慄不復：寒慄，發寒戰抖。不復，不易回復溫暖的意思。

[8] 洒洒（xǐ）：同"洒淅"，寒慄的樣子。

[9] 骭（gàn）厥：骭，脛骨。腸鳴、腹脹認為是由足脛部之氣上逆所致，故稱骭厥。

[10] 喝：莫枚士《研經言》謂："當為呙，謂口生疮，與唇胗同為疡症。"

[11] 得後與氣：後，大便；氣，矢氣。得後與氣，就是指排出了大便或矢氣。

[12] 溏瘕泄：溏，指大便稀薄。瘕泄，指痢疾而言。

[13] 尻：骶尾部的通稱。

[14] 面如漆柴：漆，黑色。漆柴，霉爛的黑色木材。面如漆柴，是形容病人面色黑而無光澤。

[15] 肮肮（huāng）：视物不清。《玉篇·目部》："肮，目不明。"

[16] 缓带披发：缓带，就是放松衣带；披发，就是披散头发。其目的是使身体不受束缚，气血得以畅行无阻。

[17] 大杖重履：大杖，就是粗而结实的拐杖；重履，就是在睡鞋外面再套上一双鞋子。因古人睡觉时多须另换睡鞋，起床后再将睡鞋换下，但体弱的人起床后不脱换睡鞋，而是在睡鞋外面再套上一双鞋子，故称重履。大杖重履，在此用以形容动作徐缓的样子。

[18] 遍：误作"循"。

[19] 浑浑（hún）焞焞（tūn）：形容听觉模糊不清，耳内出现轰鸣的响声。

[20] 面微有尘：形容面色晦暗，像有尘土一样。

[21] 阳厥：此指足少阳之气厥逆为病。

[22] 马刀侠瘿：是指瘰疬，生于腋下的称马刀，生于颈部的称侠瘿。

[23] 髁：《古今医统大全》作"踝"。

[24] 㿗疝：疝气病的一种，症见睾丸肿痛下坠。

[25] 狐疝：疝气病的一种，症见阴囊胀痛，时大时小，时上时下。

【按语】

本段论述十二经脉的循行及其主治的病候。经络病候一般的规律，一是本经循行所过的病证，二是本经所络属脏腑的病证。临证时应结合经脉循行部位及络属的脏腑功能具体分析。

【原文】

手太陰氣絕，則皮毛焦。太陰者，行氣溫於皮毛者也。故氣不榮，則皮毛焦；皮毛焦，則津液去皮節；津液去皮節者，則爪枯毛折；毛折者，則毛先死。丙篤丁死，火勝金也。

手少陰氣絕，則脈不通。少陰者，心脈也；心者，脈之合也[1]。脈不通，則血不流；血不流，則髦[2]色不澤，故其面黑如漆柴者，血先死。壬篤癸死，水勝火也。

足太陰氣絕者，則脈不榮肌肉。唇舌者，肌肉之本也。脈不榮，則肌肉軟；肌肉軟，則舌萎、人中滿；人中滿，則唇反；唇反者，肉先死。甲篤乙死，木勝土也。

足少陰氣絕，則骨枯。少陰者，冬脈也，伏行而濡骨髓者也，故骨不濡，則肉不能著也；骨肉不相親，則肉軟卻[3]；肉軟卻，故齒長而垢，髮無澤；髮無澤者，骨先死。戊篤己死，土勝水也。

足厥陰氣絕，則筋絕。厥陰者，肝脈也；肝者，筋之合也；筋者，聚於陰器[4]，而脈絡於舌本也。故脈弗榮，則筋急；筋急則引舌與卵，故唇青、舌卷、卵縮，則筋先死。庚篤辛死，金勝木也。

五陰氣俱絕，則目係轉，轉則目運[5]；目運者，為誌先死；誌先死，則遠一日半死矣。六陽[6]氣絕，則陰與陽相離；離則腠理髮泄，絕汗乃出，大如貫珠，轉出不流，即氣先死[7]。故旦占[8]夕死，夕占旦死。

【提要】

本段介绍五脏阴经之经气竭绝时的症状表现。

【注释】

[1] 少陰者，心脈也；心者，脈之合也：原脱，据《脉经》《千金方》补，与前后各条文例一致。

[2] 髦（máo）：《难经·二十四难》无。《说文解字》："髦，发也。"《针灸甲乙经》作"发"。

[3] 卻：短缩之意。

[4] 阴器：原作"阴气"，据《素问·诊要经终论》王注引《灵枢》文改，与《难经》《脉经》

相合。

[5] 目运：即眩晕。运，《广雅》："运，转也。"运，通"晕"。

[6] 六阳：指的是手足三阳经。

[7] 大如贯珠，转出不流，即气先死：原脱，据《难经·二十四难》及《针灸甲乙经·卷二·十二经脉络脉支别》上补。

[8] 占：预测。

【按语】

本段论述五阴经气绝所出现的特征。与上段所论同为经脉的疾病表现，只是本段所论病证已发展到较为危重的阶段。强调了经脉有"决死生，处百病，调虚实"的重要作用。文中预测死期的内容，均以五行相克规律为依据，但临证变化多样，不可拘泥。

【原文】

經脈十二者，伏行分肉之間，深而不見；其常見者，足太陰過於外踝之上[1]，無所隱故也。諸脈之浮而常見者，皆絡脈也。六經絡手陽明少陽之大絡，起於五指間，上合肘中。飲酒者，衛氣先行皮膚，先充絡脈，絡脈先盛。故衛氣已平[2]，營氣乃滿，而經脈大盛。脈之卒然動者，皆邪氣居之，留於本末，不動則熱，不堅則陷且空，不與眾同，是以知其何脈之動也。

【提要】

本段讲经脉与络脉的关系及其受邪时的不同表现。

【注释】

[1] 足太阴过于外踝之上：张介宾认为"足太阴"应为"手太阴"，"踝"与"髁"通。

[2] 平：在此作"满盛"解。

【按语】

本段阐述经脉伏行于深部，络脉位置表浅。以饮酒之人为例，说明络脉充盈对经脉的影响及如何以此判断经脉异动。

【原文】

雷公曰：何以知經脈之與絡脈異也？黃帝曰：經脈者常不可見也，其虛實也以氣口知之。脈之見者皆絡脈也。雷公曰：細子[1]無以明其然也。黃帝曰：諸絡脈皆不能經大節之間，必行絕道[2]而出，入復合於皮中，其會皆見於外。故諸刺絡脈者，必刺其結上[3]，甚血者雖無結，急取之以瀉其邪而出其血，留之發為痹也。

凡診絡脈，脈色青則寒且痛，赤則有熱。胃中寒，手魚之絡多青矣；胃中有熱，魚際絡赤；其暴[4]黑者，留久痹也；其有赤有黑有青者，寒熱氣也；其青短者，少氣也。凡刺寒熱者皆多血絡，必間日而一取之，血盡乃止，乃調其虛實；其小而短者少氣，甚者瀉之則悶，悶甚則仆，不得言，悶則急坐之也。

【提要】

本段介绍了经脉病变和络脉病变的诊治方法。

【注释】

[1] 细子：犹言"小子"。古代子弟晚辈对父兄尊长的自称。

[2] 绝道：指别道的意思。指与经脉循行路径不同的循行道路。

[3] 结上：络脉有血液瘀结之处。

[4] 暴：在此是显露的意思。

【按语】

文中指出经脉与络脉之区别，强调络脉望诊在络脉病辨证中的重要性，提出络脉病的治疗方法是"必刺其结上"和"出其血"。

【经典医案】

有人苦头眩，头不得举，目不得视，积年。佗使悉解衣倒悬，令头去地一二寸，濡布拭身体，令周匝，候视诸脉，尽出五色。佗令弟子数人以铍刀决脉五色血尽，视赤血，乃下，以膏摩被覆，汗自出周匝，饮以葶苈犬血散，立愈。(《三国志·魏书·方技传·华佗传》)

【原文】

手太陰之別[1]，名曰列缺。起於腕上分間，並太陰之經，直入掌中，散入於魚際。其病實則手銳掌熱；虛則欠㰤[2]，小便遺數。取之去腕半寸[3]，別走陽明也。

手少陰之別，名曰通裏。去腕一寸半[4]，別而上行，循經入於心中，係舌本，屬目係。其實則支膈[5]；虛則不能言。取之掌後一寸，別走太陽也。

手心主之別，名曰內關。去腕二寸，出於兩筋之間，循經以上，係於心，包絡心係。實則心痛，虛則為頭強。取之兩筋間也。

手太陽之別，名曰支正。上腕五寸，內注少陰；其別者，上走肘，絡肩髃。實則節弛肘廢；虛則生肬[6]，小者如指痂疥[7]。取之所別也。

手陽明之別，名曰偏曆。去腕三寸，別入太陰；其別者，上循臂，乘肩髃，上曲頰[8]偏齒；其別者，入耳，合於宗脈。實則齲聾；虛則齒寒痹隔[9]，取之所別也。

手少陽之別，名曰外關。去腕二寸，外繞臂，注胸中，合心主。病實則肘攣；虛則不收。取之所別也。

足太陽之別，名曰飛揚。去踝七寸，別走少陰。實則鼽窒，頭背痛；虛則鼽衄。取之所別也。

足少陽之別，名曰光明，去踝五寸，別走厥陰，下絡足跗。實則厥，虛則痿躄[10]，坐不能起。取之所別也。

足陽明之別，名曰豐隆。去踝八寸。別走太陰；其別者，循脛骨外廉，上絡頭項，合諸經之氣，下絡喉嗌。其病氣逆則喉痹瘁瘖[11]；實則狂巔[12]，虛則足不收，脛枯。取之所別也。

足太陰之別，名曰公孫。去本節之後一寸，別走陽明；其別者，入絡腸胃，厥氣上逆則霍亂[13]；實則腸中切痛，虛則鼓脹。取之所別也。

足少陰之別，名曰大鍾。當踝後繞跟，別走太陽；其別者，並經上走於心包下，外貫腰脊。其病氣逆則煩悶，實則閉癃，虛則腰痛。取之所別者也。

足厥陰之別，名曰蠡溝。去內踝五寸，別走少陽；其別者，經脛上睪，結於莖。其病氣逆則睪腫卒疝，實則挺長，虛則暴癢。取之所別也。

任脈之別，名曰尾翳[14]。下鳩尾，散於腹。實則腹皮痛，虛則癢搔。取之所別也。

督脈之別，名曰長強。挾膂上項，散頭上，下當肩胛左右，別走太陽，入貫膂。實則脊強；虛則頭重。高搖之，挾脊之有過者[15]。取之所別也。

脾之大絡，名曰大包。出淵腋下三寸，布胸脅。實則身盡痛，虛則百節盡皆縱。此脈若罷絡之血者[16]，皆取之脾之大絡脈也。

凡此十五絡者，實則必見，虛則必下，視之不見，求之上下，人經不同，絡脈亦所別也。

【提要】

本段介绍了十五络脉的名称、循行路线及其发病时的症状表现。

【注释】

[1] 别：与"络"同义，又称"别络"。马蒔："夫不曰络而曰别者，以此穴由本经而别走邻经也。"

[2] 欠㰤：欠，就是呵欠；㰤，音"去"，形容张口的样子。欠㰤，就是形容呵欠时张口伸腰的样子。

[3] 去腕半寸：列缺穴在手掌后方距离腕关节一寸五分的地方，因此原文中之"去腕半寸"当为"去腕寸半"之误。

[4] 去腕一寸半：通里穴在手掌后方距离腕关节一寸的地方，因此原文中之"去腕一寸半"当为"去腕一寸"之误。

[5] 支膈：胸膈间有支撑不舒的感觉。

[6] 肬：通"疣"，即赘肉。

[7] 痂疥：丹波元简："此谓肬之多生，如指间痂疥之状。"

[8] 曲颊：即指下颌后方之下颌骨的弯曲处，在耳垂的下方。因其形状屈曲，故名。

[9] 痹隔：指膈间闭塞不通。

[10] 痿躄：下肢痿软不能行走的一种疾病。

[11] 瘁瘖：张志聪言"瘁"作"卒"。马莳："瘁，当作猝。"瘁瘖，突然失音。

[12] 巅：同"癫"。

[13] 厥气上逆则霍乱：张景岳："厥气者，脾气失调而或寒或热，皆为厥气。逆而上行则为霍乱，本经入腹属脾络胃，故其所病如此。"

[14] 尾翳：杨上善："尾则鸠尾，一名尾翳，是心之蔽骨。"指鸠尾穴。

[15] 挟脊之有过者：过，在此就是发生病变的意思。挟脊之有过者，就是指夹行于脊柱两侧部位的络脉发生病变而引起的病证。

[16] 罗络之血者：罗，《说文解字》："以丝罟鸟，从网从维。"张介宾："言此大络包罗诸络之血。"

【按语】

本篇所指十五络脉，指十二经各自所属的一条络脉，加上任督二脉所属的两条络脉及脾之大络。篇中论述了络脉的名称及其定位，并根据虚实的不同，说明络脉所属的病候。

经别第十一（全篇）

本篇上承"经脉"篇，下接"经水""经筋"诸篇，主要讲述了十二正经在循行过程中别出的十二经别的概念、作用及循行分布，故名"经别"。

一、学术思想

1. 天人相参思想原则的贯彻　天人相参是中医学最为根本和独特的思维原则和行为准则，经络学说的理论根基同样来源于此。"经别"篇中再次鲜明地提出天人相参的学术思想原则，并根据这一原则解读、把握并阐释经络理论及经别概念。

2. 经别理论　本篇重点讲述十二经别概念及其循行，以及其在经络系统及人的生命过程中的重要性。经别是十二正经（中）别行的分支，在加强经脉之间的气血运行、维系阴阳经脉之间的联系、调节经气运行等方面发挥重要作用。经别由四肢深入躯体深部，与脏腑相联系，而后出于头项部，阳经经别归本经，阴经经别合入相表里的阳经。

二、文选

【原文】

黄帝问於岐伯曰：餘聞人之合於天道[1]也，内有五藏，以應五音、五色、五時、五味、五位[2]也，外有六府，以應六律[3]，六律建陰陽[4]諸經，而合之十二月、十二辰、十二節[5]、十二經水[6]、十二時^[7]。十二經脈者，此五藏六府之所以應天道。夫十二經脈者，人之所以生，病之所以成，人之所以治，病之所以起，學之所始，工之所止也，麤之所易，上之所難也，請問其離合出入奈何？岐伯稽首再拜曰：明乎哉問也！此麤之所過，上之所息也。請卒言之。

【提要】

本段论述了人体组成与天地万物相对应的情况及学习经脉理论的重要性。

【注释】

[1] 天道：天，泛指自然界、宇宙，包括人类的全部生存空间；道，规律。

[2] 五位：即五方，指东、南、中、西、北五个方位。

[3] 六律：古代音乐的律制。相传黄帝时，用 12 个不同长度的竹筒，分辨 12 种音调，以此校定各乐器，称为十二律。又分阳律六：黄钟、太簇、姑洗、蕤宾、夷则、无射，此为六律。阴律六：林钟、南吕、应钟、大吕、夹钟、中吕，此为六吕。六律六吕，又简称律吕。

[4] 建阴阳：《黄帝内经太素·经脉正别》作"建主阳"，此三字与前后文意不属，或可理解为六律应阴阳。

[5] 十二节：一年二十四气，每月有二，月首为节气，月中为中气，故十二节指立春、惊蛰、清明、立夏、芒种、小暑、立秋、白露、寒露、立冬、大雪、小寒。

[6] 十二经水：见《灵枢·经水》，指清水、渭水、海水、湖水、汝水、渑水、淮水、漯水、江水、河水、济水、漳水。

[7] 十二时：一昼夜分为十二时，即夜半、鸡鸣、平旦、日出、食时、隅中、日中、日昳、哺时、日入、黄昏、人定。

【按语】

本段强调了人体与自然息息相关，描述了人体十二经脉、五脏六腑与自然界的相互对应关系。指出"十二经脉者，人之所以生，病之所以成，人之所以治"，提示经络是生命生成的根本，也是疾病发生和治疗之本，无论对于养生保健还是预防和治疗疾病都非常重要。

【原文】

足太陽之正^[1]，別入於膕中，其一道下尻五寸，別入於肛，屬於膀胱，散之腎，循膂，當心入散；直者，從膂上出於項，複屬於太陽，此為一經也。足少陰之正，至膕中，別走太陽而合，上至腎，當十四椎，出屬帶脈；直者，係舌本，複出於項，合於太陽，此為一合。成以諸陰之別，皆為正也。

足少陽之正，繞髀，入毛際，合於厥陰，別者入季脅之間，循胸裏屬膽，散之上肝，貫心以上挾咽，出頤頷中，散於麵，係目係，合少陽於外眥也。足厥陰之正，別跗上，上至毛際，合於少陽，與別俱行，此為二合也。

足陽明之正，上至髀，入於腹裏，屬胃，散之脾，上通於心，上循咽出於口，上頞顱，還係目係，合於陽明也。足太陰之正，上至髀，合於陽明，與別俱行，上結於咽，貫舌本^[2]。此為三合也。

手太陽之正，指地^[3]，別於肩解，入腋走心，係小腸也。手少陰之正，別入於淵腋兩筋之間，屬於心，上走喉嚨，出於麵，合目內眥。此為四合也。

手少陽之正，指天^[4]，別於巔，入缺盆，下走三焦，散於胸中也。手心主之正，別下淵腋三寸，入胸中，別屬三焦，上循^[5]喉嚨，出耳後，合少陽完骨之下，此為五合也。

手陽明之正，從手循膺乳，別於肩髃，入柱骨，下走大腸，屬於肺，上循喉嚨，出缺盆，合於陽明也。手太陰之正，別入淵腋少陰之前，入走肺，散之大陽^[6]，上出缺盆，循喉嚨，複合陽明，此六合也。

本段说明了十二经别的循行情况。

【注释】

[1] 足太阳之正：就是指正经，其意思就是说这条经脉并非支络，而是十二经脉在其主要循行通路之外的那些别道而行的部分。虽然它们和其经脉的主要循行路线略有不同，但仍属于正经，只不过是别行的正经罢了。下同。

[2] 舌本：原作"舌中"，据《黄帝内经太素》改。

[3] 指地：就是向下的意思，在此是指手太阳小肠经之别行正经的走行方向是自上而下的。

[4] 指天：手少阳经别，起于巅顶，其部位在上，故称指天。

[5] 上循：原作"出循"，据《黄帝内经太素》改。

[6] 散之大阳：杨上善、张介宾等本作"散之大肠"。

【按语】

本段详细说明了十二经别的循行情况。经别，就是正经之中别道而行的部分，它仍属于正经的范围，因此，它与正经一样，都是全身气血运行的通路；除此以外，它还能够联络内脏和体表，并把十二经之中互为表里的两条经脉联系起来，因此，它在生理和病理上都具有重要的价值。

四时气第十九（全篇）

本篇强调针灸治疗过程必须在中医学"天人相参"和分经论治原则指导下进行。篇首论及人的健康状态、疾病状态及针刺治疗，均与四时气候的变化密切相关，故以"四时气"名篇。

在这一原则指导下，本篇列举了八种杂病和邪在腑的五种病证表现，用以说明针刺治疗要遵循上述原则。

一、学术思想

1. 因时制宜 本篇提出灸刺之法必须合四时，提出"灸刺之道，得气穴为定"的针刺大法，是中医学"天人相参"思想的重要体现。

2. 注重综合治疗 本篇讲述了温疟、风水、飧泄、转筋、徒水、着痹、肠中不便、疠风等杂病的症状及针灸治疗要领。尤其强调在水肿的针灸治疗时，注重综合疗法的运用：铍针刺、筒针放水、束缚、饮药、注意饮食等。

二、文选

【原文】

黄帝问於岐伯曰：夫四时之氣，各不同形[1]，百病之起，皆有所生，灸刺之道，何者爲定[2]？岐伯答曰：四时之氣，各有所在，灸刺之道，得氣穴爲定[3]。故春取經、血脈分肉之間[4]，甚者深刺之，間者[5]淺刺之；夏取盛經[6]孫絡，取分間，絶皮膚[7]；秋取經腧，邪在府，取之合；冬取井滎，必深以留之。

【提要】

本段论述灸刺之法，必合四时。

【注释】

[1] 各不同形：分别有不同的表现。

[2] 何者为定：《黄帝内经太素·九针之三·杂刺》"为定"作"可宝"，注曰："一则四时

不同，二则生病有异，灸刺总而要之，何者为贵？"

[3] 得气穴为定：定，《黄帝内经太素·九针之三·杂刺》作"宝"；得，彼此契合之意；杨注曰："灸刺所贵，以得于四时之气也。"气穴，指腧穴。

[4] 春取经、血脉分肉之间：指经脉、络脉和分肉。《黄帝内经太素·九针之三·杂刺》注："春时人气在脉，谓在经络之脉、分肉之间。"

[5] 间者：指病轻。《论语集解·子罕》引孔注："病少差曰间也。"与前之"甚者"对应。

[6] 盛经：夏天阳气充盛于外，故指阳经。《素问·水热穴论》："所谓盛经者，阳脉也。"

[7] 绝皮肤：凡刺则必刺穿皮肤，此处盖以示强调，指的是透过皮肤的浅刺法，与《灵枢·官针》所称"先浅刺绝皮，以出阳邪"相类。

【按语】

本段论述因四时之气不同而刺各有不同。针灸治疗应根据不同季节，选取适当穴位，运用不同刺法。春季宜取络脉，病轻浅刺，病重深刺；夏季多用阳经穴位，刺孙络；秋季多取五输穴中的经穴、输穴，如邪在腑可取合穴；冬季因病邪易于深伏，除取井穴、荥穴外，还应深刺留针。

【原文】

温瘧[1]汗不出，爲五十九痏[2]。風痎膚脹[3]，爲五十七痏，取皮膚之血者[4]，盡取之。飱泄，補三陰之上[5]，補陰陵泉，皆久留之，熱行[6]乃止。轉筋於陽治其陽，轉筋於陰治其陰，皆卒刺[7]之。徒痎，先取環谷[8]下三寸，以鈹鍼鍼之，已刺而筩[9]之，而内之，入而復之[10]，以盡其痎，必堅[11]，來緩則煩悗，來急則安靜[12]，間日一刺之，痎盡乃止。飲閉藥[13]，方刺之時，徒飲之，方飲無食，方食無飲，無食他食，百三十五日。著痹不去，久寒不已，卒取其三里，骨爲幹[14]，腸中不便[15]，取三里，盛瀉之，虛補之。癘風[16]者，素刺其腫上[17]，已刺，以銳鍼鍼其處[18]，按出其惡氣，腫盡乃止，常食方食[19]，無食他食。

【提要】

本段论述了温疟汗出等八种杂病的证治。

【注释】

[1] 温疟：疟病的一种，《素问·疟论》："先伤于风而后伤于寒，故先热而后寒也，亦以时作，名曰温疟。"

[2] 五十九痏：指《灵枢·热病》及《素问·水热穴论》中提到的治疗热病常用的五十九个腧穴。

[3] 风痎肤胀：风痎，病名，指因风而致水肿，"痎"与"水"通，《针灸甲乙经》及《黄帝内经太素·九针之三·杂刺》并作"水"。肤胀，皮肤肿胀，风痎的主证之一。

[4] 取皮肤之血者：《黄帝内经太素·九针之三·杂刺》作"腹皮之血者"，注曰："风水及肤胀，刺水穴为五十九痏，又尽刺去腹皮络血也。"

[5] 补三阴之上：《黄帝内经太素·九针之三·杂刺》注："飱泄病虚冷，皆补足三阴，上取关元等，下取阴陵泉也。"

[6] 热行：指针下产生热感。

[7] 卒刺：卒，通"焠"，即"燔针"。

[8] 环谷：《黄帝内经太素·九针之三·杂刺》注："环谷当是齐中也，齐下三寸，关元之穴也。"《类经·针刺类·肾主水水俞五十七穴》注："环谷，义无所考，或即足少阳之环跳穴，其下三寸许，垂手着股中指尽处，惟奇穴中有风市一穴，或者即此。"

[9] 筩（tǒng）：《说文解字·竹部》："筩，断竹也。"此处指中空如竹的针具。

[10] 入而复之：复，通"覆"，《周易·复》："反复其道。"《经典释文》："复本又作覆。"在此为倾覆之意。指进针后调整病人体位，使病人身体倾斜，有益于腹水排出。

[11] 必坚：《针灸甲乙经》《黄帝内经太素》下并有"束之"二字。杨上善注："内筒引水，水去人虚，当坚束身令实……"

[12] 来缓则烦悗，来急则安静：来，《针灸甲乙经》《黄帝内经太素》作"束"，义长。悗，音义同"闷"，指如束身松缓，会引起病人闷满烦躁，束身很紧，病人才会安静。

[13] 闭药：启闭药，指化气利水通小便的药物。《灵枢注证发微》注"必饮通闭之药，以利其水，防其再肿。"而《黄帝内经太素·九针之三·杂刺》注："复饮补药。"

[14] 卒取其三里，骨为干：《黄帝内经太素·九针之三·杂刺》作"卒取其里骨。为骭……"注："卒当为焠，里骨谓之与着痹同里之骨，名曰里骨，以其痹深，故取此骨也。"

[15] 肠中不便：《黄帝内经太素》则接上断句为"为骭胀，中不便……"

[16] 疠风：指麻风病。

[17] 素刺其肿上：素，《针灸甲乙经》《黄帝内经太素》均作"索"，互通。索，《说文通训定声·豫部》："索，假借为素。"《广韵·药韵》："索，散也。"此指多次针刺肿物上。

[18] 以锐针针其处：《针灸甲乙经》作"以吮其处"，意为刺后，吮其刺处。

[19] 方食：孙鼎宜曰："左襄公九年《传》：'方犹宜也'，上'食'音嗣，谓食以所宜之食。"

【按语】

本段重点论述了温疟、风水、飧泄、转筋、徒水、着痹、肠中不便、疠风等八种杂病的主要临床症状及针灸治疗要领。并且在水肿病证的针灸治疗时，提倡要注意综合疗法的运用：铍针刺、筒针放水、束缚、饮药、注意饮食等。强调在处理一些重大疾病时要善于运用比较全面而系统的临证思维方法。

【原文】

腹中常鸣，气上冲胸，喘不能久立，邪在大肠，刺肓之原[1]、巨虚上廉、三里。小腹控睾[2]，引腰脊，上冲心，邪在小肠者，连睾系，属于脊，贯肝肺，络心系，气盛则厥逆，上冲肠胃，熏肝[3]，散于肓，结于脐，故取之肓原以散之[4]，刺太阴以予之[5]，取厥阴以下之[6]，取巨虚下廉以去之[7]，按其所过之经以调之。善呕，呕有苦，长太息，心中憺憺，恐人将捕之，邪在胆，逆在胃，胆液泄则口苦，胃气逆则呕苦，故曰呕胆，取三里以下胃气逆，则刺少阳血络，以闭胆逆，却调其虚实，以去其邪。

饮食不下，膈塞不通，邪在胃脘，在上脘则刺抑而下之，在下脘则散而去之[8]。

小腹痛肿，不得小便，邪在三焦约[9]，取之太阳大络[10]，视其络脉，与厥阴小络，结而血[11]者，肿上及胃脘，取三里。

睹其色，察其以[12]，知其散复者，视其目色，以知病之存亡也。一其形，听其动静者，持气口人迎以视其脉，坚且盛且滑者病日进，脉软者病将下，诸经实者，病三日已。气口候阴，人迎候阳也。

【提要】

本段论述邪在六腑之病机与证治。

【注释】

[1] 肓之原：指气海穴，十二原之一。

[2] 控睾：控，牵引之意。控睾，指牵引睾丸。

[3] 熏肝：《针灸甲乙经》下有"肺"字，据上下文，当从之。

[4] 散之：消散脐部的结聚。

[5] 刺太阴以予之：指补手太阴肺经。

[6] 下之：降其逆气。

[7] 去之：祛其邪气。

[8] 在上脘则刺抑而下之，在下脘则散而去之：《黄帝内经太素·九针之三·杂刺》注："邪在胃管，则令膈中气塞不通，饮食不下之候。邪在上管，刺胃之上口之穴，抑而下之；邪在下管，刺胃之下口之穴，散而去之也。"

[9] 三焦约：《黄帝内经灵枢集注》张志聪注："此邪在膀胱而为病者。三焦下俞出于委阳，并太阳之正，入络膀胱，约下焦，实则闭癃，虚则遗溺，小腹肿痛，不得小便，邪在三焦约也。"

[10] 太阳大络：指委阳穴，为三焦下合穴。

[11] 结而血者：瘀结有血。

[12] 以：《黄帝内经太素·九针之三·杂刺》作"目"。

【按语】

本段内容详细论及邪在大肠、小肠、胃、胆、三焦等腑的病机、证候特点及针刺治疗。

邪在腑，其总的病机为气机升降失司，闭阻逆乱，多表现为实证。在针刺取穴上，不仅以"合治内府"这一原则为前提，还应根据病为邪实和病变复杂的特点，随证选取气海、三里、委阳、巨虚上下廉等不同穴位，发挥多穴的协同功能，并且重视藏象理论在临床运用时的指导价值。同时，强调针灸治疗前必须注意察色候脉，用以及时判断病的恢复与否，通过切按了解患者不同部位的脉象，以了解病证的进退与阴阳盛衰变化。

【经典医案】

有老妇人患反胃，饮食至晚即吐出，见其气绕脐而转。予为点水分、气海并夹脐边两穴，即归；只灸水分、气海即愈。(《针灸资生经》)

五邪第二十（全篇）

本篇按照邪在肺、在肝、在脾、在肾、在心的顺序，分别论述五邪侵袭不同脏腑后引发的不同病证表现及针刺治疗，故以"五邪"名篇。

一、学术思想

1. 五脏五行 全篇突出反映了《黄帝内经》贯穿全书的"五脏五行"为中心的整体观念，以及这种思想原则在辨证论治过程中的具体指导作用。充分显示了五行学说在当时不仅仅是一种说理工具，更是渗透到中医临床医师思维模式和行为准则中的根本信念。

2. 五邪证治 本篇按照脏腑经络相关理论进行论述。邪气中于不同脏腑，表现出该脏生理功能的异常及相应经络循行部位上的异常，并且指出相应的检查诊断方法。

二、文选

【原文】

邪在肺，则病皮肤痛，寒热，上气喘，汗出，欬动肩背。取之膺中外腧[1]，背三節五藏[2]之傍，以手疾按之，快[3]然，乃刺之，取之缺盆中以越[4]之。邪在肝，则两脅中痛，寒中[5]，惡血在内，行善掣，節時脚腫[6]，取之行間，以引脅下[7]，補三里以温胃中，取血脈以散惡血，取耳間青脈[8]，以去其掣。邪在脾胃，则病肌肉痛。陽氣有餘，陰氣不足，则熱中善飢；陽氣不足，陰氣有餘，则寒中，腸鳴腹痛；陰陽俱有餘，若俱不足，则有寒有熱，皆調於三里。邪在腎，则病骨痛，陰痺[9]。陰痺者，按之而不得，腹脹腰痛，大便難，肩、背、頸、項痛，時眩。取之湧泉、崑崙，視有血者盡取之。邪在心，则病心痛，喜悲，時眩仆。視有餘不足，而調之其輸也。

本段论述五脏感邪后的不同病理表现及其治疗方法。

【注释】

[1]膺中外腧：膺，侧胸部。膺中外腧指下句"三节五脏之旁"，而不是通常认为的中府、云门等穴。

[2]背三节五脏：《黄帝内经太素·九针之二·五脏刺》作"背三椎五椎"，注："膺中内腧，在膺前也；膺中外腧，肺腧也，在背第三椎两旁；心腧在第五椎两旁，各相去三寸。"《针灸甲乙经》作"背三椎"，《脉经》《备急千金要方》同，指肺俞穴。

[3]快：《说文解字·心部》："快，喜也。"

[4]越：扬也。《素问·阴阳应象大论》："其高者，因而越之。"

[5]寒中：寒伤中焦所生之病。

[6]行善掣，节时脚肿：另有版本作"行善掣节，时脚肿"。行，《脉经》《备急千金要方》作"胕"，指脚胫。掣，《黄帝内经太素》作"瘛"，二字意同，有痉挛之意。三书并无"脚"，《针灸甲乙经》作"胕节时肿善瘛"，亦通。

[7]引胁下：引，导也。导气而行于胁下。

[8]耳间青脉：《黄帝内经灵枢集注》张志聪注："乃少阳之络，循于耳之前后，入耳中。"

[9]阴痹：《素问·至真要大论》："阴痹者，按之而不得，腰脊头项痛，时眩，大便难，阴气不用，饥不欲食，咳唾则有血，心如悬，病本于肾。"

【按语】

本篇名为"五邪"，主要讲解邪犯五脏所引起的一些病证，其中尤其强调的是邪在五脏（含胃）所导致痛证的治疗。同时，对各脏发病的兼症也做了说明。针刺治疗多取相应的特定穴，并提出"以手按之快然"的取穴方法。

【经典医案】

有一男子咳嗽，忽气出不绝声，病数日矣。以手按其膻中穴而应，微以冷针频频刺之而愈。（《针灸资生经》）

寒热病第二十一（节选）

本篇主要介绍邪气在皮、在肌、在骨等寒热病的症状和治疗等，故以"寒热病"名篇。但篇中所述内容还涉及寒厥、热厥及多种杂病的证候和针刺方法，天牖五部五个不同腧穴的位置和主治作用，以及身上有五个部位患痈疽的预后等。

一、学术思想

1. 皮、肌、骨寒热证候及针治　本篇讨论邪气客于皮、肌、骨寒热病的证候及治疗，强调辨因而治、辨经脉而治、辨轻重而治，先泻后补；邪在表泻用汗法，邪入肌泻用刺络法。通过观察齿之荣枯判断骨寒热疾病的严重程度，以津液存亡判断疾病预后的方法。

2. 天牖五部穴的具体位置及其主治功能　天牖五部穴指位于颈部的人迎、扶突、天牖、天柱、天府五穴，对治疗气逆于上的气厥证有重要意义。

3. 手足阳明、太阳与齿、目之关系　本篇归纳指出与齿、目相关的经脉。如手足阳明经、足太阳经均联系于口、齿；足太阳还通项入于脑，正属目系，故能主治面、口、目诸疾。此外，阳跷、阴跷，阴阳相交，阳入阴，阴出阳，交于目锐眦，与目的启阖相关，故目疾、眼睑疾患也取阴跷、阳跷。

4. 痈疽发病部位及预后 痈疽发病部位多位于人身五部，即伏兔、腨、背、五脏之俞及项部，这些部位是脏腑经脉之气所发处，若患痈疽病多凶险。

现节选皮寒热、肌寒热、骨寒热及天牖五部的部分原文。

二、文选

【原文】

皮寒熱者，不可附蓆[1]，毛髮焦，鼻槁腊[2]不得汗。取三陽之絡[3]，以補手太陰[4]。肌寒熱者，肌痛[5]，毛髮焦而唇槁腊，不得汗。取三陽於下[6]以去其血者，補足太陰[7]以出其汗。骨寒熱者，病無所安[8]，汗注不休。齒未槁，取其少陰於陰股之絡；齒已槁，死不治[9]。

【提要】

本段论述皮寒热、肌寒热和骨寒热等病证的治疗和预后。

【注释】

[1] 不可附席：指皮肤痛不能着席。《灵枢·五邪》："邪在肺，则病皮肤痛，寒热。"《类经·针刺类·刺寒热》注："皮寒热者邪在外，故畏于近席而毛发焦、鼻槁腊也。"

[2] 槁腊（xī）：槁，枯干；腊，干肉，引申为干燥。《灵枢注证发微》注："鼻孔枯腊。腊者，干也。"

[3] 三阳之络：指飞扬穴。《灵枢注证发微》注："当取足太阳膀胱经之络穴飞扬以泻之。盖太阳为三阳也。"

[4] 以补手太阴：手太阴，指肺经。《黄帝内经灵枢集注》："此邪在表，而病太阴、太阳之气，当从汗解，汗，宜取太阳之络以发汗，补手太阴以资其津液。"《灵枢注证发微》注："又当取手太阴肺经之络穴列缺以补之。"《类经·针刺类·刺寒热》注："补手太阴之鱼际、太渊。"

[5] 肌痛：《灵枢·五邪》云："邪在脾胃，则病肌肉痛。"徐大椿曰："肌肉之邪，由皮肤而入，故痛。"

[6] 三阳于下：亦指飞扬穴。《灵枢注证发微》注："不言穴者，必俱是络穴。"

[7] 足太阴：指足太阴脾经之荥穴大都、原穴太白。

[8] 病无所安：指阴虚烦躁。

[9] 死不治：指预后不良。《类经·针刺类·刺寒热》注："若齿有枯色，则阴气竭矣，其死无疑。"

【按语】

本段讨论邪犯肌表及骨的皮寒热、肌寒热、骨寒热的证治。

皮寒热，邪在表。足太阳膀胱经主一身之表，手太阴肺经外合皮毛，故治取此二经。在表之热当从汗解，故先泻飞扬以发汗，次补鱼际、太渊等以疏肺气。

肌寒热，邪在脾胃。脾主肌肉，邪伤脾胃，则肌失所养而痛。治疗先刺络排除瘀血，再补足太阴脾经之大都、太白穴，既资水谷运化，又有退热驱邪外出之功。

骨寒热，邪在肾。表现为患者焦虑不安，汗大出而不止。如果牙齿未枯槁，说明阴气尚存，犹为可治，取少阴经的络脉治疗。若齿有枯色，则阴气竭矣，其死无疑。

【原文】

頸側之動脈人迎，人迎，足陽明也，在嬰筋[1]之前。嬰筋之後，手陽明也，名曰扶突。次脈，足少陽脈也[2]，名曰天牖。次脈，足太陽也，名曰天柱。腋下動脈，臂太陰也，名曰天府。陽迎頭痛[3]，胸滿不得息，取之人迎。暴瘖氣鞕[4]，取扶突與舌本出血。暴聾氣蒙[5]，耳目不明，取天牖。暴攣癇眩[6]，足不任身，取天柱。暴癉[7]內逆，肝肺相搏，血溢鼻口，取天府。

此爲天牖五部。

【提要】

本段论述天牖五部穴的位置和证治。

【注释】

[1] 婴筋：《说文解字·女部》："婴，颈饰也。"《释名》："喉下称婴。"婴筋，指颈侧的筋。

[2] 足少阳脉也：《灵枢·本输》及《黄帝内经太素》并作"手少阳脉"。《黄帝内经灵枢集注》作"手少阳"，下无"脉"字。

[3] 阳迎头痛：迎，《针灸甲乙经》《黄帝内经太素》均作"逆"。《类经·针刺类·刺头项七窍病》注："迎，逆也。阳邪逆于阳经而为头痛胸满者，当取之人迎也。"

[4] 暴瘖气鞭：鞭同"硬"，坚也，强直之意。此指突然失语，舌肌强硬。《类经·针刺类·刺头项七窍病》注："气鞭，喉舌强硬也……凡言暴者，皆一时之气逆，非宿病也。"

[5] 气蒙：眼目不明，如雾所阻。《类经·针刺类·刺头项七窍病》注："经气蒙蔽，而耳目暴有不明者。"

[6] 暴挛痫眩：指突然发作的拘挛、癫痫或眩晕。《灵枢注证发微》注："暴挛者，拘挛也；暴痫者，癫痫也；暴眩者，眩晕也。合三证而足不任身，皆当取上文天柱穴耳。"

[7] 暴瘅：瘅，热的意思。《类经·针刺类·刺头项七窍病》："瘅，热病也。"《灵枢注证发微》注："暴时大热，而在内气逆，乃肝肺两经之火邪相为抟击，以致血溢于鼻口。"

【按语】

本段论天牖五部穴的位置和阳迎头痛、暴瘖气硬、暴聋气蒙、暴挛痫眩、暴瘅内逆的证治。此五证均属各有关经脉气厥气逆之病，治疗取所属经穴以降气除逆。

暴瘖气硬为阳明经气逆，暴聋气蒙为手少阳经气逆，暴挛痫眩为足太阳经气逆，暴瘅内逆为手太阴经气逆。

天牖五部穴主治五种暴病多属头面部的病证，属近部选穴。

热病第二十三（节选）

本篇主要论述热病的症状、诊断、不同证型和不同阶段热病的针刺治疗及预后，提出了热病的禁刺原则及治疗热病五十九要穴的具体位置和分布，故以"热病"名篇。

一、学术思想

1. 热病的证候和治法　本篇论述了热病总的治疗原则，提出辨病、辨证、辨经，因病取穴和循经取穴治疗不同热病的方法，同时还说明了不同针具和不同治法在热病治疗中的意义。

2. 证、脉不相应者不可刺，危重证不可刺　本篇指出证、脉是否相应是针刺治疗热病的判别标准。证、脉相应为顺，当刺之发汗而泻邪；证、脉不符则表明邪气未去而正气已衰，病情危重，预后差，应谨慎针刺。本篇还列举九种热病危重证型禁针，说明热邪入深，正气衰微，病情深重时当谨慎用针。

3. 偏枯与痱的鉴别　本篇指出"偏枯"和"痱"两类瘫痪病证的症状、鉴别诊断、预后和治则均不同。

4. 治疗热病五十九穴　本篇指出治疗热病常用的五十九个穴位，均为头面部穴及四肢部远道穴，头为标，四肢为本，体现标本取穴法在热病治疗中的作用。

现节选偏枯、痱证、热病头痛、肠中热、胸胁满、汗出等病证的证治及热病脉象特征、治法及预后的部分原文。

二、文选

【原文】

偏枯[1]，身偏不用而痛，言不變，志不亂，病在分腠[2]之間。巨鍼[3]取之，益其不足，損其有餘，乃可復也。痱[4]之爲病也，身無痛者，四肢不收[5]，智亂不甚。其言微知[6]，可治；甚則不能言，不可治也。病先起於陽，後入於陰者，先取其陽，後取其陰，浮而取之[7]。

【提要】

本段叙述偏枯、痱等病证的症状、诊断及针治。

【注释】

[1] 偏枯：病名，以半身不遂、患侧渐致枯瘦为主症。因病久致患侧肢体逐渐废用性萎缩，故名偏枯。《类经·针刺类·刺诸风》注："偏枯者，半身不遂，风之类也。"

[2] 分腠：分肉腠理。《类经·针刺类·刺诸风》注："若言不变，志不乱，则病不在脏而在于分肉腠理之间。"

[3] 巨针：指九针中的大针。《灵枢·九针论》："九曰大针，取法于锋针。其锋微员，长四寸，主取大气不出关节者也。"《灵枢识》注："大气，虚风也。巨针取之。"

[4] 痱（féi）：病名，亦称风痱。以肢体废而不用、感觉丧失为主症。《医学纲目》注："痱，废也。痱即偏枯之邪气深者。痱与偏枯是二疾，以其半身无气荣运，故名偏枯。以其手足废而不收，故名痱。或偏废或气废，皆曰痱也。"

[5] 四肢不收：不收，不能收缩伸展运动。

[6] 其言微知：患者语音低微，言语中有少数仍能辨析清楚。《类经·针刺类·刺诸风》注："智乱不甚，其言微有知者，神气未为全去，犹可治也。"

[7] 先取其阳，后取其阴，浮而取之：指针刺治疗之法。阴、阳分别指阴分、阳分，亦即深浅之部。浮而取之，指病起于阳分，宜浅刺。

【按语】

本段简述偏枯和痱两类同属瘫痪病证的症状、鉴别诊断、预后及治则。

偏枯主要证候表现为半身不遂而痛、神清言明，病位在分腠，针刺用大针，益其不足，损其有余，预后较好。痱的主要证候是四肢不能收引、不痛，但有意识障碍，针刺则据病入先后而定深浅，先起于阳者先浅刺以治本。重者难治，预后较差。

【原文】

熱病三日，而氣口靜，人迎躁[1]者，取之諸陽[2]，五十九刺[3]，以瀉其熱而出其汗，實其陰以補其不足者。身熱甚，陰陽皆靜者，勿刺也[4]；其可刺者，急取之，不汗出則泄[5]。所謂勿刺者，有死徵也。熱病七日八日，脈口動，喘而短[6]者，急刺之，汗且自出，淺刺手大指間[7]。熱病七日八日，脈微小，病者溲血，口中乾，一日半而死。脈代[8]者，一日死。熱病已得汗出，而脈尚躁，喘且復熱，勿刺膚[9]，喘甚者死。熱病七日八日，脈不躁，躁不散數，後三日中有汗；三日不汗，四日死。未曾汗者，勿腠刺[10]之。

【提要】

本段分述热病三日与七八日不同阶段脉证的特征、治法及预后。

【注释】

[1] 气口静，人迎躁：指气口脉象和缓，人迎脉象疾数。气口主阴，人迎主阳。气口静而人迎

躁，是邪在阳分而未入阴分。

[2] 诸阳：指各条阳经。《类经·针刺类·诸热病死生刺法》注："正病在三阳，而未入阴分，故当取诸阳经为五十九刺。"

[3] 五十九刺：即治疗热病的五十九个腧穴。

[4] 阴阳皆静者，勿刺也：指气口、人迎之脉象都显沉静，邪盛热甚，脉却不躁，这是阳证得阴脉的现象，不可针刺。《黄帝内经灵枢集注》沈亮宸注："如身热甚而阴阳之脉皆静者，此邪热甚而阴阳之正气皆虚，有死征而勿刺也。"

[5] 不汗出则泄：《类经·针刺类·诸热病死生刺法》注："虽不汗出，则邪亦从而泄矣。"《灵枢注证发微》："但如上文所谓气口静、人迎躁者，宜急取诸阳经以泻之，急取诸阴经以补之。其急取诸阳经者，纵不汗出，其邪亦从此而泄矣。"

[6] 脉口动，喘而短：《黄帝内经灵枢集注》张志聪注："按《素问》有喘脉，喘而短者，谓脉之喘动于寸口，而不及于尺，故知可汗解也。"

[7] 手大指间：《黄帝内经太素·伤寒·热病说》作"手指间"，注："刺手小指外侧前谷之穴。"一般认为是少商穴。

[8] 脉代：指代脉，多为内脏衰败之象。

[9] 勿刺肤：《针灸甲乙经》及《黄帝内经太素》作"勿庸刺"，义长。庸，《说文解字·用部》："用也。"

[10] 腠刺：《针灸甲乙经》《黄帝内经太素》作"勿庸刺"，义长。

【按语】

本段通过热病三日、七八日不同阶段的病证特点，阐明证、脉相应者当刺之发汗而泻邪，而证、脉不相应者不可刺的原则。

热病三日，邪在阳分，证候以身热为主。若气口静，人迎躁，证、脉相应，示邪在阳分，未入阴分，一般预后较好。针灸治疗宜急取诸阳经，用五十九穴，浅刺发汗以泻热，同时取三阴经以滋阴液之不足。若身热甚而阴阳脉皆显沉静，是证、脉不相应的凶险之候，正气已衰，不可刺。

热病七八日，病情深重，若脉动而喘，邪仍在表阳，急取井穴（少商）使之从汗解；若邪盛而正虚，脉微小或代，邪已伤阴分，预后差；热病已得汗而脉仍躁，证、脉不相应，表明阳热不从汗解，邪盛在里，预后亦差；如脉不躁或不散、数，表明邪入未去，当汗出而解，若不汗者预后差，不可刺以发汗。

【原文】

熱病頭痛，顳顬[1]目瘲脈痛[2]，善衄，厥熱病也，取之以第三鍼[3]，視有餘不足。寒熱痔[4]。熱病體重[5]，腸中熱，取之以第四鍼[6]，於其腧及下諸指間[7]，索氣於胃胳[8]，得氣也。熱病挾臍急痛，胷脇滿，取之湧泉與陰陵泉，取以第四鍼，鍼嗌裏[9]。熱病而汗且出，及脈順可汗者，取之魚際、太淵、大都、太白，瀉之則熱去，補之則汗出，汗出太甚，取內踝上橫脈[10]以止之。熱病，已得汗而脈尚躁盛，此陰脈之極[11]也，死；其得汗而脈靜者，生。熱病者，脈尚盛躁而不得汗者，此陽脈之極[12]也，死；脈盛躁得汗靜者，生。

【提要】

本段论述热病厥热头痛、肠中热、热病挟脐痛、热病汗出等热病证型的证候和针刺治疗。

【注释】

[1] 顳顬（nièrú）：眼眶外后方，当蝶骨颞面部位。

[2] 目瘲脉痛：《针灸甲乙经》作"目脉紧"。眼区的脉抽掣而痛。《类经·针刺类·诸热病死生刺法》注："目脉抽掣而痛也。"

[3] 第三针：指九针中的鍉针。

[4] 寒热痔：疑为衍文。《类经·针刺类·诸热病死生刺法》注："寒热痔三字，于上下文义不相续，似为衍文。"

[5] 体重：肢体沉重。《类经·针刺类·诸热病死生刺法》注："脾主肌肉四肢，邪在脾，故体重。"

[6] 第四针：指九针中的锋针。

[7] 于其腧及下诸指间：腧，指脾经输穴太白、胃经输穴陷谷；下诸指间，指各足趾间穴位，如内庭、厉兑等。

[8] 胃胳：胳，《针灸甲乙经》《黄帝内经太素》均作"络"。胳，通"络"。胃络指足阳明经之络穴丰隆。《类经·针刺类·诸热病死生刺法》注："阳明之络曰丰隆，别走太阴，故取此可以得脾气。胳当作络。"

[9] 嗌（yì）里：指廉泉穴。《类经·针刺类·诸热病死生刺法》注："针嗌里者，以少阴太阴之脉，俱上络咽嗌，即下文所谓廉泉也。"

[10] 横脉：指三阴交。《类经·针刺类·诸热病死生刺法》注："当取内踝上横脉，即脾经之三阴交也。"

[11] 阴脉之极：指阴脉虚弱已极，为有阳无阴之候。

[12] 阴脉之极：指阳脉亢极，属阳亢阴虚不能外达作汗之候。

【按语】

本段指出热病诸症的证候和针刺治疗。除了因病证不同而治法取穴各异外，还特别强调针具的选择也有所不同，这是辨证论治的一个具体体现。本段还论及阴极之脉、阳极之脉的脉象和证候特点及其预后。

【原文】

热病，不可刺者有九：一曰汗不出，大颧发赤、哕者[1]，死；二曰泄而腹满甚者[2]，死；三曰目不明，热不已者[3]，死；四曰老人、婴儿，热而腹满者[4]，死；五曰汗不出，呕，下血者[5]，死；六曰舌本烂，热不已者[6]，死；七曰欬而衄，汗不出，出不至足者[7]，死；八曰髓热者[8]，死；九曰热而痉者[9]，死。腰折[10]，瘈瘲[11]，齿噤齘[12]也。凡此九者，不可刺也。

【提要】

本段论述九种不可刺的热病证型。

【注释】

[1] 大颧发赤、哕者：大颧，指颧骨部。哕，呃逆，属热病伤阴，胃气虚败之证。《类经·针刺类·诸热病死生刺法》注："汗不得出，阴无力也；大颧发赤，谓之戴阳，面戴阳者，阴不足也。哕者，邪犯阳明，胃虚甚也。本原亏极，难乎免矣。"

[2] 泄而腹满甚者：泄泻而腹部胀满，为脾虚失运。《类经·针刺类·诸热病死生刺法》注："以邪伤太阴，脾气败也。"

[3] 目不明，热不已者：《类经·针刺类·诸热病死生刺法》注："目不明者，脏腑之精气竭也。热不已者，表里之阴气竭也。"

[4] 老人、婴儿，热而腹满者：《黄帝内经灵枢集注》张志聪注："夫老人者，外内之血气已衰；婴儿者，表里之阴阳未足；腹满者，热逆于中，不得从外内散也。"

[5] 汗不出，呕，下血者：另有版本作"汗不出，呕下血者"。《类经·针刺类·诸热病死生刺法》注："汗不出者，阴之亏也。再或呕而下血，阴伤尤甚，故死。"

[6] 舌本烂，热不已者：《类经·针刺类·诸热病死生刺法》注："心肝脾肾之脉，皆系于舌本。舌本烂，加之热不已者，三阴俱损也。"

[7] 咳而衄，汗不出，出不至足者：《类经·针刺类·诸热病死生刺法》注："邪在肺经，动阴血也。汗不出或出不至足，尤为真阴溃竭。"

[8] 髓热者：《类经·针刺类·诸热病死生刺法》注："邪入最深，乃为髓热，肾气败竭。"

[9] 热而痉者：痉，指项背强急、口噤、四肢抽搐、角弓反张等。《类经·针刺类·诸热病死生刺法》注："此以热极生风，大伤阴血而然。"

[10] 腰折：角弓反张。《类经·针刺类·诸热病死生刺法》注："凡脊背反张曰腰折。"

[11] 瘛疭：瘛，筋脉拘急而缩；疭，筋脉缓纵而伸。瘛疭，此指手足伸缩交替，抽动不已。

[12] 齿噤齘（xiè）：齘，指牙关不开，咬牙切齿。《类经·针刺类·诸热病死生刺法》注："牙关不开曰噤，切齿曰齘。"

【按语】

本段列举了禁针的 9 种热病危重证型。经文所提"死"证是指病情危重而言，并非不可救药，但此时正气已衰，当谨慎用针。在现代临床治疗中，一些病证如瘛疭、噤齘之类都可用针。

【原文】

所谓五十九刺者，两手外内侧各三，凡十二痏[1]；五指间各一，凡八痏[2]，足亦如是[3]；头入发一寸傍三分各三，凡六痏[4]；更入发三寸边五，凡十痏[5]；耳前后、口下者各一[6]，项中一[7]，凡六痏；巅上一[8]，囟会一[9]，发际一[10]，廉泉一，风池二，天柱二。

【提要】

本段指出治疗热病常用的五十九穴。

【注释】

[1] 十二痏：指两手外侧各三穴（少泽、关冲、商阳），两手内侧各三穴（少商、少冲、中冲）。

[2] 八痏：指两手五指间各有一穴（后溪、中渚、三间、少府）。

[3] 足亦如是：指足五趾间亦各一穴（束骨、临泣、陷谷、太白）。

[4] 六痏：指头部两侧之五处、承光、通天。

[5] 十痏：指头部两侧的临泣、目窗、正营、承灵、脑空。

[6] 耳前后、口下者各一：指听会、完骨及唇下承浆穴。

[7] 项中一：指哑门穴。

[8] 巅上一：指百会穴。

[9] 囟会一：即囟会穴。

[10] 发际一：指神庭（前发际）和风府（后发际）穴。

【按语】

本段所述五十九穴，均有清泻邪热之功，合称"五十九刺"。《素问·水热穴论》中亦提到热病五十九穴，但所指腧穴除百会等头部十八穴外，余皆不同。比较二者，本篇五十九穴多见于四肢，而《素问·水热穴论》则多依据病邪所在而取。本篇穴取远道，重在泻热之本；而《素问·水热穴论》强调局部用穴，意为泻热之标。《灵枢注证发微》又指出："此与《素问·水热穴论》中五十九穴不同，要知彼之五十九穴所以刺水病，而此则刺热病，病有不同，故穴因以异。"可见泻热还须根据病情，因病取穴，而不仅限于上述五十九穴。

厥病第二十四（节选）

本篇主要讨论厥病，篇中列举因厥气上逆而引起各种厥头痛、厥心痛及诸厥气为逆的病证特点、治疗、预后，及其与真头痛、真心痛的鉴别等，故以"厥病"名篇。

一、学术思想

1. 辨病辨经，循经取穴，急则治标，缓则治本　本篇详述 9 种厥头痛的证候、针灸治疗原则及预后。主张辨病辨经、循经取穴、急则治其标、缓则治其本、标本兼治的治疗原则。篇中还提到刺血疗法，对针灸治疗头痛有重要影响。

2. 厥心痛、真心痛的鉴别　本篇详述各种厥心痛的证治、预后及与真心痛的区别。厥心痛因脏腑气机逆乱干犯于心所致，而真心痛则因邪气直犯于心、中有积聚而致。治疗厥心痛应分经取穴，而真心痛则病情危重，针刺治疗效果不理想。

现节选厥逆所致心痛的部分原文。

二、文选

【原文】

厥心痛[1]，与背相控，善瘛[2]，如从后触其心[3]，伛偻[4]者，肾心痛[5]也，先取京骨、昆崙，发狂不已[6]，取然谷。厥心痛，腹胀胸满，心尤痛甚，胃心痛[7]也，取之大都、太白。厥心痛，痛如以锥鍼刺其心，心痛甚者，脾心痛[8]也，取之然谷、太谿[9]。厥心痛，色苍苍如死状，终日不得太息，肝心痛[10]也，取之行间、太冲。厥心痛，卧若徒居[11]，心痛间，动作痛益甚，色不变，肺心痛[12]也，取之鱼际、太渊。真心痛，手足清至节[13]，心痛甚，旦发夕死，夕发旦死。心痛不可刺者，中有盛聚[14]，不可取于腧。

【提要】

本段论述各种厥心痛和真心痛的证候特点及其治疗。

【注释】

[1] 厥心痛：五脏气机逆乱犯心而引起的疼痛。《难经·六十难》："其五脏气相干，名厥心痛。"

[2] 与背相控，善瘛：控，引也；瘛，抽掣痉挛。《类经·针刺类·刺心痛并虫瘕蛟蛕》注："善瘛，拘急如风也。"

[3] 如从后触其心：好像从背后触其心脏，形容心痛特点。

[4] 伛偻：因疼痛而腰背弯曲。《类经·针刺类·刺心痛并虫瘕蛟蛕》注："伛偻，背曲不伸也。"

[5] 肾心痛：《黄帝内经灵枢集注》张志聪注："肾附于脊，肾气从背而上注于心也，心痛故伛偻而不能仰，此肾脏之气逆于心下而为痛也。"

[6] 发狂不已：《针灸甲乙经》作"发针立已，不已，取然谷。"

[7] 胃心痛：《类经·针刺类·刺心痛并虫瘕蛟蛕》注："足阳明之经……其支者，下循腹里，凡腹胀胸满而为痛者，以胃邪干心，是为胃心痛也。"《黄帝内经灵枢集注》张志聪注："胃气上逆，故腹胀胸满；胃气上通于心，故心痛尤甚。"

[8] 脾心痛：《类经·针刺类·刺心痛并虫瘕蛟蛕》注："脾之支脉，注于心中。若脾不能运，而逆气攻心，其痛必甚，有如锥刺者，是为脾心痛也。"

[9] 取之然谷、太溪：《黄帝内经灵枢集注》张志聪注："然谷当作漏谷，太溪当作天溪，盖上古之文，不无鲁鱼之误。"

[10] 色苍苍……肝心痛：色苍苍，指面色苍青。《类经·针刺类·刺心痛并虫瘕蛟蛕》注："苍苍，肝色也；如死状，肝气逆也；终日不得太息，肝系急，气道约而不利也。是皆肝邪上逆，所谓肝心痛也。"

[11] 卧若徒居：若，作"或"解。徒居，指闲居、休息。本句意指卧床或闲居休息。

[12] 肺心痛：肺气逆于心所致。《黄帝内经灵枢集注》张志聪注："夫肺主周身之气……气逆于内而不运用于形身也，动作则逆气内动，故痛，或少间，而动则益甚也。"

[13] 手足清至节：清，寒冷。节，关节。此指手指冷至膝肘关节。

[14] 盛聚：指瘀血积块之类。《类经·针刺类·刺心痛并虫瘕蛟蛕》注："谓有形之症，或积或血，停聚于中，病在脏而不在经。"

【按语】

本段叙述五种厥心痛及真心痛等心痛病证。厥心痛系由五脏气机逆乱，上干于心，致心脉不通所致。气机逆乱因于不同的经脉、脏腑而有不同的证候特点及治疗。

本篇列举诸证，说明厥气为病病情复杂，针灸治疗当以循经取穴为主，局部取穴与远道取穴相结合。而诸痛若非因厥气逆乱致病者，针刺疗效不佳。

杂病第二十六（全篇）

本篇介绍多种杂病如经气厥逆、各类心痛病证的证候和治法，所述范围广泛，故以"杂病"名篇。

一、学术思想

1. 杂病病因病机 诸多杂病证候，多数由邪气入经、厥气逆乱而致，其证候表现虽然变化多样，但亦有规律可循：一为循经所过之处病证，二为经脉属络的脏腑功能受损的病证。

2. 杂病治疗特点 即审证求经，辨经取穴，这是针灸临床治疗的精粹所在。治疗方法一般采用泻法、刺血法等以疏散厥气，同时注重点按法与针刺的配合来加强气的疏导。篇中还论述了用导引法治疗痿厥。

二、文选

【原文】

厥[1]挟脊而痛者，至顶，头沈沈然[2]，目𥉂𥉂然[3]，腰脊强，取足太阳腘中血络。厥胸满面腫，唇漯漯然[4]，暴言難，甚则不能言，取足阳明。厥氣走喉而不能言，手足清[5]，大便不利，取足少陰。厥而腹嚮嚮然[6]，多寒氣，腹中穀穀[7]，便溲難，取足太陰。

【提要】

本段论述厥气逆于经的几种证型及治疗。

【注释】

[1] 厥：逆也，合称厥逆，指经气不顺或逆乱出现的邪气。

[2] 沉沉然：沉重之意。《灵枢注证发微》注："头则昏沉而不能举。"

[3] 目𥉂𥉂（huāng）然：指视物不清。

[4] 漯漯（tà）然：漯，《汉书·地理志》："水聚也。"《说文解字》作"湿"。《类经·针刺类·刺厥痹》注："肿起貌。"指口唇肿起的样子。马莳："唇漯漯然，有涎出唾下之意。"

[5] 手足清：清，通"清"，寒冷之意。

[6] 嚮嚮然：嚮，通"响"，腹中肠鸣作响。《灵枢注证发微》注："腹中嚮嚮然而气善走布，且多有寒气。"

[7] 穀穀（hù）：肠鸣咕咕声。《类经·针刺类·刺厥痹》："穀穀然，水谷不分之声也。"

【按语】

本段叙述厥气逆于足太阳、足阳明、足少阴和足太阴经脉的不同证候及治疗。《黄帝内经灵枢集注》张志聪注："此论客气厥逆于经而为杂病也。"太阳经气厥逆，以疼痛夹脊至头顶、头沉目昏为主症；阳明经气厥逆，以面唇肿胀流涎、难言或不能言、胸部满闷为主症；少阴经气厥逆，以厥气走喉不能言、手足清冷、大便不利为主症；太阴经气厥逆，以腹响肠鸣、大小便不利、多有寒气为主症。可见诸多杂病证候皆因气机逆乱于经而致，表现多为循经所过处病证和所属络脏腑功能受损病证。针刺宜取本经腧穴，用泻法，疏散厥气。

【原文】

嗌[1]乾，口中热如膠[2]，取足少陰。膝中痛，取犢鼻，以員利鍼，發而間之[3]。鍼大如氂[4]，刺膝無疑。喉痹[5]不能言，取足陽明；能言，取手陽明。瘧不渴，間日而作，取足陽明；渴而日作，取手陽明。齒痛，不惡清飲[6]，取足陽明；惡清飲，取手陽明。聾而不痛者，取足少陽；聾而痛者，取手陽明。衄而不止，衃血流[7]，取足太陽；衃血，取手太陽，不已，刺宛骨下[8]，不已；刺膕中出血。腰痛，痛上寒，取足太陽，陽明；痛上熱，取足厥陰；不可以俛仰，取足少陽；中熱而喘，取足少陰，膕中血絡。喜怒而不欲食，言益小[9]，刺足太陰；怒而多言，刺足少陽。顑痛，刺手陽明與顑之盛脈[10]出血。項痛，不可俛仰，刺足太陽；不可以顧[11]，刺手太陽也。小腹滿大，上走胃，至心，淅淅[12]身時寒熱，小便不利，取足厥陰。腹滿，大便不利，腹大，亦上走胷嗌，喘息喝喝然[13]，取足少陰。腹滿食不化，腹響響然，不能大便，取足太陰。

【提要】

本段论述嗌干、膝痛等十二种杂病的证治。

【注释】

[1] 嗌：咽喉，喉咙。

[2] 胶：此指口中津液黏稠而言。《灵枢注证发微》注："口中甚热，其津液如胶之稠。"

[3] 发而间（jiàn）之：刺后稍等片刻再刺。《灵枢注证发微》注："必发其针而又间刺之，非止一次而已也。"

[4] 氂（máo）：《黄帝内经灵枢集注》张志聪注："牛尾也。"此指员利针形状。

[5] 喉痹：病名，因痰火等所致之咽喉肿痛，阻塞不利。

[6] 清饮：冷饮。

[7] 衃（pēi）血流：衃血，紫黑色的瘀血。《灵枢注证发微》注："血至败恶凝聚，其色赤黑者曰衃。"此指鼻中流出血凝块。

[8] 宛骨下：《类经·针刺类·刺头项七窍病》注："即手太阳之腕骨穴。"

[9] 言益小：小，《针灸甲乙经》作"少"，义长。此作说话越来越少解。

[10] 顑（kǎn）之盛脉：口旁颊前肉之空软处，即腮部。顑之盛脉，指腮部充盛而暴露明显的血脉。《灵枢注证发微》注："顑之盛脉，是胃经颊车穴。"

[11] 顾：回头看。

[12] 淅淅（xī）：象声词，寒凉怕冷的样子。《类经·针刺类·刺胸背腹病》注："淅淅，寒肃貌。"

[13] 喝喝（hè）然：形容喘息声。

【按语】

本段叙述邪入于经，厥气逆乱而致嗌干、膝中痛、喉痹、疟、齿痛、聋、衄、腰痛、中热、喜怒、顑痛、项痛十二种杂病的证候表现及治疗。如咽喉干，口中津液黏稠，是足少阴之气厥逆于下而不上交于心，应取足少阴肾经治疗。膝中痛，是邪气直中于足阳明之经，应取经穴犊鼻，用员利针间刺。喉痹是邪气阻闭于喉而肿痛之证，以能言不能言辨所病经脉。足阳明脉循喉，夹于结喉之旁，邪闭则不能言；手阳明之脉循于喉旁之次，故邪闭则能言，取治有别。齿痛是阳明经病，以喜冷热饮辨所病在胃经或大肠经。足阳明胃经主悍热之气，恶热不恶寒；手阳明大肠主清秋之气，恶寒饮。治疗以脉论气，因气取脉。

【原文】

心痛引腰脊，欲嘔，取足少陰。心痛，腹脹嗇嗇然[1]，大便不利，取足太陰。心痛引背不得息[2]，刺足少陰；不已，取手少陽。心痛引小腹滿，上下無常處，便溲難，刺足厥陰。心痛，但短氣不足以息，刺手太陰。心痛，當九節[3]刺之，按已，刺按之[4]，立已；不已，上下求之，得之立已。顑痛，刺足陽明曲周動脈[5]，見血立已；不已，按人迎於經，立已。氣逆上，刺膺中陷者與下胷動脈[6]。腹痛，刺臍左右動脈[7]，已刺按之，立已；不已，刺氣街，已刺按之，立已。痿厥[8]爲四末束悗[9]，乃疾解之，日二，不仁者，十日而知，無休[10]，病已止。噦[11]，以草刺鼻，嚏，嚏而已；無息[12]而疾迎引之，立已；大驚之，亦可已。

【提要】

本段论述心痛及顑痛、痿痹、哕等杂病的证治。

【注释】

[1] 嗇嗇然：闭塞不通貌。《灵枢注证发微》注："嗇，吝嗇，便难犹是也。"亦说怕冷的样子。《黄帝内经灵枢集注》注："嗇嗇，畏寒貌。"

[2] 息：呼吸。

[3] 九节：第九胸椎下的筋缩穴。《灵枢注证发微》注："其痛当背第九节以刺之，乃督脉经筋缩穴之处也。"

[4] 按已，刺按之：《灵枢注证发微》注："有心痛者，其痛当背第九节以刺之，……宜先按之，按已刺，刺后按之，其痛当立已。"《黄帝内经灵枢集注》张志聪注："按已而刺，出针而复按之，导引气之疏通，故心痛立已。"

[5] 曲周动脉：动脉环绕一周，称为曲周。当耳下曲颊之端，此处有颊车穴。《灵枢注证发微》注："此穴在耳下曲颊端动脉，环绕一周，故曰曲周也。"

[6] 膺中陷者与下胷动脉：诸家说法不一，泛指胸膺部及下胸部腧穴。《类经·针刺类·刺胸背腹病》注："膺中陷者，足阳明之屋翳也。下胷动脉，手太阴之中府也。"《灵枢注证发微》注："上刺膺中陷者，即足阳明胃经膺窗穴也；及下胸前之动脉，当是任脉经之膻中穴也。"诸说可参。

[7] 脐左右动脉：指天枢穴。《灵枢注证发微》注："此言腹痛者，当刺足阳明胃经之天枢穴。"

[8] 痿厥：因气机逆乱而引起以四肢软弱无力，甚至痿废不用为主症的一类疾病。

[9] 四末束悗：四末，四肢。束，束缚。悗，音义同"闷"。束缚患者的四肢，使其感觉满闷，然后解开，可以帮助气血的流通，这是古代的一种导引疗法。《黄帝内经灵枢集注》张志聪注："此复论阳明之气不能分布于四末，而为痿厥也。痿者，手足痿弃不为我所用；厥者，手足清冷也。……朱永年曰：悗，闷也。为四末束悗者，束缚其手足，使满闷而疾解之，导其气之通达也。夫按之束之，皆导引之法，犹尺蠖之欲伸而先屈也。"

[10] 无休：不要停止治疗。

[11] 哕：原作"岁"，据《黄帝内经太素》《针灸甲乙经》改。《类经·针刺类·刺诸病诸痛》注："哕，呃逆也。"

[12] 无息：暂时闭住口鼻，不做呼吸。

【按语】

本篇心痛诸证当与《灵枢·厥病》论厥心痛参看。《灵枢注证发微》有言："此言心痛者，当审其诸证而分经以刺之也。"取穴依然遵循审证求经、辨经取穴原则；治疗方法上尤其注重点压（按）与针刺配合，加强气的疏通以提高针刺疗效。心痛刺九节主张上、下求之，可视作寻找敏感点治疗，对临床很有指导意义。颥痛与现代下颌功能紊乱综合征相似，采用放血疗法，按压人迎穴，取足阳明经穴治疗，可供临床参考。气逆上、腹痛诸证，亦皆邪气逆于足阳明经，治亦循经取治。

用导引法治疗痿厥，目前鲜见报道。本篇提出治呃三法均非针灸疗法，然方法简单实用，对于治疗功能性呃逆，确有良效。但若是在各种急慢性疾病过程中出现的呃逆，则多为病势转向严重的预兆，必须用药物治疗。

周痹第二十七（全篇）

本篇以"周痹"为名，首先讨论周痹与众痹的鉴别，然后系统介绍了周痹的病因病机、病位、症状特点及针刺方法，最后推而广之，提出了一般痹证的诊断、辨证及治疗方法。

一、学术思想

1. 强调周痹与众痹的鉴别　全身游走性疼痛是众痹与周痹均有的症状，当属痹证中的"行痹"范畴。众痹之疼痛以时发时止、左右交替发作为特点，属证候较轻的普通痹证。而周痹之疼痛则随经脉上下移动，以热则痛解、痛解则厥为特点，发病部位广泛，真气不能周流，属于证候较重的痹证。

2. 论周痹的病因病机与针刺治疗　周痹为风寒湿邪侵入肌表腠理，渐入分肉，化津液为涎沫，挤压肌肤筋脉而致气血痹阻不通。其疼痛随经脉上下移动，热则痛解，痛解则厥，此起彼伏。治疗上，按疼痛游走情况，遵循"急则治其标，缓则治其本"的原则，提出了治疗周痹应先阻后除的治疗思路。

3. 提出痹证的诊断与治疗　本篇提出不论何痹，均以明确诊断为前提。强调经络辨证，分清经络虚实、气血阻滞情况。治疗上，以温经通络、行气活血、驱除邪气为主，可根据不同的病情使用不同的治疗方法。

二、文选

【原文】
黄帝问於岐伯曰：周痹之在身也，上下移徙[1]随脉，其上下左右相应[2]，间不容空[3]，愿闻此痛，在血脉之中邪[4]？将在分肉之间乎[5]？何以致是？其痛之移也，间[6]不及下鍼，其慉痛[7]之时，不及定治[8]，而痛已止矣。何道使然？愿闻其故。岐伯答曰：此众痹也，非周痹也。黄帝曰：愿闻众痹。岐伯对曰：此各在其处，更发更止，更居更起[9]，以右应左，以左应右[10]，非能周也[11]，更发更休也。黄帝曰：善。刺之奈何？岐伯对曰：刺此者，痛虽已止，必刺其处[12]，勿令复起。

【提要】
本段论述众痹的证候特点及针刺治疗方法。

【注释】
[1] 移徙（xǐ）：移动。指病邪在经脉中移动。《广韵·支韵》："移，徙也。"
[2] 相应：交相呼应。指疼痛时上时下，或左或右，互相转移。
[3] 间（jiàn）不容空：间为空隙。空，同"孔，孔穴。指邪窜全身，连小空隙也在所难免，形容疼痛集中在一起。《汉书·鲍宣传》注："空，孔也。"
[4] 邪：通"耶"，语气助词，表示疑问。
[5] 将在分肉之间乎：将，还是。《类经》："肉有分理，故曰分肉。"分理为纹理，分肉即

肌肉。

　　[6] 间：指时间间隔短促。

　　[7] 愊痛：愊，《针灸甲乙经》《黄帝内经太素·风·痹论》并作"蓄"，互通。愊，积聚之意。愊痛，积聚而痛，形容疼痛集中在一处。《灵枢识》注："盖愊痛谓聚痛也。"

　　[8] 不及定治：来不及决定治疗，说明发作快，自动缓解也快。

　　[9] 更居更起：更，再、复、又之意。《黄帝内经太素·风·痹论》注："居起，动静也。"

　　[10] 以右应左，以左应右：应，应和。指症状左右先后相应。《黄帝内经灵枢集注》张志聪注："邪隘于大络，与经脉缪处也……左盛则右病，右盛则左病也。"

　　[11] 非能周也：指病邪局限在一处，不是全身性的。

　　[12] 痛虽已止，必刺其处：《黄帝内经太素·风·痹论》注："众痹在身，所居不移。但痛有休发，故其痛虽止，必须刺其痛休之处令不起也。"指治疗时必须针刺疼痛原发部位，即使该处痛已停止。

　　【按语】

　　众痹有三大特点：一是痛无定处，或上或下，或左或右，会互相转移；二是局部疼痛，不是周身而痛，再小之处也在所难免；三是不论疼痛或聚痛，发作快，转移快，自动缓解也快，其时间短促，甚至来不及针刺。黄帝将此误以为"周痹"，岐伯加以纠正为"众痹"。在治疗上，以针刺疼痛原发部位为主，即使该处痛已停止，也应根据疼痛时发时止的特点再刺之，以防止其邪气流窜、疼痛复发。

　　【原文】

　　帝曰：善。愿闻周痹何如？岐伯对曰：周痹者，在於血脉之中，随脉以上，随脉以下，不能左右[1]，各当其所。黄帝曰：刺之奈何？岐伯对曰：痛从上下者，先刺其下以过[2]之，後刺其上以脱[3]之；痛从下上者，先刺其上以过之，後刺其下以脱之。黄帝曰：善。此痛安生？何因而有名？岐伯对曰：风寒湿氣，客於外分肉之間[4]，迫切而为沫[5]，沫得寒则聚，聚则排分肉而分裂[6]也，分裂则痛，痛则神归之，神归之则热[7]，热则痛解，痛解则厥[8]，厥则他痹[9]发，发则如是。帝曰：善。余已得其意矣。此内不在藏，而外未发於皮，独居分肉之間，真氣不能周[10]，故命曰周痹。

　　【提要】

　　本段提出了周痹的病因、病机、证候及针刺治疗。

　　【注释】

　　[1] 不能左右：指不像众痹那样病痛可以左右移易。《黄帝内经灵枢集注》张志聪注："周痹在于血脉之中，随脉气上下，而不能左之右而右之左也。"

　　[2] 过：《黄帝内经太素·风·痹论》作"遏"，义长。有遏止、消除之意。

　　[3] 脱：祛除，根除。《类经·疾病类·周痹众痹之刺》注："脱者，拔绝之谓。"

　　[4] 外分肉之间：外，指肌表。指从肌表到分肉之间。《类经·疾病类·周痹众痹之刺》注："邪气客于肌表，渐入分肉之间。"

　　[5] 迫切而为沫：迫切，压迫，挤压。沫，津液聚集而成的病理分泌物。本句意为压迫肌肉而形成病理分泌物。

　　[6] 聚则排分肉而分裂：《类经·疾病类·周痹众痹之刺》注："沫得寒则聚而不散，故排裂肉理为痛。"

　　[7] 痛则神归之，神归之则热：神，心神活动。归，聚结，汇集。本句指心神集中于病痛处，心神能够驾驭人的阳气，所以归集的地方也会使病痛处发热而散寒。《灵枢注证发微》注："痛则心专在痛处，而神亦归之，神归即气归也，所以痛处作热。"

[8] 痛解则厥：厥，气血逆乱。因周痹邪有游走之特性，一处的疼痛暂时缓解了，他处又产生厥乱。《类经·疾病类·周痹众痹之刺》注："热则寒散而痛暂解，然其逆气仍在。故痛虽解而厥未除，则别有所聚。"

[9] 他痹：其他部位痹阻不通。

[10] 真气不能周：周，周流。《类经·疾病类·周痹众痹之刺》注："真气不能周，即气闭不行也。"因痹阻使真气不能周流全身。

【按语】

本段原文揭示了痹痛的病机不仅为经络气机受阻不通，且由于局部组织受压（汁沫积聚）而引起疼痛，这对于指导治疗有重要意义。周痹的症状特点是以痛为主，但发有定处，并以此起彼伏为特点，疼痛可随着经脉上下蔓延，甚至全身。周痹的针刺治疗，如疼痛先上而后下者，可先针刺下部腧穴，然后再刺上部的腧穴。

在发病上，周痹与众痹既有共同点，又有区别。众痹以时发时止、左右交替发作为主；周痹则随脉上下移动，以热则痛解、痛解则厥为特点。针刺治疗时，众痹刺疼痛的原发部位；周痹则先刺疼痛的蔓延部位，后刺疼痛的原发部位。

【原文】

故刺痹者，必先切循其下之六经[1]，视其虚实，及大络之血结[2]而不通，及虚而脉陷空[3]者而调之，熨[4]而通之。其瘛坚[5]，转引而行之[6]。黄帝曰：善，余已得其意矣，亦得其事也。九者，经巽之理[7]，十二经脉阴阳之病也。

【提要】

本段论述一般痹证的诊断、辨证及治疗方法。

【注释】

[1] 切循其下之六经：《针灸甲乙经》作"其上下之大经"，与下文"大络"相对应，当从。切，切压。切循，循经络切压。

[2] 血结：血脉结而不通，如结节或条索。《黄帝内经灵枢集注》："大络之血，结而不通。"

[3] 脉陷空：络脉气虚，下陷于内。《黄帝内经灵枢集注》张志聪注："虚而脉陷空者，络气虚而陷于内也。"

[4] 熨：温熨法。以药物炒热，布包，热熨患处。或用药汁以棉布浸渍，乘热熨之，借药性及温暖作用，使气血疏通，散寒止痛。《黄帝内经灵枢集注》张志聪注："启其陷下之气通于外也。"

[5] 瘛（chì）坚：瘛，筋脉痉挛。坚，坚聚。《素问·玉机真脏论》："病筋脉相引而急，病名曰瘛。"《黄帝内经灵枢集注》张志聪注："坚者，络结而掣疭坚实。"

[6] 转引而行之：转引痹阻之气，使之畅行。《类经·疾病类·周痹众痹之刺》注："当针引其气而行之也。"

[7] 九者，经巽（xùn）之理：九，指九针。经，经脉。巽，顺应。意为九针能疏通经气，顺应了经脉之理。

【按语】

本段经文概括说明痹证的治疗大法。先应用切循等法观察经脉和络脉的虚实状况，一般用九针治疗，但脉虚下陷者要用熨法以温通，经脉拘急者则以按摩导引为主。

口问第二十八（节选）

本篇主要讲述了十二种奇邪上走空窍所产生的欠、哕、唏、振寒、噫等十二类病证的病因病机及针刺治疗等。因为古典医籍中有关奇邪为病的记载较少，而本篇内容是岐伯从先师口中间来的，属口传心授而得，故以"口问"名篇。

一、学术思想

1. 运用阴阳理论解释病因病机　在对发病机理的理解过程中，本篇强调中医学之阴阳为核心的整体观念的重要指导意义。并结合对欠、哕等病证的病机解释来示范具体应用方法。包括"阳主上，阴主下""阴盛则瞑，阳盛则寤"等。

2. 寤寐与卫气运行　本篇论述了卫气的昼夜循行规律及其与阴阳气运行和与人的正常寤寐节律之间的关联。

3. 奇邪及其发病　奇邪之病既非外感风寒，又非内伤七情，乃头面孔窍正气不足而病邪上走所致，与寻常有异，故称这些病为奇邪。

现节选欠、哕、嚏、振寒、噫等病证治疗的原文。

二、文选

【原文】

黄帝曰：人之欠[1]者，何氣使然？岐伯答曰：衛氣晝日行於陽，夜半則行於陰。陰者主夜，夜者臥，陽者主上，陰者主下[2]，故陰氣積於下，陽氣未盡，陽引而上，陰引而下[3]，陰陽相引，故數欠[4]。陽氣盡，陰氣盛，則目瞑[5]，陰氣盡而陽氣盛則寤[6]矣。瀉足少陰，補足太陽[7]。黃帝曰：人之噦者，何氣使然？岐伯曰：穀入於胃，胃氣上注於肺。今有故寒氣[8]與新穀氣[9]，俱還入於胃，新故相亂，眞邪相攻，氣並相逆，複出於胃[10]，故爲噦，補手太陰，瀉足少陰[11]。黃帝曰：人之嚏[12]者，何氣使然？岐伯曰：此陰氣盛而陽氣虛，陰氣疾而陽氣徐，陰氣盛而陽氣絕，故爲嚏。補足太陽，瀉足少陰。黃帝曰：人之振寒者，何氣使然？岐伯曰：寒氣客於皮膚，陰氣盛，陽氣虛，故爲振寒寒慄，補諸陽[13]。黃帝曰：人之噫者，何氣使然？岐伯曰：寒氣客於胃，厥逆從下上散，復出於胃，故爲噫[14]，補足太陰，陽明[15]。

【提要】

本段论述欠、哕、振寒、噫的病因病机和针刺方法。

【注释】

[1] 欠：呵欠。

[2] 阳者主上，阴者主下：阳升而阴降，故阳主上而阴主下。

[3] 阳引而上，阴引而下：阳主升，引气向上；阴主降，引气向下。《黄帝内经灵枢集注》张志聪注："阳欲引而上，阴欲引而下。"

[4] 数欠：频频呵欠。

[5] 瞑：眠，睡眠。

[6] 寤（wù）：睡醒。

[7] 泻足少阴，补足太阳：指泻肾经之穴，补膀胱经之穴。《黄帝内经灵枢集注》张志聪注："补足太阳以助阳引而上，泻足少阴以引阴气而下。"《类经·疾病类·口问十二邪之刺》注："卫气之行于阳者自足太阳始，行于阴者自足少阴始，阴盛阳衰，所以为欠。故当泻少阴之照海，阴所出也；补太阳之申脉，阳所出也。"

[8] 故寒气：故，久、旧。指体内原有的寒气。《灵枢注证发微》注："今有寒气之故者在于胃中，而又有谷气之新者以入于胃。"

[9] 新谷气：新入的饮食精微。

[10] 气并相逆，复出于胃：故寒气和新谷气相冲激而相逆，复从胃上出而入胸膈，而为哕，

成为呃逆。

[11] 补手太阴，泻足少阴：补肺经之穴，泻肾经之穴。《类经·疾病类·口问十二邪之刺》注："寒气自下而升，逆则为哕。故当补肺于上以壮其气，泻肾于下以引其寒。盖寒从水化，哕之标在胃，哕之本在肾也。"

[12] 唏（xī）：哀叹。《輶轩使者绝代语释别国方言·第一》："唏，痛也，凡哀而不泣曰唏。"

[13] 补诸阳：补手足三阳经（足太阳经）。《黄帝内经灵枢集注》张志聪注："诸阳者，三阳也。"《类经·疾病类·口问十二邪之刺》："补诸阳者，凡手足三阳之原、合及阳跷等穴皆可酌而用之。"张介宾："悲忧之气生于阴惨，故为阴盛阳虚之候。"

[14] 噫：嗳气。《古今医统大全》："《黄帝内经》名噫气，俗作嗳气，今从之，即饱食有声出是也。"

[15] 补足太阴，阳明：补足太阴脾经、足阳明胃经之穴。

【按语】

对于"人之欠""人之唏"皆属"阴气盛而阳气虚"证，均用补足太阳、泻足少阴的方法，体现了病虽不同，但证相同治亦同的辨证论治精神。再从"人之振寒"属阴气盛、阳气虚，治当"补诸阳"等经文，似可总结出一定的用穴规律。对于阳气虚者，一般取相应的阳经穴使用补法以补阳，相应的阴经穴用泻法以泻阴寒之气。

五乱第三十四（全篇）

本篇论述了气乱于心、肺、肠胃、臂胫、头的病证表现及针灸治疗方法，故以"五乱"名篇。

一、学术思想

1. 人体脏腑经络与外界环境相顺应 在"天人相参"整体观念的大框架中，经脉的阴阳气血与五脏五行和四时季节气候存在着极为密切的相关性，因此五行失序，四时逆乱而导致疾病时，就会形成营卫逆行、清浊相干、气机紊乱、阴阳相悖的病机变化。故而人体生命活动过程与外界环境相适应的基本原则是相顺则治，相逆则乱。本篇还指出十二经脉之气应顺应十二月及其春夏秋冬四时之变。

2. 五乱的病机 本篇指明阴阳不相和，营卫不相随，导致清气在阴，浊气在阳，是大悗、霍乱等五乱病证发生的根本病机所在。

3. 导气针法 本篇在论述乱气相逆所致疾病的治疗时，于补法、泻法之外，另立"导气法"，其"徐入徐出""补泻无形"用于"非有余不足"的情况，为当今临床"平补平泻"手法的渊源，非常具有临床实践指导意义。

二、文选

【原文】

黄帝曰：經脈十二者，別爲五行，分爲四時[1]，何失而亂[2]？何得而治？岐伯曰：五行有序，四時有分，相順則治，相逆則亂。黄帝曰：何謂相順[3]？岐伯曰：經脈十二者，以應十二月，十二月者，分爲四時。四時者，春秋冬夏，其氣各異。營衛相隨[4]，陰陽已和，清濁不相干[5]，如是則順之而治。黄帝曰：何謂逆而亂[6]？岐伯曰：清氣在陰，濁氣在陽[7]，營氣順脈，衛氣逆行[8]，清濁相干[9]，亂於胷中，是謂大悗[10]。故氣亂於心，則煩心密嘿[11]，俛首靜伏；亂於肺，則俛仰喘喝，接[12]手以呼；亂於腸胃，則爲霍亂[13]；亂於臂脛，則爲四厥[14]；亂於頭，則爲厥逆，頭重眩仆。

【提要】

本段强调人体脏腑经络与外界环境相顺应的原则和五乱的形成原因，并具体说明阴阳、营卫、清浊混淆形成五乱的病证表现。

【注释】

[1] 别为五行，分为四时：指十二经脉络属于脏腑，合于五行而应于四时。

[2] 何失而乱：乱，扰乱不和。意即怎样才能算失调呢。

[3] 相顺：《针灸甲乙经》下有"而治"二字，律以上下文，当从。

[4] 营卫相随：谓十二经脉之营卫气血也与四时季节气候的寒热温凉变化相适应。

[5] 相干：触犯、冒犯。

[6] 逆而乱：《针灸甲乙经》中，"逆"上有"相"字，律以上下文，当从。

[7] 清气在阴，浊气在阳：《黄帝内经太素·营卫气·营卫气行》注："清气在于脉内，为营为阴也；浊气在于脉外，为卫为阳也。"《灵枢·阴阳清浊》曰："受谷者浊，受气者清，清者注阴，浊者注阳。"此当是言其常也。

[8] 营气顺脉，卫气逆行：《黄帝内经太素·营卫气·营卫气行》注："营卫气顺逆十二经而行也。卫之悍气，上至于目，循足太阳至足指为顺行；其悍气散者，复从目，循手太阳向手指，是为逆行也。此其常也。"又《灵枢·胀论》云："营气循脉，卫气逆为脉胀。"则知此处乃言其病。

[9] 清浊相干：依上文岐黄问答之例，此下似当有"如是则逆之而乱"，以应上文"逆而乱"之问，疑脱简。

[10] 悗（mèn）：证名。张志聪曰："悗音闷。"《说文解字·心部》："闷，懑也。"又，"懑，烦也。"

[11] 密嘿（mò）：《管子·大匡》："密，静也。"嘿，《针灸甲乙经》作"默"，互通。密嘿，沉默安静。

[12] 接：《针灸甲乙经》作"按"。

[13] 霍乱：病名。《黄帝内经太素·营卫气·营卫气行》注："霍乱，卒吐利也。"

[14] 四厥：即四肢痿瘫，一说为四肢发凉。

【按语】

本段具体说明阴阳、营卫、清浊混淆形成五乱的病证表现。十二经气血外应十二月及其春夏秋冬四时之气而变动，相顺则治，相逆则乱。营气顺脉，卫气逆行是五乱发生的原因。

【原文】

黄帝曰：五亂者，刺之有道乎[1]？岐伯曰：有道以來，有道以去[2]，審知其道，是謂身寶[3]。黄帝曰：善。願聞其道。岐伯曰：氣在於心者，取之手少陰、心主之輸[4]；氣在於肺者，取之手太陰滎、足少陰輸[5]；氣在於腸胃者，取之足太陰[6]、陽明；不下者，取之三里。氣在於頭者，取之天柱、大杼；不知，取足太陽滎輸[7]；氣在於臂足，取之先去血脈，後取其陽明、少陽之滎輸[8]。

【提要】

本段论述五乱为病的具体选穴和刺法。

【注释】

[1] 刺之有道乎：道，规律、规则。谓针刺治病，有一定的规律可依吗。

[2] 有道以来，有道以去：指疾病的发生有一定的规律，疾病的祛除也有一定的规律。《黄帝内经灵枢集注》："有道以来者，谓相干之乱气。有道以来，必有道以去。"

[3] 身宝：养生之宝。《灵枢注证发微》注："审知其道而善去之，斯谓养身之宝。"

[4] 手少阴、心主之输：即神门与大陵穴。

[5] 手太阴荥，足少阴输：即鱼际与太溪穴。《黄帝内经太素·营卫气·营卫气行》注："手太阴荥，肺之本腧；足少阴输乃是肾脉，以其肾脉上入于肺，上下气通，故上取太阴荥，下取足少阴输。"

[6] 足太阴：此处不言穴者，依上下文例，当是荥穴或输穴，即大都或太白穴。

[7] 足太阳荥输：即通谷与束骨穴。

[8] 阳明、少阳之荥输：《类经·针刺类·五乱之刺》注："在手者取手，在足者取足，手阳明之荥、输，二间、三间也；手少阳之荥、输，液门、中渚也；足阳明之荥、输，内庭、陷谷也；足少阳之荥、输，侠溪、临泣也。"

【按语】

本段指出刺五乱的选穴规律：对"五乱"的治疗多取用荥输穴。乱于心则取心经输穴神门、心包经输穴大陵；乱于肺，取肺经荥穴鱼际，肾经输穴太溪；乱于肠胃，取脾胃两经，不效，加刺足三里；乱于头，取膀胱经天柱、大杼，不效加刺荥穴通谷、输穴束骨；乱于手臂，除局部放血外，取大肠荥穴二间、输穴三间，三焦经荥穴液门、输穴中渚；病在足者，取胃经荥穴内庭、输穴陷谷，胆经荥穴侠溪、输穴足临泣。本篇论述荥输配穴方法治疗"五乱"的临床经验，至今在临床上仍具指导意义。

【原文】

黄帝曰：補瀉奈何？岐伯曰：徐入徐出，謂之導氣。補瀉無形[1]，謂之同精，是非有餘不足也，亂氣之相逆也。黄帝曰：允乎哉道[2]，明乎哉論，請著之玉版，命曰治亂也。

【提要】

本段论述五乱的针刺手法。

【注释】

[1] 补泻无形：《针灸甲乙经校注》注："详'补之无形'者，无补泻之行也。"谓无明显的偏补偏泻手法，而做均匀的捻转提插，或根本不做手法，得气后便留针。

[2] 允乎哉道：允，公平，得当。道，方法。指得当的治疗方法。

【按语】

五乱病证不是因有余不足，而是因乱气相逆引起的，故采用"导气"的针刺方法。"导气"针法的手法要点是"徐入徐出"，无明显的补法或泻法，即所谓"补泻无形"，这样才能保养精气，使厥逆之气复常。当今临床上医者采用"平补平泻"，即做均匀的捻转提插，或根本不做手法，得气后便留针，可视为渊源于此。

胀论第三十五（节选）

本篇主要论述胀病的病因、病机、分类、诊断及胀病的治疗原则。由于本篇专论胀病，故以"胀论"名篇。

一、学术思想

1. 胀病的病因病机　大多是由寒气逆上，正邪相攻，营卫之气不能正常运行所致。

2. 胀病的分类　根据被累及的部位及所出现的兼症来划分各种类型，共分为脉胀、肤胀、脏腑胀三类。

3. 胀病的治疗原则　先用泻法祛除病邪，然后根据病变所在和证候虚实进行调治。

现节选讨论脏腑胀病及其针刺治疗的部分原文。

二、文选

【原文】

黄帝曰：願聞脹形[1]。岐伯曰：夫心脹者，煩心短氣，臥不安。肺脹者，虛滿而喘咳。肝脹者，脇下滿而痛引小腹。脾脹者，善噦，四肢煩悗[2]，體重不能勝衣[3]，臥不安。腎脹者，腹滿引背央央然[4]，腰髀[5]痛。六府脹：胃脹者，腹滿，胃脘痛，鼻聞焦臭[6]，妨於食，大便難。大腸脹者，腸鳴而痛濯濯，冬日重感於寒，則飧泄不化。小腸脹者，少腹䐜脹，引腰而痛。膀胱脹者，少腹滿而氣癃[7]。三焦脹者，氣滿於皮膚中，輕輕然而不堅[8]。膽脹者，脇下痛脹，口中苦，善太息。凡此諸脹者，其道在一[9]，明知逆順，鍼數不失[10]。瀉虛補實，神去其室[11]，致邪失正[12]，眞不可定[13]，麤之所敗，謂之夭命。補虛瀉實，神歸其室，久塞其空[14]，謂之良工。

【提要】

本段论述脏腑胀病的证候及其针刺治疗原则。

【注释】

[1] 胀形：胀病的证候。

[2] 烦悗：指心烦、满闷不舒。

[3] 体重不能胜衣：形容肌胀身重，穿衣困难，连衣物的重量都难以承受。

[4] 央央然：困倦痛苦的样子。《针灸甲乙经》作"怏怏然"。《类经·疾病类·脏腑诸胀》注："央央然，困苦貌。"

[5] 髀：指股骨上段，包括髋关节部。

[6] 鼻闻焦臭：焦臭，指消化不良而出现的嗳腐、泛酸之味。鼻闻焦臭，指患者自觉鼻中可闻到嗳腐、泛酸的宿食气味。杨上善："香为脾臭，焦为心臭，今脾胃之病闻焦臭者，以其子病，思闻母气故也。"

[7] 气癃：指因膀胱气机闭阻导致的小便不通。《类经·疾病类·脏腑诸胀》注："气癃，膀胱气闭，小水不通也。"

[8] 轻轻然而不坚：形容空虚而不坚实的样子。轻，《黄帝内经太素·气论·胀论》注："实而不坚也。"

[9] 其道在一：不同脏腑胀病的针灸治疗原则是一致的。《类经·疾病类·脏腑诸胀》注："胀有虚实，而当补当泻，其道唯一，无二歧也。"

[10] 针数不失：数，指技术。即采用适宜的针灸治疗技术。《黄帝内经灵枢集注》注："针数不失者，随近远之一下三下也。"

[11] 神去其室：神，精神气血。室，内守之处。指针治如误用虚虚实实，可导致神气离开其内守之处。

[12] 致邪失正：致邪，招致邪气深入；失正，正气耗散。《黄帝内经太素·气论·胀论》注："得于邪气，失其四时正气。"

[13] 真不可定：真，真气。意指真气不能安宁于内而充养全身。

[14] 久塞其空：空，同"孔"，指皮肤孔窍。本句意为经常保持皮肤孔窍致密，使经脉肉腠充实。《黄帝内经灵枢集注》注："塞其空者，外无使经脉肤腠疏空，内使脏腑之神气充足。"

【按语】

本段阐述脏腑胀病的证治。五脏六腑胀各有其不同的证候，如心胀多有烦躁、失眠等神志症状，肺胀则以喘咳等气机障碍为主症，肝胀以胁部闷痛、牵引小腹为主症，脾胀以肢体沉重、肌肤肿胀为主症，肾胀则以水泛停蓄等为主症。六腑之胀亦然，病候与每一腑的生理功能密切相关。同时强调了脏腑胀病的针灸治疗原则为"补虚泻实"。

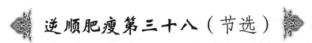

逆顺肥瘦第三十八（节选）

逆顺，一指经脉循行走向和气血往来之逆顺；另一指遵守针刺法则为顺，违背针刺法则为逆。肥瘦，指形体的胖瘦，亦泛指体质而言。本篇主要论述了不同体质应有不同刺法（即因人制宜）的针刺原则，并论述了脉之逆顺，故以"逆顺肥瘦"名篇。

一、学术思想

1. 提出针刺必守法则 要提高针刺的疗效，必须掌握针刺的法则。如能遵循针刺法则治病，则可起到桴鼓之效，即使是顽疾也可治之。反之，则疗效差矣。本篇原文中指出："知用此者，固自然之物，易用之教，逆顺之常也。"

2. 主张针刺宜因势利导 因势利导是中医治疗的一个突出特点。本篇原文指出了由于人身"气之滑涩，血之清浊，行之逆顺"不同，故在施针时必须顺其自然，因势利导，才能达到事半功倍之效。

3. 强调刺法应因人而异 因人之形质各异，有"白黑肥瘦小长"之区别，以及气道之滑涩、血液之清浊、肌肉之厚薄的不同，故在刺法上也应各有度数，因人而刺。

4. 阐明"脉行之逆顺"的规律 原文中指出十二经脉的循行流注规律为"手之三阴从脏走手，手之三阳从手走头，足之三阳从头走足，足之三阴从足走腹"，并提出冲脉下行"渗灌三阴""与少阴并行"等循行特点。

现节选根据体质状况选择针刺方法的原文。

二、文选

【原文】

黄帝曰：愿闻人之白黑肥瘦小长[1]，各有数[2]乎？岐伯曰：年质壮大，血气充盈，肤革坚固，因加以邪，刺此者，深而留之，此肥人也。广肩腋，项肉薄，厚皮而黑色，唇临临然[3]，其血黑以浊，其气涩以迟，其为人也，贪于取与[4]，刺此者，深而留之，多益其数[5]也。

黄帝曰：刺瘦人奈何？岐伯曰：瘦人者，皮薄色少[6]，肉廉廉然[7]，薄唇轻言，其血清气滑，易脱于气，易损于血，刺此者，浅而疾之。

黄帝曰：刺常人奈何？岐伯曰：视其白黑[8]，各为调之，其端正敦厚[9]者，其血气和调，刺此者，无失常数[10]也。

黄帝曰：刺壮士真骨[11]者奈何？岐伯曰：刺壮士真骨，坚肉缓节监监然[12]，此人重则气涩血浊，刺此者深而留之，多益其数；劲[13]则气滑血清，刺此者，浅而疾之。

黄帝曰：刺婴儿奈何？岐伯曰：婴儿者，其肉脆，血少气弱，刺此者，以毫针，浅刺而疾发针，日再[14]可也。

【提要】

本段强调根据患者的不同体质状态采取不同的针刺治疗方法。

【注释】

[1] 人之白黑肥瘦小长：《黄帝内经太素·九针之二·刺法》注："白黑，色异也；肥瘦，形异也；小长，强弱异也。"

[2] 数：规律。

[3] 唇临临然：嘴唇肥厚之貌。临，《广雅·释诂》曰："大也。"引申有厚义。

[4] 贪于取与：贪，此作"过于"解。取，向人索取。与，给予人。即过于向人索取或过于慷慨给人。

[5] 多益其数：指增加针数和针刺的次数。

[6] 色少：面色苍白。《史记·曹相国世家》："少者，不足之词。"

[7] 肉廉廉然：廉，薄的意思。形容消瘦骨立，如见棱见角。

[8] 视其白黑：《类经·针刺类·肥瘦婴壮逆顺之刺》注："视其白黑者，白色多清，宜同瘦人；黑色多浊，宜同肥人，而调其数也。"

[9] 端正敦厚：指肥瘦适中的常人。

[10] 无失常数：《黄帝内经太素·九针之二·刺法》注："常，谓平和不肥瘦人。刺之，依于深浅常数，不深之不浅之也。"常数，正常的针刺方法。

[11] 真骨：指坚固的骨骼。

[12] 节监监然：《灵枢注证发微》注："监监然，其势难动。"《黄帝内经灵枢集注》张志聪注："监监者，卓立而不倚也。"此当言坚强卓立貌。

[13] 劲：轻劲有力。《类经·针刺类·肥瘦婴壮逆顺之刺》注："劲急宜发者。"行动轻捷的意思。

[14] 日再：每日两次。

【按语】

本文中所讲到的"瘦人""常人""壮士真骨者""婴儿"的气血刚柔清浊和病变发生的易感倾向，在《灵枢·寿夭刚柔》《灵枢·阴阳二十五人》等篇中也有论述。人的体质差异与疾病发生和临床治疗有着极为重要的内在关联。文中强调对不同年龄、不同体质的人，要用不同的针刺手法，正确地判断患者的体质强弱，以体之肥瘦、色之黑白、血之清浊、气之滑涩来作衡量的标准。

血络论第三十九（节选）

本篇论述刺络放血过程中可能出现的八种现象，并从经脉气血盛衰的角度对所述现象进行解释，故以"血络论"名篇。

一、学术思想

1. 提出"邪气在络"理论　本篇指出"奇邪不在经"的病变机理为邪在血络。邪气伤人不仅会直接影响到脏腑经脉，也可以随着经脉运行而伏匿于络脉。这种观点说明《黄帝内经》时代对经脉"流行不止，环周不休"的循行规律的认识并不是单向的。奇邪不在经而在络，并非意味着疾病就一定轻浅。

2. 提出临床适用的刺络疗法　刺络，是基于奇邪在络的理论，目的是要调整经脉中运行的气血营卫的相互关系及发病机体的阴阳盛衰。

3. 运用经脉气血盛衰理论指导临床　本篇分析并说明为了祛除在血络之邪气，进行"刺血络"治疗时可能出现的八种临床针刺异常反应的形成机理，再一次强调"用针之要，谨在调气""定其血气，各守其乡"等针刺治疗原则。

4. 望诊在针刺中的应用　本篇指出血脉在体表走行部分盛衰变化的观察要领。

现节选刺血络发生的现象及其机理的部分原文。

二、文选

【原文】

黄帝曰：愿闻其奇邪[1]而不在经者。岐伯曰：血络[2]是也。黄帝曰：刺血络而仆[3]者，何也？血出而射者，何也？血少[4]黑而浊者，何也？血出清而半爲汁者何也？發鍼[5]而腫者，何也？血出若多若少而面色蒼蒼者，何也？發鍼而面色不變而煩悗者，何也？多出血[6]而不動搖者，何也？願聞其故。岐伯曰：脉氣盛而血虛者，刺之則脱氣，脱氣則仆。血氣俱盛，而陰氣多者[7]，其血滑[8]，刺之則射；陽氣畜積，久留而不瀉者，其血黑以濁，故不能射。新飲而液滲於絡，而未合和於血也，故血出而汁別焉；其不新飲者，身中有水，久則爲腫。陰氣積於陽，其氣因於絡[9]，故刺之血未出而氣先行，故腫。陰陽之氣，其新相得而未和合[10]，因而瀉之，則陰陽俱脱，表裏相離[11]，故脱色而蒼蒼然。刺之血出多，色不變而煩悗者，刺絡而虛經，虛經之屬於陰者，陰脱，故煩悗[12]。陰陽相得而合爲痹[13]者，此爲內溢於經，外注於絡，如是者，陰陽俱有餘，雖多出血，而弗能虛也。

黄帝曰：相之奈何？岐伯曰：血脉者，盛[14]堅橫以赤，上下無常處，小者如鍼，大者如箸[15]，則[16]而瀉之萬全也。故無失數矣，失數而反，各如其度[17]。

【提要】

本段提出"奇邪不在经"、血气郁滞于络的治疗原则为刺络，同时分析并说明"刺血络"治疗时可能出现的八种现象的形成机理，并且提出观察血脉盛衰变化及补泻治疗之要领。

【注释】

[1] 奇邪：《黄帝内经太素·九针之三·量络刺》注："邪在血络奇络之中，故曰奇邪也。"

[2] 血络：指见于肌表的络脉和孙络。《黄帝内经灵枢集注》张志聪注："血络者，外之络脉、孙络见于皮肤之间，血气有所留积，则失其外内出入之机。"

[3] 仆：前倒为仆，此指晕倒。

[4] 少：《针灸甲乙经》及《黄帝内经太素·九针之三·量络刺》并作"出"。

[5] 发针：即出针。

[6] 多出血：《针灸甲乙经》作"血出多"，律以前文例，当从。

[7] 阴气多者：《灵枢·阴阳清浊》："夫阴清而阳浊……清者其气滑，浊者其气涩。"则此"阴气多者"与下文"其血清"正相符。《黄帝内经灵枢集注》张志聪注："经脉为阴，皮肤为阳，俱盛者，经藏内外之血气俱盛也，如脉中阴气多者，其血滑，故刺之则射。"

[8] 血滑：血行滑利充实。

[9] 其气因于络：《灵枢注证发微》注："阴气积于阳分，其气聚于血络之中。"

[10] 其新相得而未和合：《类经·针刺类·血络之刺其应有异》注："言血气初调，营卫甫定也，当此之时，根本未固。"

[11] 表里相离：《素问·阴阳应象大论》云："阳在外，阴之使也；阴在内，阳之守也。"内外表里相离，阴阳不和，气血不荣于面，故见面色无华而苍苍然。

[12] 虚经之属于阴者，阴脱，故烦悗：另外一种断句：虚经之属于阴者阴脱，故烦悗。

[13] 阴阳相得而合为痹：指阴分阳分邪气相结合，而形成痹证，在内泛滥于经脉，在外渗注于络脉。

[14] 血脉者，盛：《黄帝内经太素·九针之三·量络刺》作"血脉盛者"，《针灸甲乙经》作"血脉盛"，俱可从。

[15] 箸（zhù）：箸，同筯。指筷子。此指血络如筷子大小突起的样子。

[16] 则：《针灸甲乙经》作"刺"。

[17] 失数而反，各如其度：《黄帝内经太素·九针之三·量络刺》注："数，理也。若失理而反取者，各如前之度。"《类经·针刺类·血络之刺其应有异》注："若失其数而反其法，则为仆为脱为虚为肿等证，各如刺度以相应也。"

【按语】

本篇总结出八种刺络放血过程中出现的"仆""血出而射""血出清而半为汁""发针而肿"等现象。本篇认为"络脉"之所以在刺络治疗时会出清浊不同的血与清汁等，是由侵入络脉中的奇邪、患者的体质强弱状态、发病时经脉气血虚实盛衰变化三者相互作用而导致的。由此可见，《黄帝内经》时代医师对经脉运行"有形之血"和"无形之气"的理念是圆融贯通的；对于虚人刺络放血造成昏厥这一禁忌证的原因分析得也很深入；并且出于对中医气化理论的理解，从血液稀释与饮水的关系来考虑"血出而汁别"的成因。另外，刺络泻邪放血过多，没有结合患者体质状态，所谓"犯虚虚实实之戒"，就会造成患者阴阳相脱。因为经脉络脉是相互交通的，经络中运行的气血是流动互补的，"刺络而虚经"将会进一步导致经脉气血运行紊乱，阴阳盛衰。最后，本篇还强调了"血脉盛者，坚横以赤"的辨识血络盛衰方法。

论痛第五十三（全篇）

本篇重点讨论不同体质的人对针灸的耐痛程度各异的问题，故以"论痛"名篇。

一、学术思想

1. 体质与疼痛耐受性的关系　不同体质的个体，对疼痛的耐受力亦不同。体质强者，对疼痛的耐受力强，反之则弱。

2. 体质与针灸治疗刺激量的关系　不同体质的个体，对针灸刺激量的适应程度也有不同。体质强者适应性好，可予以强刺激；体质弱者适应性差，故只能予以弱刺激。因此，临床上应根据体质强弱决定针灸刺激量的大小。

3. 体质与疾病转归的关系　不同体质的个体，对病邪的反应亦不同，进而影响疾病的转归。

4. 体质与药物耐受性的关系　不同体质的个体，对药物的耐受性不同。体质强者，对药物的耐受性好；体质弱者，对药物的耐受性差。

二、文选

【原文】

黄帝问于少俞曰：筋骨之强弱，肌肉之坚脆[1]，皮肤之厚薄，腠理之疏密，各不同，其于针石火焫[2]之痛何如？肠胃之厚薄坚脆亦不等，其于毒药[3]何如？愿尽闻之。少俞曰：人之骨强筋弱肉缓[4]皮肤厚者耐痛，其于针石之痛，火焫亦然。

黄帝曰：其耐火焫者，何以知之？少俞答曰：加以黑色而美骨[5]者，耐火焫。黄帝曰：其不耐针石之痛者，何以知之？少俞曰：坚肉薄皮者，不耐针石之痛，于火焫亦然。

黄帝曰：人之病，或同时而伤，或易已[6]，或难已，其故何如？少俞曰：同时而伤，其身多热者[7]易已，多寒[8]者难已。

黄帝曰：人之胜毒[9]，何以知之？少俞曰：胃厚、色黑、大骨及肥者，皆胜毒，故其瘦而薄胃[10]者，皆不胜毒也。

【提要】

本段讨论不同体质的人对针灸耐痛及耐药的问题，并指出疾病的预后与病证属性有密切关系。

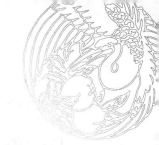

【注释】

[1] 坚脆：坚实有力和脆弱无力。

[2] 火焫（ruò）：焫，烧的意思，这里指艾灸。

[3] 毒药：泛指一切药物。

[4] 筋弱肉缓：筋脉柔和，肌肉舒缓。

[5] 美骨：骨骼发育坚固完美。《类经·藏象类·耐痛耐毒强弱不同》注："美骨者，骨强之谓。"

[6] 易已：指疾病容易痊愈。

[7] 多热：指病在肌表阳分，表现有热象。《灵枢注证发微》注："盖多热则邪犹在表。"

[8] 多寒：指病邪入里，表现有寒象。《灵枢注证发微》注："多寒则邪入于里。"

[9] 胜毒：指对药物的耐受性。

[10] 瘦而薄胃：身体瘦而胃弱，意指气血不足。《类经·藏象类·耐痛耐毒强弱不同》注："其肉瘦而胃薄者，气血本属不足，安能胜毒药也。"

【按语】

本篇讨论不同体质对针、灸、药耐受力的差异，有"耐痛""耐火焫""不耐针石""胜毒"等不同的情况。文中还指出，不同体质的人即使患了同一种疾病，其预后也不一样。如"其身多热者易已，多寒者难已"。不同体质的人对针灸、药物所产生的效果及其预后转归不同，提示我们临床上应根据患者的体质，制定相应的治疗方法，因人制宜。

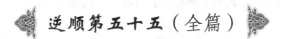

逆顺第五十五（全篇）

本篇主要论述气行逆顺、脉象盛衰及针刺之逆顺，故以"逆顺"名篇。

一、学术思想

1. 针刺时机之逆顺　文中强调针刺治疗疾病要根据病势，选择适当的时机。尤其是邪气方盛之际，要避其锐气，伺机施治。

2. 针刺手法之逆顺　气运行之逆顺和脉之盛衰可作为针刺补泻手法的依据。如实证用补法则为逆，用泻法则为顺。故辨气之逆顺和脉之盛衰是正确使用针刺手法的前提条件。

3. 不治已病，治未病　《黄帝内经》历来认为防重于治。"不治已病"的提出，其意在于强调治未病，即"未病先防"。但如果疾病已经发生，则应积极治疗，预防疾病发展传变，即"既病防变"。

二、文选

【原文】

黄帝问於伯高曰：余闻氣有逆顺[1]，脉有盛衰[2]，刺有大約[3]，可得闻乎？伯高曰：氣之逆顺者，所以應天地、陰陽、四時、五行也；脉之盛衰者，所以候血氣之虚實有餘不足；刺之大約者，必明知病之可刺，與其未可刺，與其已不可刺也[4]。黄帝曰：候之奈何？伯高曰：兵法曰：無迎逢逢之氣，無擊堂堂之陣[5]。刺法曰：無刺熇熇[6]之热，無刺漉漉[7]之汗，無刺渾渾[8]之脉，無刺病與脉相逆者。黄帝曰：候其可刺奈何？伯高曰：上工，刺其未生者也，其次刺其未盛者也，其次刺其已衰者也。下工，刺其方襲者也，與其形之盛者也，與其病之與脉相逆者也。故曰：方其盛也，勿敢毀傷[9]，刺其已衰，事必大昌[10]。故曰：上工治未病，不治已病。此之謂也。

本篇重点讨论了针刺的逆顺包括两个方面：一是刺法的逆顺，二是针刺时机的逆顺。

【注释】

[1]气有逆顺：即气之运行有逆顺之别。张志聪："气有逆顺者，谓经脉外内之气交相逆顺而行。所以应天地阴阳四时五行之升降出入。"

[2]脉有盛衰：即脉有实脉、虚脉之别。张景岳："脉之盛衰者，以有力无力言，故可以候血气之虚实。"

[3]大约：约，法也。意指主要的法则。

[4]已不可刺也：已，不久，后来。已不可刺，即不可再刺。一说病情危重，针不可以治。张景岳："与其已不可刺者，言败坏无及也。如本神篇所谓五者已伤，针不可以治之也。"

[5]无迎逢逢（péng）之气，无击堂堂之阵：逢逢，鼓声，形容兵势急疾而盛的样子。杨上善："兵气盛也。"堂堂，形容兵势阵容盛大。《孙子·军争》杜佑注："堂堂者，盛大之貌也。"全句意指对邪气方盛之病要避其锐气。

[6]熇熇（hè）：熇，《说文解字》："火热也。"形容火热炽盛。

[7]漉漉：漉，水慢慢地渗出。形容汗出甚多。

[8]浑浑：浑，水不清。形容脉搏纷乱不清。

[9]方其盛也，勿敢毁伤：指邪正斗争激烈，病势盛时，不可以针刺，刺之则毁伤正气。张景岳："盛邪当泻，何惧毁伤，正恐邪之所凑，其气必虚，攻邪未去，正气先夺耳。故曰方其盛也，勿敢毁伤。"

[10]刺其已衰，事必大昌：即待邪气稍退，病势稍衰，正气待复时进行针刺治疗，因势利导，乘势驱邪，则治疗必定成功。张景岳："病既已衰，可无刺矣，不知邪气似平，病根方固，乘势拔之，易为力也。故曰刺其已衰，事必大昌。"

【按语】

本篇主要论述人体之气运行有逆顺，针刺治病亦有逆顺。就人体经脉之气与自然之气的逆顺而言，有适应与不适应之意。而针刺的逆顺则包括针刺时机之逆顺和针刺手法之逆顺两方面，并强调治未病的重要性。文中提出了如下针刺治疗原则。

（1）必明病之可刺与未可刺。文中曰："刺之大约者，必明知病之可刺，与其未可刺，与其已不可刺也。"疾病可针刺与否主要是根据经脉之气和证候的虚实决定。因人体之气的运行是与自然界阴阳、四时、五行的变化规律相适应的，且切脉可辨病证之虚实，故针刺时须考虑四时之气对疾病的影响，同时重视脉诊。

（2）掌握针刺治疗时机的逆顺。选择适当的针刺时机，以避其锐气，方可获得良好的疗效。

（3）掌握刺法之逆顺。针刺之逆顺包括针刺时机之逆顺和刺法之逆顺。故辨气之逆顺和脉之盛衰是正确使用针刺补泻手法的前提条件。

（4）强调治未病。治未病包括未病先防和既病防变两方面。"上工治未病，不治已病"的提出，为后世未病先防、既病防变的防重于治思想提供了依据。

行针第六十七（全篇）

本篇名"行针"，主要论述人的体质不同，在行针时出现的反应也不同，以及针刺操作与疗效的关系等问题。行针有两种含义，一是指针刺治疗的全过程；二是指针刺后的行针。

一、学术思想

1. 阐述体质与针感的关系 本篇论述针刺出现的不同反应，与人的体质、阴阳气血盛衰有关。
2. 强调针刺操作应正确 医者技术上的过失会导致"针入而气逆"或"数刺病益甚"。

二、文选

【原文】

黄帝問於岐伯曰：余聞九鍼於夫子，而行之於百姓，百姓之血氣各不同形，或神動[1]而氣先鍼行，或氣與鍼相逢，或鍼已出氣獨行[2]，或數刺乃知，或發鍼[3]而氣逆，或數刺病益劇。凡此六者，各不同形，願聞其方。

岐伯曰：重陽之人[4]，其神易動，其氣易往也。黄帝曰：何謂重陽之人？岐伯曰：重陽之人，熇熇高高[5]，言語善疾，舉足善高，心肺之藏氣有餘[6]，陽氣滑盛而揚[7]，故神動而氣先行。

黄帝曰：重陽之人而神不先行者，何也？岐伯曰：此人頗有陰者也。黄帝曰：何以知其頗有陰也？岐伯曰：多陽者多喜，多陰者多怒，數怒者易解，故曰頗有陰，其陰陽之離合難[8]，故其神不能先行也。

黄帝曰：其氣與鍼相逢奈何？岐伯曰：陰陽和調，而血氣淖澤[9]滑利，故鍼入而氣出，疾而相逢也。

黄帝曰：鍼已出而氣獨行者，何氣使然？岐伯曰：其陰氣多而陽氣少，陰氣沉而陽氣浮者內藏，故鍼已出，氣乃隨其後，故獨行也。

黄帝曰：數刺乃知，何氣使然？岐伯曰：此人之多陰而少陽，其氣沉而氣往難，故數刺乃知也。

黄帝曰：鍼入而氣逆者，何氣使然？岐伯曰：其氣逆，與其數刺病益甚者，非陰陽之氣，浮沉之勢也，此皆麤之所敗，上之所失，其形氣無過焉。

【提要】

本段论述针刺的四种得气感应和两种不良反应。

【注释】

[1] 神动：心神激动。

[2] 气独行：一是出针后仍保持得气感应。二是出针后始有针刺感应。

[3] 发针：下针。《灵枢识》："发针即下针之谓。"

[4] 重阳之人：体质偏于阳分者。《黄帝内经灵枢集注》注："重阳之人者，手足左右太少之阳及心肺之脏气有余者也。"

[5] 熇熇高高：熇熇，火势炽盛的样子。高高，形容不卑不亢的样子。《灵枢注证发微》注："熇熇而有炎上之势，高高而无卑屈之心。"

[6] 心肺之脏气有余：指心神壮盛，肺气充沛，所以神气易于激动。

[7] 滑盛而扬：扬，发扬。阳气活动滑利充盛易于发扬。

[8] 阴阳之离合难：指阳中有阴，阴阳平衡失调，气血运行受影响，故针刺的敏感性较差。《类经·针刺类·行针血气六不同》注："阳中有阴，未免阳为阴累，故其离合难而神不能先行也。"

[9] 淖（nào）泽：湿润。《素问·经络论》王冰注："淖，湿也；泽，润液也。"

【按语】

本篇着重讨论针刺感应与体质的关系。体质不同，针刺后有四种不同的感应情况：①针后即刻有感应，"神动而气先针行"；②针后适时获得感应，"气与针相逢"；③针感一直存在，或出针后始有感应，"针已出，气独行"；④经过反复刺激后，才产生感应，"数刺乃知"。偏于阳分的人，针感出现较快；阴阳之气平衡者，针感能适时而至；阴气偏盛，阳气衰少者，因阳主动，阳气滑利易行，阴主静，阴气沉滞难往，故针感出现较慢甚或出针后始有针感，或数刺乃知等现象。

本篇还论述了两种针后不良反应，即"发针而气逆"和"数刺病益剧"。这类情况的出现与体质无关，是由医者技术过失导致的。

【经典医案】

今世针法不传，庸医野老，道听途说，勇于尝试，非惟无益也。比闻赵信公在维扬制阃日，有老张总管者，北人也，精于用针，其徒某得其粗焉。一日，信公侍姬苦脾血疾垂殆，时张老留旁郡，亟呼其徒治之，某曰："此疾已殆，仅有一穴或可疗。"于是刺足外踝二寸余，而针为血气所吸留，竟不可出。某仓惶请罪曰："穴虽中，而针不出，此非吾师不可，请急召之。"于是命流星马宵征，凡一昼夜而老张至。笑曰："穴良是，但未得吾出针法耳。"遂别于手腕之交刺之，针甫入，而外踝之针跃而出焉，即日疾愈，亦可谓奇矣。（《齐东野语·卷十四·针砭》）

邪客第七十一（节选）

本篇主要论述了邪气侵袭人体，在不同部位所产生的不同病证及各种祛除邪气的方法，故以"邪客"为篇名。

一、学术思想

1. 治不寐须补阴泻阳　论述目不瞑的原因，强调治之以针刺之法"补其不足，泻其有余，调其虚实，以通其道而祛其邪"，针刺后仍可饮以半夏秫米汤。

2. 天人相应　以取类比象的方法，将人之肢节与日月星辰、山川草木相联系。

3. 阐述脉之屈折出入　以手太阴、心主之脉为例，说明经脉循行、离合、出入、顺逆之数；还提出手少阴之脉无治心病之腧穴。

4. 持针纵舍　针刺治疗前，须以脉诊为主的诊断方法来判断针刺的时机及禁忌证。

5. 提出八虚以候五脏　两肘、两腋、两髀、两腘是真气所过、血络所游之处，分别为诊查肺、心、肝、脾、肾之病候的重要位置。

现节选以手太阴、心主之脉为例说明经脉循行的屈折出入，少阴无腧的原因及持针纵舍的原文。

二、文选

【原文】

黄帝问於岐伯曰：余願聞持鍼之數[1]，内[2]鍼之理，縱舍[3]之意，扞皮[4]開腠理，奈何？脈之屈折[5]、出入之處，焉至而出，焉至而止，焉至而徐，焉至而疾[6]，焉至而入？六腑之輸於身者，余願盡聞。少序別離之處[7]，離而入陰，別而入陽[8]，此何道而從行？願盡聞其方。岐伯曰：帝之所問，鍼道畢矣。黄帝曰：願卒聞之。岐伯曰：手太陰之脈，出於大指之端，内屈，循白肉際，至本節之後太淵[9]，留以澹[10]，外屈，上於本節[11]下，内屈，與陰諸絡會於魚際，數脈並注[12]，其氣滑利，伏行壅骨[13]之下，外屈，出於寸口而行，上至於肘内廉，入於大筋之下，内屈，上行臑陰，入腋下，内屈走肺。此順行逆數之屈折也[14]。心主之脈，出於中指之端，内屈，循中指内廉，以上留於掌中，伏行兩骨之間，外屈，出兩筋之間，骨肉之際，其氣滑利，上二寸，外屈，出行兩筋之間，上至肘内廉，入於小筋之下，留兩骨之會上，入於

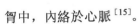

臂中，內絡於心脈[15]。

【提要】

本段以手太阴和心主之脉为例，说明脉行之屈折和徐疾情况。

【注释】

[1] 数：音义同"术"。此指持针之术。

[2] 内：音义同"纳"。指进针。

[3] 纵舍：此即下文之"持针纵舍"。历代医家对此有不同解释。《黄帝内经灵枢集注》张志聪注："纵舍者，迎随也。"《灵枢注证发微》注："或纵针而不必持，或舍针而不复用。"《类经·针刺类·持针纵舍屈折少阴无俞》注："纵言纵缓，舍言弗用也。"即缓用针或不用针。

[4] 扞皮：扞，贯穿，插入。扞皮，即针刺入皮。

[5] 脉之屈折：即经脉循行的屈折情况。

[6] 焉至而徐，焉至而疾：此指脉气运行的徐疾，非指徐疾补泻。

[7] 少序别离之处：少序，《黄帝内经太素》作"其序"。指经脉循行时的次序和相互别离的地方。

[8] 离而入阴，别而入阳：阴阳经的离合状况。《黄帝内经太素·经脉之二·脉行同异》注："问阴阳二脉离合之处也。"

[9] 至本节之后太渊：太渊位置在鱼际之上，而后又言会于鱼际，此或指脉行回还。

[10] 留以澹（dàn）：留，通"流""溜"。澹，动也。留以澹，是说脉气流行而有波动感。《类经·针刺类·持针纵舍曲折少阴无俞》注："澹，水摇貌。脉至太渊而动，故曰留以澹也。"

[11] 本节：本，根也。本节，即根节，又指手足指（趾）和掌相连的关节。此指大拇指的最后一个关节。

[12] 数脉并注：此指手太阴、手少阴、手心主诸脉皆流注于鱼际之处。

[13] 壅骨：指第一掌骨。《黄帝内经太素·经脉之二·脉行同异》注："壅骨，谓手鱼骨也。"沈彤《释骨》："手大指本节后起骨曰壅骨。"

[14] 此顺行逆数之屈折也：即手太阴经脉由手至胸逆行屈折出入的顺序。《黄帝内经太素·经脉之二·脉行同异》注："手太阴一经之中，上下常行，名之为顺，数其屈折，从手向身，故曰逆数也。"

[15] 心脉：脉，《针灸甲乙经》作"胞"，即心包。

【按语】

本段以手太阴、手心主之脉为例，说明脉行的屈折情况。若如张介宾所注"出、止、徐、疾、入，即五输之义"，则其意在说明五输穴之所在。张介宾按："本篇于十二经之屈折，独言手太阴、心主二经者，盖欲引正下文少阴无腧之义，故单以膈上二经为言耳。诸经屈折详义，已具经脉、本输等篇，故此不必再详也。"

【原文】

黄帝曰：手少陰之脉獨無腧，何也？岐伯曰：少陰，心脉也。心者，五藏六府之大主也，精神之所舍也，其藏堅固，邪弗能容[1]也。容之則心傷，心傷則神去，神去則死矣。故諸邪之在於心者，皆在於心之包絡。包絡者，心主之脉也，故獨無腧焉[2]。黄帝曰：少陰獨無腧者，不病乎？岐伯曰：其外經病而藏不病，故獨取其經於掌後鋭骨之端[3]。

【提要】

本段说明手少阴独无腧的原因。

[1] 容:《黄帝内经太素》及《脉经》均写作"客",又据本篇名"邪客"及论邪客内容,可证作"容"误。下同。

[2] 独无腧焉:此指心经不必有治心病之腧。

[3] 掌后锐骨之端:此指神门穴。

【按语】

本段主要指出手少阴心经不必有治疗心病的腧穴。心为君主之官,不能受邪,凡心受邪,皆由心包代之。因此,治疗心病取心包经穴即可。若为外经病,即心经受邪,则取神门穴。

【经典医案】

南邻朱老翁,年六十余岁,身热数日不已,舌根肿起,和舌尖亦肿,肿至满口,比原舌大二倍。一外科以燔针刺其舌下两旁廉泉穴,病势转凶,将至颠巇。戴人曰:血实者宜决之。以铍针磨令锋极尖,轻砭之,日砭八九次,血出约一二盏,如此者三次,渐而血少痛减肿消。夫舌者,心之外候也。心主血,故血出则愈。又曰:诸痛痒疮疡,皆属心火。燔针艾火,是何义也?(《续名医类案·卷十八·舌》)

【原文】

黄帝曰:持鍼縱舍奈何?岐伯曰:必先明知十二經脈之本末[1],皮膚之寒熱[2],脈之盛衰滑濇[3]。其脈滑而盛者,病日進;虛而細者,久以持[4];大以濇者,爲痛痹[5];陰陽如一者[6],病難治。其本末尚熱者,病尚在;其熱以衰者,其病亦去矣。持其尺[7],察其肉之堅脆、大小、滑濇、寒溫、燥濕。因視目之五色,以知五藏而決死生。視其血脈,察其色,以知其寒熱痛痹[8]。黄帝曰:持鍼縱舍,余未得其意也。岐伯曰:持鍼之道,欲端以正,安以靜[9]。先知虛實,而行疾徐。左手執骨,右手循之。無與肉果[10],瀉欲端以正,補必閉膚[11],輔鍼導氣[12],邪得淫泆[13],眞氣得居。

【提要】

本段阐明持针纵舍的含义。

【注释】

[1] 本末:某经脉的起始点及经过之处为本,结束之处为末。《黄帝内经太素·九针之二·刺法》注:"起处为本,出处为末。"

[2] 皮肤之寒热:皮肤之寒热温凉。《黄帝内经太素·九针之二·刺法》注:"皮肤热即血气通,寒即脉气壅也。"

[3] 滑涩:泛指偏盛偏衰或滑或涩等各种脉象。《黄帝内经太素·九针之二·刺法》曰:"阳气盛而微热,谓之滑也;多血少气微寒,谓之涩也。"

[4] 久以持:久病者所具有的脉象,指病持久难愈。

[5] 大以涩者,为痛痹:《黄帝内经太素·九针之二·刺法》注:"多气少血为大,多血少气为涩,故为痛痹也。"

[6] 阴阳如一者:内外同病。阴指内部脏器,阳指皮肤表面。《黄帝内经灵枢集注》注:"谓皮肤筋骨之深浅皆病。"指脉象难以明辨。《黄帝内经太素·九针之二·刺法》注:"阴阳之脉不可辨,故如一也。"如此则寒热难辨,虚实夹杂,正邪交织,故其病难治。

[7] 持其尺:即持其尺肤以察病。《黄帝内经太素·九针之二·刺法》注:"持尺皮肤,决死生也。"

[8] 察其色,以知其寒热痛痹:根据皮肤色泽变化以测知寒热痛痹。《素问·皮部论》:"其色多青则痛,多黑则痹,黄色则热,多白则寒,五色皆见,则寒热也。"

[9] 安以静:此指针刺时要专心致志,以安其神,即治神。《黄帝内经太素·九针之二·刺法》

注："以志不乱，故安静也。"

[10] 无与肉果：果，通"裹"。《说文解字·衣部》："裹，缠也。"指针刺不可用力过猛，以防病人反应过激，而发生滞针、弯针等不良后果。

[11] 闭肤：即按闭针孔。

[12] 辅针导气：辅助行针的手法，以导引其气。《类经·针刺类·持针纵舍曲折少阴无俞》注："以手辅针，导引其气。"

[13] 邪得淫泆：《针灸甲乙经》作"邪不得淫泆"。淫泆，水满而泛滥外溢之意。此指针刺治疗后邪气得以消散祛除。

【按语】

本段讨论"持针纵舍"的先决条件和具体运用。对于"持针纵舍"，后人虽有不同的解释，但比较一致地认为是指针刺手法而言。其先决条件是明确诊断，即了解十二经脉循环运行的始终，并依据皮肤的寒热变化，脉象的虚实滑涩，肌肉之坚脆、燥湿，目精五色之青黑黄赤等客观指征，从而掌握病情、预后等情况，才能正确施以补泻。具体而言，针刺时医者须端正审慎，心神安定，进针前顺分肉的纹理，左手分开皮肤肌肉，右手来回循经按压，使气血流通，然后进针。依据病情虚实，而用徐疾等手法，方能使邪气溃散，真气得复。

官能第七十三（节选）

本篇是《灵枢》中全面概述针灸理论和临床的重要篇章之一。官，任也，能，技能也，即任其所能。故以"官能"名篇。

一、学术思想

1. 阐述用针之理 "用针之理，必知形气之所在"，医者应知正邪交争之所，补虚泻实。

2. 针刺治疗须重诊法 针刺治疗必须掌握面部色诊和皮肤的触诊。

3. 针所不为，灸之所宜 本篇经文对大热、大寒、阴阳虚、气虚等病证提出了以灸法为主的疗法，具有较大的临床实用价值。

4. 阐述用针的法则 用针者须"知天忌""观于窈冥"，即知道天时、地理等知识，同时善于探查事物的内在规律，才能成为良医"救其萌芽"。

5. 泻必用员，补必用方 本篇详论"补必用方""泻必用员"的针刺补泻操作手法。

6. 提出"因人施教"的带徒原则 注重选拔针灸人才，"徐而安静，手巧而心审谛者，可使行针艾"。根据人的不同特点，可以传授针艾、推拿、导引等法。

本文节选了用针之理，必知形气，察色部和审皮肤有关原文进行阐述。

二、文选

【原文】

用鍼之理，必知形氣之所在，左右上下，陰陽表裏，血氣多少[1]，行之逆順[2]，出入之合[3]，謀伐有過[4]。知解結[5]，知補虛瀉實，上下氣門[6]，明通於四海[7]，審其所在，寒熱淋露[8]，以輸異處[9]。審於調氣，明於經隧，左右肢絡[10]，盡知其會。寒與熱爭，能合而調之，虛與實鄰，知決而通之[11]，左右不調，把而行之[12]。明於逆順，乃知可治，陰陽不奇，故知起時[13]，審於本末，察其寒熱，得邪所在，萬刺不殆，知官九鍼[14]，刺道畢矣。

本段经文论述用针之道。用针须详察人体经脉气血的逆顺盛衰，明辨病证的阴阳表里寒热虚实及病因、病位，熟练掌握九针的功用。

【注释】

[1] 血气多少：指十二经脉的血气有多有少。《素问·血气形志》："太阳常多血少气，少阳常少血多气，阳明常多气多血……"

[2] 行之逆顺：指十二经脉顺行和逆行的走向。如手三阳从手走头，足三阳从头走足等为顺，反之为逆。《类经·针刺类·九针推论》注："阴气从足上行，至头而下行循臂，阳气从手上行，至头而下行至足。故阳病者，上行极而下，阴病者下行极而上，反者皆谓之逆。"

[3] 出入之合：经气由里达外为出，由表至里为入。合，会合之处。《灵枢注证发微》注："自表而之里为入，自里而之表为出。"

[4] 谋伐有过：伐，讨伐，在此为攻治之意。过，过失，在此为病邪之意。《灵枢注证发微》注："即其犯病而为有过者，则谋伐之。"

[5] 解结：结，经气为邪所阻滞，结聚不通。解结，疏通郁结，调达经气。《灵枢·刺节真邪》："一经上实下虚而不通者，此必有横络盛加于大经，令之不通，视而泻之，此所谓解结也。"

[6] 上下气门：指周身经脉之气穴。

[7] 四海：指气海、血海、水谷之海和髓海。

[8] 寒热淋露：此指久病。《灵枢识》注："盖淋露与淋沥同义，谓如淋下露滴，病经久不止。"

[9] 以输异处：输，输注；异处，不同的部位。指病邪侵袭气血输注之处，部位各不相同。

[10] 左右肢络：肢，同"支"。左右散在的支别络脉。《类经·针刺类·九针推论》注："经隧支别及各经脉会之义。"

[11] 虚与实邻，知决而通之：对虚证和实证的表现有近似之处，可根据经脉的盛衰情况来疏通其经脉。《黄帝内经章句索引》："此谓虚实疑似之证，当决其是非也。"

[12] 把而行之：把握病邪之所在，施以缪刺之法。《类经·针刺类·九针推论》注："邪客大络者，左注右，右注左，把而行之，即缪刺也。"

[13] 阴阳不奇（yǐ），故知起时：奇，通"倚"。即阴阳调和，不偏倚。起，病愈。阴阳和调则病愈有期。

[14] 知官九针：官，任也。意指熟知九针之所宜。

【按语】

本段经文论述了针刺治疗应掌握人体经脉气血的运行规律、经络穴位的分布和特点，详察疾病的阴阳表里虚实寒热的变化，精通九针之所宜，正确运用补虚泻实、决壅通滞的手法。临床上须认真遵循，才能做到"万刺不殆"。

【原文】

各处色部[1]，五藏六府，察其所痛，左右上下[2]，知其寒温，何经所在，审皮肤之寒温滑濇[3]，知其所苦，膈有上下，知其气所在[4]。

【提要】

本段指出用针还须察面色、触肌肤。

【注释】

[1] 各处色部：色，面部之五色。部，指脏腑病变反映于面部的相应处。《灵枢·五色》："五色之见也，各出其色部。"

[2] 左右上下：面部左右上下所显现的颜色。《灵枢·五色》："五色各见其部，察其浮沉，以知浅深……视色上下以知病处。"

[3] 皮肤之寒温滑涩：触诊皮肤之不同感觉，反映不同病证。《类经·针刺类·九针推论》注："寒者多阴，温者多阳，滑者多实，涩者多虚。"

　　[4] 膈有上下，知其气所在：人体之气主要集于膈上膈下。《类经·针刺类·九针推论》注："膈之上，膻中也，为上气海，心肺所居。膈之下，肝脾肾所居，丹田为下气海也。"本句所指气是病气，《灵枢注证发微》注："膈有上下……必知其病气之所在。"

【按语】

本段论述察面部的各种颜色，可以判断病在何脏腑；触诊皮肤可了解病证的阴阳虚实。

【经典医案】

尝有一家，二奴俱患，身体遍青，渐虚羸不能食。访诸医，无识者。嗣明为灸足跗上各三七壮，便愈。（《北史·卷九十·列传第七十八·马嗣明列传》）

刺节真邪第七十五（节选）

　　本篇论述针刺五节、刺五邪、解结、推引等方法和作用，以及真气与邪气的相互关系等方面的内容，取其"刺节"和"真邪"两个主要内容，以"刺节真邪"名篇。

一、学术思想

　　1. 刺五节　本篇论述刺五节的适应病证和针刺方法，包括振埃法、发蒙法、去爪法、彻衣法和解惑法。

　　2. 刺五邪　本篇论述持痈、容大、狭小、寒、热五种邪气及其所致病证、治疗原则、针刺工具和方法。

　　3. 解结法　一是用于治厥；二是对于"一经上实下虚而不通者"，用针刺泻法或"宛陈则除之"的刺血疗法。

　　4. 真气、正气、邪气及关系　本篇详述真气的来源与功能，正气和邪气致病的区别，重点阐述邪气中人所致骨痹、筋挛、痈、痒、脓、不仁、偏枯等病证的原因。

　　现节选其解结刺法的部分经文。

二、文选

【原文】

　　用鍼者，必先察其經絡之實虛，切而循之，按而彈之[1]，視其應動者，乃後取之而下之[2]。六經[3]調者，謂之不病，雖病，謂之自已[4]也。一經上實下虛而不通者，此必有橫絡盛加於大經[5]，令之不通，視而瀉之，此所謂解結[6]也。

【提要】

本段论述辨经脉虚实和解结法的应用。

【注释】

　　[1] 按而弹之：用手指按压和弹动经脉。

　　[2] 视其应动者，乃后取之而下之：应动，经气应手而动。用针治病时，先用手循经切按和弹动经脉，感到应指而动的部位，然后取针刺入其中。《类经·针刺类·解结推引》注："视其气之应手而动者，其微其甚，则虚实可知，然后用法取之，而气自下矣。"

　　[3] 六经：总指手足三阴三阳六经。

　　[4] 自已：已，停止、完毕，在此为"愈"之意。自已，指疾病自愈。

[5] 横络盛加于大经：横络，指病变的充盈的络脉。加，通"架"，引申为挡住、壅滞。大经，即十二正经。指病变的络脉壅滞于经脉的循行路线之上。

　　[6] 解结：解，解除，消除。结，结聚的病变经脉、组织等。指解除结聚病证，使经气通畅。

【按语】

　　本段论述针刺须先辨明经络的虚实情况，通过循按触压等方法来感应经气，诊查到应指而动的部位来针刺。经文还具体论述了解结的方法，指一经出现上实下虚的情况，认为是有瘀壅的络脉横加于经脉之上，使经气运行受阻，气血不通，应采用针刺泻法来治疗。

视频：《素问》文选

第三节　《素问》文选

原文录音：《素问》文选

宝命全形论篇第二十五（节选）

　　本篇说明人的生命必须适应自然界的阴阳消长规律，在防病治病时，也必须根据自然界的阴阳变化，采取相应的治疗方法，方能保全形体，健康长寿，故以"宝命全形"名篇。

一、学术思想

　　1. 人与自然相应　本篇说明人类要按照自然规律来进行养生、防病治病。

　　2. 五行相胜为万物规律　本篇论述了五行相克的关系。

　　3. 针刺治病的五个基本法则　本篇论述了针刺治病时，要懂得"治神""知养身""知毒药为真""制砭石小大""知腑脏血气之诊"这五个基本法则。

　　4. 针刺治病贵在精专　本篇强调医者在针刺前、施针时都要精神专一，一丝不苟，运用针刺技术技巧辨证施针。

　　现节选了本篇中关于养生防病法则和针刺治疗要领的原文。

二、文选

【原文】

　　故鍼有懸布天下[1]者五，黔首共餘食[2]，莫知之也。一曰治神[3]，二曰知養身[4]，三曰知毒藥爲眞[5]，四曰制砭石小大[6]，五曰知府藏血氣之診。五法俱立，各有所先。今末世[7]之刺也，虛者實之，滿者泄之，此皆衆工所共知也。若夫法天則地，隨應而動[8]，和之者若響，隨之者若影[9]，道無鬼神，獨來獨往[10]。

【提要】

　　本段论述针刺治病的五个基本法则。

【注释】

　　[1] 悬布天下：悬，吊挂。布，宣布。即将针法公布天下。

　　[2] 黔首共余食：黔首，战国及秦代对民众的称谓。《类经·针刺类·宝命全形必先治神五虚勿近五实勿远》注："黔首，黎民也。共，皆也。余食，犹食之弃余，皆不相顾也。"

　　[3] 治神：治，调也。神，一指医者精神专一，一指病者的精神状态。《类经·针刺类·宝命全形必先治神五虚勿近五实勿远》注："医必以神，乃见无形。病必以神，血气乃行。故针以治神

为首务。"

[4] 知养身：懂得养生的道理。《类经·针刺类·宝命全形必先治神五虚勿近五实勿远》注："不知养身，置针于无用之地，针家不可不知。"

[5] 知毒药为真：真，有正之意，即正确。谓掌握药物的性味和功用。《黄帝内经素问集注》张志聪注："毒药，所以攻邪者也，如知之不真，用之不当，则反伤其正气矣。"

[6] 砭石小大：砭石有大小不等，以适应不同病证。《类经·针刺类·宝命全形必先治神五虚勿近五实勿远》注："古者以砭石为针，用为外治之法。自黄帝始，造九针以代石，故不曰九针而曰砭石。然制有小大，必随病所宜，各适其用也。"

[7] 末世：近代、近世。

[8] 法天则地，随应而动：针刺治病，要按照天地阴阳的规律，随机应变。

[9] 和之者若响，随之者若影：按照阴阳变化而施针术，则能取得如响应声、如影随形的效果。

[10] 道无鬼神，独来独往：针灸治病的道理是客观存在的，并不存在鬼神的问题，若能掌握其规律，就能运用自如，得心应手。《类经·针刺类·宝命全形必先治神五虚勿近五实勿远》注："所谓神者，神在吾道，无谓鬼神。既无鬼神，则其来其往，独惟我耳。"

【按语】

本段论述针刺治病的五个基本法则。即治神及掌握养生、药物功效、针具大小和脏腑经脉气血之虚实等。只有掌握这些法则，再根据天地阴阳的变化而随机应变，灵活运用针刺方法，才能取得满意的疗效。

【原文】

帝曰：愿闻其道。岐伯曰：凡刺之真[1]，必先治神，五藏已定，九候[2]已備，後乃存鍼；衆脈不見，衆凶弗聞[3]，外內相得，無以形先[4]，可玩往來[5]，乃施於人。人有虛實，五虛勿近，五實勿遠[6]，至其當發，間不容瞚[7]。手動若務[8]，鍼耀而勻[9]，靜意視義[10]，觀適之變[11]，是謂冥冥[12]，莫知其形，見其烏烏，見其稷稷[13]，從見其飛，不知其誰[14]，伏如橫弩，起如發機[15]。

帝曰：何如而虛？何如而實？岐伯曰：刺虛者須其實，刺實者須其虛，經氣已至，慎守勿失，深淺在志，遠近若一[16]，如臨深淵，手如握虎，神無營於衆物[17]。

【提要】

本段论述针刺的要领及补泻原则。

【注释】

[1] 凡刺之真：凡针刺的要领。《黄帝内经素问吴注》："真，要也。"

[2] 九候：三部九候脉象。

[3] 众脉不见，众凶弗闻：众，多也。凶，险证。《针灸甲乙经》"不""弗"作"所"，与上下文义似较合。《类经·针刺类·宝命全形必先治神五虚勿近五实勿远》注："众脉众凶，言其多也。泛求其多，则不得其要。"

[4] 外内相得，无以形先：脉证是否相符，形气是否相合，不能仅从外形上观察。《类经·针刺类·宝命全形必先治神五虚勿近五实勿远》注："必因脉以合外，因证以合内，表里相参，庶乎无失，是外内相得也。不察其迹而察其所以迹，是无以形先也。"

[5] 可玩往来：玩，精熟。《黄帝内经素问吴注》："往谓病源，来谓病变，言精熟往时之病源及将来之变病，乃可施针于人。"

[6] 五虚勿近，五实勿远：《素问·玉机真脏论》云："脉盛，皮热，腹胀，前后不通，闷瞀，此谓五实。脉细，皮寒，气少，泄利前后，饮食不入，此谓五虚。"张景岳认为："虚病不利于针，故五虚勿近。实邪最所当用，故五实勿远。"意指五虚不可草率针刺，而五实则不能轻易放弃针刺。

[7] 间不容瞚：瞚，通"瞬"，一眨眼。指不可瞬息延误。《黄帝内经太素·设方·知针石》注："至其气至机发，不容于眴目也，容于眴目即失机，不得虚实之中。"

[8] 手动若务：运针时，精神要专一。《类经·针刺类·宝命全形必先治神五虚勿近五实勿远》注："动，用针也。务，专其务而心无二也。"

[9] 针耀而匀：针要洁净，手法要从容均匀。《类经·针刺类·宝命全形必先治神五虚勿近五实勿远》注："耀，精洁也。匀，举措从容也。"

[10] 静意视义：义，通"仪"，即仪容。针刺时要注意观察患者的仪容神色变化。

[11] 观适之变：即观察针入后气至的情况。《黄帝内经素问集注》注："适，至也。观己之意，视针之义，以观气至之变。"

[12] 冥冥：无影无形。《类经·针刺类·宝命全形必先治神五虚勿近五实勿远》注："冥冥，幽隐也。莫知其形，言血气之变不形于外，惟明者能察有于无，即所谓观于冥冥焉。"

[13] 见其乌乌，见其稷稷：乌乌，云集貌。稷稷，繁茂貌。气至如鸟一样云集，气盛如稷一样繁茂。《类经·针刺类·宝命全形必先治神五虚勿近五实勿远》注："乌乌，言气至如鸟之集也。稷稷，言气盛如稷之繁也。"

[14] 从见其飞，不知其谁：经气往来就如鸟在飞翔，无从捕捉它的形迹。《素问注证发微》注："但见其气往来如鸟之飞，并不知谁为之主而然也。"

[15] 伏如横弩，起如发机：横弩，横弓待发。发机，发动弓上之机括。指留针候气时，如横弩之待发，气应时，则当迅速出针。《黄帝内经素问》王冰注："血气之未应针，则伏如横弩之安静；其应针也，则起如机发之迅疾。"

[16] 深浅在志，远近若一：无论针刺的深浅，也不论取穴的远近，必须得气。《黄帝内经素问》王冰注："所针经脉，虽深浅不同，然其补泻，皆如一俞之专意。"

[17] 神无营于众物：指针刺时要精神专一，不为外物所扰。《素问·针解》："神无营于众物者，静志观患者，无左右视也。"

【按语】

本段提出针刺治病的要领"必先治神"。强调医者必须精神专一，"神无营于众物"，常持谨慎之心，关注患者的精神状态，在众多复杂的证候中，抓住主要脉证，审证虚实，施以针刺治疗。治疗过程中要密切注意针刺后气至的时机，"经气已至，慎守勿失""至其当发，间不容瞚"。选择针刺手法时，不仅虚者实之，实者虚之，还应根据疾病的部位浅深，掌握针刺的浅深程度和气至的远近时机。

八正神明论篇第二十六（节选）

本篇论述了四时八正的各种变化对人体经脉气血盛衰的影响及与针刺补泻的关系，故以"八正神明"名篇。

一、学术思想

1. 针刺治疗应"法天则地" 针刺治疗时不仅必须掌握病情和治法，而且应该重视与当时季节、气候、患者身体状况及精神状态的关系。

2. 强调早期诊治的重要性 本篇强调诊治疾病应能在病初之时予以诊断治疗，不要等到疾病已成或病入膏肓。

3. 泻必用方，补必用员 本篇论述了"泻必用方""补必用员"的针刺补泻要领。

4. 知"天忌"，避"虚邪" 医生应根据患者病情，结合四时气候变化的规律对于患者的影响，来观察疾病，进而治疗疾病。

现节选有关"因天时而调血气"针刺原则和"泻必用方""补必用员"补泻原则的原文。

二、文选

【原文】

黄帝问曰：用针之服[1]，必有法则焉，今何法何则？岐伯对曰：法天则地，合以天光[2]。帝曰：愿卒闻之。岐伯曰：凡刺之法，必候日月星辰，四时八正[3]之气，气定乃刺之[4]。是故天温日明，则人血淖液[5]而卫气浮，故血易泻，气易行。天寒日阴，则人血凝泣[6]而卫气沉。月始生，则血气始精[7]，卫气始行。月郭满[8]，则血气实，肌肉坚。月郭空，则肌肉减，经络虚，卫气去[9]，形独居。是以因天时而调血气也。是以天寒无刺，天温无疑，月生无泻，月满无补，月郭空无治，是谓得时而调之。因天之序，盛虚之时，移光定位，正立而待之[10]。故曰：月生而泻，是谓藏虚[11]；月满而补，血气扬溢[12]，络有留血，命曰重实[13]；月郭空而治，是谓乱经[14]。阴阳相错，真邪不别，沉以留止，外虚内乱，淫邪乃起[15]。

【提要】

本段论述日月星辰的运行、四时八正之气的变化对人体经脉气血的影响及与针刺手法的关系。

【注释】

[1] 服：《黄帝内经素问》王冰注："服，事也。"此指针刺技术。

[2] 合以天光：《类经·针刺类·八正神明泻方补员》注："天之明在日月，是谓天光。"即合于日月星辰之运行规律。

[3] 八正：指立春、立夏、立秋、立冬、春分、秋分、夏至、冬至八个节气。《素问注证发微》注："八正者，八节之正气也。四立二分二至曰八正。"

[4] 气定乃刺之：即根据八正之气而行刺法。《黄帝内经素问》注："谓八节之风气静定，乃可以刺经脉、调虚实也。"

[5] 淖（nào）液：应作"淖泽"，濡润之意。

[6] 泣：通"涩"。

[7] 精：运行流利。《类经·针刺类·八正神明泻方补员》注："精，正也，流利也。"

[8] 月郭满：郭，通"廓"。即月亮正圆。

[9] 卫气去：即卫气虚。《黄帝内经太素·补泻·天忌》注："经脉之内，阴气随月皆虚；经络之外，卫之阳气亦随月虚，故称为去，非无卫气也。"

[10] 移光定位，正立而待之：指古代天文学家用圭表测量日影之长短，以定时序的方法。《素问经注节解》注："光，日光也。日随时而移，气随日而至。春夏日行南陆，秋冬日转北陆，春夏之日长，秋冬之日短。位，气之所在也。……言用针者，当随日之长短而定其气之所在，肃容静气，以持针而刺之。"

[11] 月生而泻，是谓脏虚：月生之时，脏腑气血始旺，若用泻法，则使脏腑虚弱。《黄帝内经太素·补泻·天忌》注："月生，脏之血气精微，故谓之重虚也。"

[12] 扬溢：充满盈盛。

[13] 重实：即实其实。《素问注证发微》注："苟月满而补，则血气扬溢，络有留血，是谓脏气重实也。"

[14] 乱经：经气紊乱。

[15] 淫邪乃起：病邪乘虚而入则发病。

【按语】

本段论述日月星辰的运行、四时八正之气的变化及月之盈亏对人体气血盛衰、卫气沉浮的影响。

进一步阐明针刺治病要结合自然界阴阳变化，提出"因天时而调血气"的针刺理论和临床操作要领。指出若违背自然规律，将会导致脏虚、重实和经气紊乱，变证丛生。这对后世按时取穴法的理论有一定的影响。

【原文】

帝曰：余闻补泻，未得其意。岐伯曰：泻必用方[1]，方者，以气方盛也，以月方满也，以日方温也，以身方定也，以息方吸而内鍼，乃复候其方吸而转鍼，乃复候其方呼而徐引鍼[2]，故曰泻必用方，其气而行焉。补必用员[3]，员者行也，行者移也[4]，刺必中其荣[5]，复以吸排鍼也[6]。故员与方，非鍼也[7]。故养神者，必知形之肥瘦，荣卫血气之盛衰。血气者，人之神[8]，不可不谨养。

【提要】

本段论述了"泻必用方""补必用员"的针刺补泻方法。

【注释】

[1] 泻必用方：泻法必在气正盛之时。《类经·针刺类·八正神明泻方补员》注："方，正也，当其正盛正满之谓也。"

[2] 引针：即出针。

[3] 补必用员：补法必使经气流通。《类经·针刺类·八正神明泻方补员》注："员，员活也。"《黄帝内经素问集注》张志聪注："员活其气之周行于外内也。"

[4] 行者移也：运行经气，移至病所。《黄帝内经素问》王冰注："行，谓宣不行之气，令必宣行。移，谓移未复之脉，俾其平复。"

[5] 刺必中其荣：荣，通"营"，指营分。即深刺至营分。

[6] 复以吸排针也：一说在吸气时出针。《类经·针刺类·八正神明泻方补员》注："排，除去也，即候吸引针之谓。"

[7] 非针也：并非指针具形状，而是指补泻的作用。

[8] 血气者，人之神：气血是神的物质基础。《类经·针刺类·八正神明泻方补员》注："形者，神之体；神者，形之用。无神则形不可活，无形则神无以生。故形之肥瘦，营卫血气之盛衰，皆人神之所赖也。"

【按语】

本段提出"泻必用方""补必用员"的补泻要领，主要是依据气血的盛衰、呼吸之气的出入而决定进针或出针，为针刺补泻法奠定了理论基础。

《灵枢·官能》所提的"泻必用员""补必用方"，与本篇不同。"泻必用员"，指快进针慢出针，逆而刺之，转针，摇大针孔，使邪气外出。"补必用方"，指外引其皮，左手引其枢，右手推其肤，微旋徐推，出针后闭合针孔。该篇"泻必用员""补必用方"指的是针刺具体方法，而本篇所论"泻必用方""补必用员"强调运用补泻法的时机，二者不可混为一谈。

离合真邪论篇第二十七（节选）

本篇论述了邪气入于血脉之中，与真气有离有合的情形、诊候、针刺治疗原则与方法，故以"离合真邪"名篇。

一、学术思想

1. 邪气外侵，虚实内生，治法有异　人患疾病，有从内而生，有从外而生，其病机不同，针刺的治疗方法也应有异。

2. 据真邪离合变化决定治疗措施　外邪入侵，在不同阶段有不同的变化，要视其病邪所在，辨明病位虚实，采用不同的针刺方法及补泻。

3. 借机之势，顺势而治　本篇论述了针刺治疗的时机选择，治疗的时机要求在邪气初起时，不要在邪气正盛或邪气已传变时泻邪。

现节选了篇中关于邪气侵入人体后未与真气合的诊候、泻邪时机、方法，以及邪与真气相合后的诊查法、治疗法的原文。

二、文选

【原文】

余願聞邪氣之在經也，其病人何如？取之奈何？岐伯對曰：夫聖人之起度數[1]，必應於天地，故天有宿度[2]，地有經水[3]，人有經脈。天地溫和，則經水安靜；天寒地凍，則經水凝泣；天暑地熱，則經水沸溢；卒風暴起，則經水波涌而隴起[4]。夫邪之入於脈也，寒則血凝泣，暑則氣淖澤，虛邪因而入客，亦如經水之得風也，經之動脈，其至也亦時隴起，其行於脈中循循然[5]，其至寸口中手也，時大時小，大則邪至，小則平，其行無常處。在陰與陽，不可爲度，從而察之，三部九候[6]，卒然逢之，早遏其路[7]。

【提要】

本篇以自然界气候的变化对江河水流的影响，说明不同性质的病邪侵犯人体经脉后引起气血运行失常的病变亦有所不同，并论述了真邪未合时的诊治原则。

【注释】

[1] 度数：此指法则。《黄帝内经太素·补泻·真邪补泻》注："起于人身法度，以应天地也。"

[2] 宿度：按星宿的位置划周天为三百六十五度，谓之"宿度"。《黄帝内经素问》王冰注："宿，谓二十八宿。度，谓天之三百六十五度也。"二十八宿为古代天文学星座的名词，在东西南北四方的主要星座是七曜星：东方为角、亢、氐、房、心、尾、箕，北方为斗、牛、女、虚、危、室、壁，西方为奎、娄、胃、昴、毕、觜、参，南方为井、鬼、柳、星、张、翼、轸。二十八宿为天体运行环周之处，天体又分三百六十五度，以此来测量日月运行。

[3] 经水：指自然界的水流。《黄帝内经素问吴注》："谓泾渭湖沔江淮汝漯漳济河海也，以其内合经脉，故名经水。"

[4] 陇起：陇，同"垄""垅"。形容经水如波涌腾起，如丘垄状。

[5] 循循然：循经脉顺序而行。《黄帝内经素问》王冰注："循循然，顺动貌。言随顺经脉之动息，因循呼吸之往来，但形状或异耳。"

[6] 三部九候：古代的一种遍身诊脉方法，将人体划分为上、中、下三部，每部又各有天、地、人三候，分别诊察人体相应部位的疾病。

[7] 卒然逢之，早遏其路：一旦发现病邪所在位置，就立即阻断病邪深入的道路。《黄帝内经素问》王冰注："逢，谓逢遇；遏，谓遏绝。三部之中，九候之位，卒然逢遇，当按而止之，即而泻之，径路既绝，则大邪之气无能为也。"

【按语】

本段讨论邪气侵入人体未与真气相合时的诊候及治疗原则。在"天人相参"思想指导下，首先，以自然界气候变化对水流的影响类比邪气侵入人体后经脉气血的变化情况，指出邪气未与真气结合前，在体内的传变与风吹水面所起波澜一样，变化莫测，因此，诊断要用三部九候之法。其次，强调要及时治疗，遏止邪气进一步传变。

【原文】

吸則內鍼[1]，無令氣忤[2]，靜以久留，無令邪布，吸則轉鍼，以得氣爲故，候呼引鍼，呼盡乃去，大氣[3]皆出，故命曰瀉。

帝曰：不足者補之奈何？岐伯曰：必先捫而循之[4]，切而散之[5]，推而按之[6]，彈而怒之[7]，抓而下之[8]，通而取之[9]，外引其門，以閉其神[10]。呼盡內鍼，靜以久留，以氣至爲故，如待所貴，不知日暮[11]，其氣以至，適而自護[12]，候吸引鍼[13]，氣不得出，各在其處，推闔其門，令神氣存，大氣[14]留止，故命曰補。

【提要】

本段主要论述了呼吸补泻的操作步骤和方法。

【注释】

[1] 吸则内针：吸气时进针。

[2] 气忤：忤，违逆也。《类经·针刺类·经脉应天地呼吸分补泻》注："言呼吸补泻之法也。吸则内针，泻其实也。盖吸则气至而盛，迎而夺之，其气可泄。所谓刺实者，刺其来也。去其逆气，故令无忤。"

[3] 大气：此指邪气。

[4] 扪而循之：《类经·针刺类·经脉应天地呼吸分补泻》注："以手扪摸其处，欲令血气温舒也。"

[5] 切而散之：《类经·针刺类·经脉应天地呼吸分补泻》注："以指切捺其穴，欲其气之行散也。"

[6] 推而按之：《类经·针刺类·经脉应天地呼吸分补泻》注："以指揉按其肌肤，欲针道之流利也。"

[7] 弹而怒之：怒，怒起状。《类经·针刺类·经脉应天地呼吸分补泻》注："以指弹其穴，欲其意有所注则气必随之，故脉络满如怒起也。"

[8] 抓而下之：《类经·针刺类·经脉应天地呼吸分补泻》注："抓，爪同。以左手爪甲掐其正穴，而右手方下针也。"

[9] 通而取之：即脉气流通后，针去其邪。《类经·针刺类·经脉应天地呼吸分补泻》注："下针之后，必候气通，以取其疾。"

[10] 外引其门，以闭其神：门，针孔。神，经气。指出针后急按闭针孔，不使经气外泄。《黄帝内经太素·补泻·真邪补泻》注："疾出针已，引皮闭门，使神气不出。"

[11] 如待所贵，不知日暮：候气如待贵客，忘记时间，以得气为目的。《黄帝内经太素·补泻·真邪补泻》注："伺气如待情之所贵之者，以得为期。"

[12] 适而自护：指经气已至，慎守勿失。《黄帝内经素问》王冰注："适，谓调适也。护，慎守也。言气已平调则当慎守，勿令改变，使疾更生也。"

[13] 候吸引针：待吸气时出针。

[14] 大气：即正气。《黄帝内经素问》王冰注："然此大气，谓大经之气，流行荣卫者。"

【按语】

本段所论补泻，以呼吸补泻为主，结合其他手法进行操作。临床上，在吸气时和呼气时给予同样的刺激，对人体某些功能的影响不一样，由此可证，古人提出呼吸补泻是非常有道理的。另外，本段经文提到了许多针刺辅助手法，这些手法虽然是出现在补法操作中，但对于泻法的操作同样适用，如扪而循之、切而散之、推而按之等。

【原文】

帝曰：候氣[1]奈何？岐伯曰：夫邪去絡入於經也，舍於血脉之中，其寒溫未相得[2]，如涌波之起也，時來時去，故不常在。故曰：方其來也[3]，必按而止之，止而取之，無逢其衝而瀉之[4]。真氣者，經氣也，經氣太虛，故曰其來不可逢[5]，此之謂也。故曰候邪不審，大氣已過[6]，瀉之則真氣脫，脫則不復，邪氣復至，而病益蓄，故曰其往不可追[7]，此之謂也。不可挂以髮[8]者，待邪之至時而發鍼瀉矣。若先若後者，血氣已盡，其病不可下[9]，故曰知其可取如發機[10]，不知其取如扣椎[11]，故曰知機道者不可挂以髮，不知機者，扣之不發，此之謂也。

【提要】

本段論真邪未合時針刺瀉邪的時機及機理。

【注釋】

[1] 候气：气，此指邪气。《类经·针刺类·候气察三部九候》注："此欲候其邪气也，非针下气至之谓。"

[2] 寒温未相得：寒温之邪未与正气相合。《黄帝内经太素·补瀉·真邪补瀉》注："邪之寒温，未与正气相得。"

[3] 方其来也：方，正也。此指邪气初来而未盛。《素问注证发微》注："卒然逢遇，知其邪之来也者，犹未盛也，故曰方其来也。"

[4] 无逢其冲而瀉之：指不要在邪气最盛时用瀉法。《黄帝内经素问集注》张志聪注："冲者，邪盛而隆起之时也。兵法曰：'无迎逢逢之气，无击堂堂之阵。'"《素问直解》注："邪气冲突，宜避其锐。"

[5] 其来不可逢：邪气来势凶猛时不可用瀉法。

[6] 大气已过：指大邪之气已去。

[7] 其往不可追：即邪气已去，不可再用瀉法。《黄帝内经素问集注》张志聪注："故曰其往不可追，谓邪气已过，不可瀉也。盖言邪气方来不可逢迎，邪气已过不可追迫，待邪之至，及时而发针，不可差迟于毫发之间。"

[8] 不可挂以发：即要掌握时间，当机立断，毫不迟疑。

[9] 病不可下：即病不愈。《素问直解》注："下，犹退也。"

[10] 发机：机，弩机。拨动弩机。

[11] 扣椎：椎，木椎。《类经·针刺类·候气察三部九候》注："椎，木椎也。知而取之，必随拨而应，如发机之易，不知而攻之，则顽钝莫入，如扣椎之难也。"

【按语】

本段讨论瀉邪的时机及机理。邪气入经未与真合，其变化十分迅速，因此针刺治疗时要求掌握时机。其时机，既非邪盛时，也非邪气已去时，而是在邪气初来时，即前文"卒然逢之"之时。否则，错失瀉邪时机，只会徒伤正气。之所以强调瀉邪的时机，是因为邪气未与真合，行无常处，如不及时瀉邪，则邪气又会传至其他地方。应该注意的是，《灵枢·小针解》中的"其来不可逢，其往不可追"与本篇意思不同，指的是邪气盛不可用补法，正气衰不可用瀉法。

【原文】

帝曰：補瀉奈何？岐伯曰：此攻邪也，疾出以去盛血，而復其真氣，此邪新客，溶溶未有定處[1]也，推之則前，引之則止，逆而刺之，溫血[2]也。刺出其血，其病立已。

【提要】

本段论述瀉邪的具体方法。

【注释】

[1] 溶溶未有定处：此指邪气初侵入经脉，流动尚无定处。《类经·针刺类·候气察三部九候》注："溶溶，流动貌。邪之新客于人者，其浅在络，未有定处。"

[2] 温血：指有邪气的血。《黄帝内经素问吴注》："温血，毒血也。"此指瀉邪要在邪气初来

之时，用泻血的方法治疗。

【按语】

本段讨论泻邪的具体方法，针对的应是邪气未与真合的情形，承上文泻邪时机而来。之所以采用祛盛血的办法，主要是因为前文明确指出"邪去络入于经也，舍于血脉之中"。

【原文】

帝曰：善。然真邪以合，波隴不起，候之奈何？岐伯曰：审捫循三部九候之盛虚而调之，察其左右上下相失及相减者[1]，审其病藏以期之[2]。不知三部者，阴阳不别，天地不分。地以候地，天以候天，人以候人[3]，调之中府[4]，以定三部。故曰：刺不知三部九候，病脉之处，虽有大过且至，工不能禁也。诛罚无过[5]，命曰大惑[6]，反乱大经，真不可复[7]，用实为虚，以邪为真，用鍼无义[8]，反为气贼，夺人正气，以从为逆，荣卫散乱，真气已失，邪独内著，绝人长命，予人夭殃，不知三部九候，故不能久长。因不知合之四时五行，因加相胜[9]，释邪攻正，绝人长命。邪之新客来也，未有定处，推之则前，引之则止，逢而泻之，其病立已。

【提要】

本段论真邪相合的诊查方法及不明三部九候可致各种针害。

【注释】

[1] 察其左右上下相失及相减者：要仔细审察左右上下三部九候之脉，有无不相称或减弱的情况。《类经·针刺类·候气察三部九候》注："相失者，如七诊之类，失其常体，不相应也。相减者，形气虚脱也。"

[2] 审其病脏以期之：即审察病在何脏，待其气至之时而刺之。《黄帝内经素问》王冰注："气之在阴，则候其气于阴分而刺之，气之在阳，则候其气之在阳分而刺之，是谓逢时。"

[3] 地以候地，天以候天，人以候人：即上部之脉以候人之上部，中部之脉以候人之中部，下部之脉以候人之下部。《黄帝内经太素·补泻·真邪补泻》注："足厥阴天，足少阴地，足太阴人，以候肝、肾、脾三种地也。手太阴天，手阳明地，手少阴人，以候肺、胸、心三种人也。两额动脉之天，两颊动脉之地，耳前动脉之人，以候头角、口齿、耳目三种天也。"

[4] 调之中府：《黄帝内经素问吴注》："中府，胃也。土主中宫，故曰中府。调之中府者，言三部九候皆以冲和胃气调息之。"

[5] 诛罚无过：指不辨虚实而妄施泻法，反伤正气。《类经·针刺类·候气察三部九候》注："不知邪正虚实，而妄施攻击，是谓诛伐无过。"

[6] 大惑：无实证而攻，尚不知错，令人迷惑。《黄帝内经太素·补泻·真邪补泻》注："诛罚生人，不知无过，称曰大惑。"

[7] 反乱大经，真不可复：经气逆乱，伤人正气。《黄帝内经太素·补泻·真邪补泻》注："乱经损真，罪之一也。"

[8] 用针无义：用针不知用针之理。《黄帝内经太素·补泻·真邪补泻》注："义，理也。用针不知正理。"

[9] 因加相胜：此指若不知四时五行相胜之理，因有所加，则犯实实之戒。

【按语】

本段讨论真邪相合的诊查方法及误针导致的后果。要明确真邪相合与未合，必须运用三部九候诊法，根据病邪所在的脏腑及虚实情况进行治疗。否则，用实为虚，以邪为真，只会夺人正气。本篇论述辨明真邪相合与未合，关键是为了强调针刺必须明确诊断的重要性，强调在疾病的不同阶段，其治疗方法是不一样的。

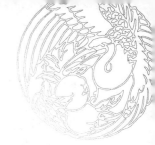

刺热篇第三十二（节选）

本篇主要论述五脏热病的症状和针刺方法，故以"刺热"名篇。

一、学术思想

1. 阐述五脏热病，分析轻重转归 本篇详论肝、心、脾、肺、肾五脏热病时出现的诸多症状，尤其强调了五脏热病的诊断依据，重点分析了五脏热病的轻重转归规律，应用五行生克理论推测疾病的转化。

2. 五脏热病色诊及早期治疗 本篇突出"治未病"的防治原则，提出"病虽未发，见赤色者刺之"，名曰"治未病"，还论述了如何望颜面各部先出现的赤色，以测知某脏将出现热病。

3. 针刺重选经穴，护理以寒胜热 针刺治疗五脏热病时，应注重选用本经经穴，配以相表里经的经穴。对于其他各经出现的热病症状，可恰当地选择本经和相关经穴针刺，并提出针刺热病的有效措施。

现节选了论五脏热病的症状、发展规律和针刺治疗的原文。

二、文选

【原文】

肝热病者，小便先黄，腹痛多臥，身热[1]。热争[2]则狂言及惊[3]，胁满痛，手足躁，不得安臥。庚辛甚，甲乙大汗，气逆则庚辛死[4]，刺足厥阴、少阳[5]。其逆则头痛员员[6]，脉引冲头也。

心热病者，先不乐，数日乃热，热争则卒心痛[7]，烦闷善呕，头痛面赤无汗。壬癸甚，丙丁大汗，气逆则壬癸死，刺手少阴、太阳。

脾热病者，先头重颊痛，烦心颜青[8]，欲呕身热。热争则腰痛不可用俯仰[9]，腹满泄，两颔痛[10]。甲乙甚，戊己大汗，气逆则甲乙死，刺足太阴、阳明。

肺热病者，先渐然厥，起毫毛[11]，恶风寒，舌上黄，身热。热争则喘咳，痛走胸膺背，不得大息，头痛不堪[12]，汗出而寒。丙丁甚，庚辛大汗，气逆则丙丁死，刺手太阴、阳明，出血如大豆，立已。

肾热病者，先腰痛胻痠，苦渴数饮[13]，身热，热争则项痛而强，胻寒且痠，足下热，不欲言，其逆则项痛员员，澹澹然[14]。戊己甚，壬癸大汗，气逆则戊己死，刺足少阴太阳。诸汗者，至其所胜日汗出也[15]。

【提要】

本篇论五脏热病的临床表现、发展变化、病情预后和针刺治疗方法。

【注释】

[1] 小便先黄，腹痛多臥，身热：《黄帝内经素问吴注》："肝脉环阴器，故小便黄。抵少腹，故腹痛。肝主筋，筋痿故多臥。病基于热，故病身热。"

[2] 热争：即热邪与正气相争。《黄帝内经素问吴注》："热甚则与脏气相薄，邪正分争。"

[3] 狂言及惊：肝主惊骇，肝气乱则狂言及惊。《类经·疾病类·五脏热病刺法》注："气争于肝，则肝气乱，故狂言而惊，肝病主惊骇也。"

[4] 庚辛甚，甲乙大汗，气逆则庚辛死：《黄帝内经素问吴注》："庚辛为金，克肝木也，故甚。甲乙为木，肝当王也，故大汗，汗则阴阳和矣。逆为邪胜脏，故遇庚辛死。"《素问经注节解》注："气逆非喘逆，谓病甚而气溃乱也。"由于肝气溃乱，又遇所不胜之日，庚辛属金，金克木，肝病遇

庚辛日，病情加重，故死。即以五行相胜推论，余四脏仿此。

[5] 刺足厥阴、少阳：应刺足厥阴肝经与足少阳胆经之穴。《类经·疾病类·五脏热病刺法》注："少阳为厥阴之表，皆可泻其热邪。"

[6] 其逆则头痛员员：员员，即眩晕之意。《黄帝内经素问集注》张志聪注："员员，周转也。此言肝脏之热发于外，而与形热相应。热甚而上逆于头，故头痛而员转也。"

[7] 热争则卒心痛：《类经·疾病类·五脏热病刺法》注："热与心气分争，故卒然心痛而烦闷。"《黄帝内经太素·伤寒·五脏热病》注："手少阴脉起于心中，挟咽，系目系；手太阳至目内外眦，故热甚心痛烦悗。"

[8] 头重颊痛，烦心颜青：《黄帝内经素问吴注》："脾胃相为脏腑表里也。阳明脉循发际至额颅，故头痛。其脉循颊车，故颊痛。脾脉注心中，故烦心。颜青者，脾病而肝乘之，故见青色。"

[9] 热争则腰痛不可用俛仰：明抄本无"用"字。《类经·疾病类·五脏热病刺法》注："腰者，肾之府，热争于脾，则土邪乘肾，必注于腰，故为腰痛不可俯仰。"

[10] 腹满泄，两颔痛：《黄帝内经素问吴注》："脾胃主腹，故满而泄，胃脉循颐后下廉出大迎，故两颔痛。"

[11] 先淅然厥，起毫毛：淅然，恶寒貌。肺脏发生热病，先感体表淅然畏寒，毫毛竖起。《黄帝内经素问集注》张志聪注："皮毛者，肺之合，脏气热于内，故淅然寒栗于外而恶风寒，盖热盛则寒也。"又《黄帝内经太素》"淅然"后无"厥"字，诸家亦无注，疑衍文。

[12] 不得大息，头痛不堪：不能大而深长地呼吸，头痛得很厉害。《黄帝内经素问吴注》："热争则肺为热扰，为喘咳，肺气失其治节，故痛走胸膺背，不得大息也。"《黄帝内经素问集注》张志聪注："手阳明之脉，上循于头，故头痛不堪。"

[13] 先腰痛䯒痠，苦渴数饮：先觉腰痛和小腿发酸，口渴得厉害。《黄帝内经素问集注》张志聪注："肾者，腰之府，故先腰痛。肾主骨，故痠。肾为水脏，津液不能上资，故苦渴数饮也。"

[14] 澹澹然：水摇动貌。此指心中悸动不宁的样子。

[15] 至其所胜日汗出也：《黄帝内经素问》王冰注："气王日为所胜，王则胜邪，故各当其王日汗。"即五脏各自当旺之时，正气胜则却邪，当汗出而愈。

【按语】

本段论述了五脏热病的症状、预后和针刺治疗方法，指出五脏热病的发病规律。邪热首先侵犯经络而后传入五脏，最后因病重而导致正气逆乱，可分为三个阶段，即"先病""热争""气逆"。根据五行生克规律推测预后，以其所生而愈，以其所不胜而甚。治疗采用了表里两经并刺的方法以泻其热邪。本篇强调了人体周期性节律变化，应该进一步深入研究。

【原文】

诸治热病，以饮之寒水乃刺之，必寒衣之，居止寒处，身寒而止也[1]。热病先胸胁痛，手足躁，刺足少阳，补足太阴[2]，病甚者为五十九刺[3]。热病始手臂痛者，刺手阳明、太阴而汗出止[4]。热病始于头首者，刺项太阳而汗出止[5]。热病始于足胫者，刺足阳明而汗出止[6]。热病先身重骨痛，耳聋好瞑，刺足少阴，病甚属五十九刺。热病先眩冒而热，胸胁满，刺足少阴、少阳[7]。

【提要】

本篇讨论热病的护理方法及热病始发于不同部位的取穴方法。

【注释】

[1] 以饮之寒水乃刺之……身寒而止也：需要患者饮清凉饮料，穿衣单薄，身居凉处，经针刺治疗后热易退。《类经·疾病类·五脏热病刺法》注："先饮寒水而后刺，欲其阴气自内达表，而热泄于外也，故必寒衣寒处，皆欲其避温就凉耳。"

[2] 刺足少阳,补足太阴:泻少阳以退热,补太阴以济阴。《黄帝内经素问吴注》:"足少阳之脉,下胸中,循胁里,故胸胁痛责之少阳,从而刺之,以泻其实者,宜也。足太阴脾主四肢,脾土不足,而少阳甲木乘之,则风淫末疾,而手足躁动,从而补之,以济其虚者,亦宜也。"

[3] 五十九刺:指治热病的五十九个穴位。参见《灵枢·热病》及《素问·水热穴论》。

[4] 刺手阳明、太阴而汗出止:《黄帝内经太素·伤寒·五脏热病》注:"手阳明行于手表,太阴行在手里,故手臂痛,刺此阴阳表里二脉取汗也。"

[5] 刺项太阳而汗出止:《黄帝内经素问集注》张志聪注:"始于头首者,太阳之为病也。刺项者,刺风池、风府也。太阳为诸阳主气,其脉连于风府,故刺之而汗出乃止。"

[6] 刺足阳明而汗出止:《素问直解》注:"足阳明之脉,循胫下足,故热病始于足胫者,当刺阳明而汗出止。"《类经·疾病类·五脏热病刺法》注:"按寒热病篇曰:足阳明可汗出,当是内庭、陷谷二穴。"

[7] 热病……刺足少阴、少阳:《黄帝内经素问吴注》:"目前黑谓之眩,目如蒙谓之冒。少阴肾主骨,骨之精为瞳子。少阴热,故令眩冒。又少阳之脉起于目锐眦,循胁里,故热病先眩冒而热。胸胁满者,取足少阴少阳而刺之。"

【按语】

本段论述了两个内容:一是热病的护理方法。凡治热病,先让患者喝清凉饮料,再行针刺,并且要患者穿衣单薄,居处凉爽,可促使热退身凉而痊愈。二是热病始发于不同部位的取穴方法。热病先出现胸胁痛、手臂痛、发于头部、发于足胫部、体重、头目眩晕等不同部位的症状,可根据部位所属经脉及其主症分经选穴论治。如若病重时,可选用热病五十九穴进行治疗。

【原文】

热病气穴:三椎下间主胸中热,四椎下间主鬲中热[1],五椎下间主肝热,六椎下间主脾热,七椎下间主肾热。荣在骶也[2],项上三椎,陷者中也[3]。颊下逆颧为大瘕[4],下牙车为腹满[5],颧后为胁痛[6],颊上者鬲上也[7]。

【提要】

本段论治疗热病在督脉脊椎间的取穴方法,及诊断胸腹疾病的面部色诊法。

【注释】

[1] 三椎下间主胸中热,四椎下间主鬲中热:胸中热、鬲中热,分别指肺热和心热的病证。《黄帝内经素问集注》张志聪注:"胸中膈上,乃心肺之宫城,主胸中热者,泻肺热也,膈中热者,泻心热也。"

[2] 荣在骶也:骶,脊骨尽处。营分热应取骶之长强穴。《类经·疾病类·五脏热病刺法》注:"荣,阴气也。骶,尾骶也,即督脉之长强穴。……盖既取阳邪于上,仍当补阴于下,故曰荣在骶也。"

[3] 项上三椎,陷者中也:此指取脊柱穴位的方法。《类经·疾病类·五脏热病刺法》注:"此取脊椎之大法也。项上三椎者,乃项骨三节,非脊椎也。三椎之下陷者中,方是第一节,穴名大椎。由此而下数之,则诸椎循次可得也。"

[4] 颊下逆颧为大瘕:大瘕,指大瘕泄,为泄泻的一种。《黄帝内经素问集注》张志聪注:"颊下为颐,如颊下之色上逆于颧,是肾热乘肝,当为大瘕泄。"

[5] 下牙车为腹满:牙车,即颊车。下颊车指赤色下行至颊车。《黄帝内经素问集注》张志聪注:"如下于牙车,是肾热乘胃,当主腹满。"

[6] 颧后为胁痛:指赤色逆行于颧骨之后。《黄帝内经素问集注》张志聪注:"逆于颧后,是热邪乘胆,当为胁痛。"

[7] 颊上者鬲上也:指赤色见于颊上。《黄帝内经素问集注》张志聪注:"如逆于颊上者,是在

鬲上心肺之分也。"

【按语】

本段论述在督脉所过的椎间取穴治热病及察面色辨胸腹疾病。脊柱取穴治疗内脏疾病确有一定的疗效，值得在临床中验证运用。

刺腰痛篇第四十一（节选）

本篇论述了十二经、奇经八脉所致的腰痛及症状，针刺治疗腰痛的方法，故称"刺腰痛"。

一、学术思想

1.察腰痛兼证，辨经脉所属　本篇较全面地论述了足太阳、少阳、阳明、少阴、厥阴等正经与任、督、带、阳维等奇经及足太阳之分支、足少阴之支脉、足少阳太阴之别络等不同经络受病后，出现腰痛的特点。在诊断和治疗腰痛病时，必须详辨病因，审明病位，查清病源，确定何经腰痛，明确主症及相伴症状等。

2.按经取穴，刺法多样　腰痛的针刺治疗，要在充分诊断的基础上，因证分经，按经取穴。文中提出了治疗腰痛的基本原则。在具体治疗中提出了许多治腰痛的穴位、针刺次数、针刺出血与否，以及左取右、右取左的针刺方法。

现节选腰痛辨证及刺法的原文。

二、文选

【原文】

腰痛侠脊而痛至头几几然[1]，目晌晌欲僵仆，刺足太阳郄中出血。腰痛上寒，刺足太阳、阳明[2]。上热，刺足厥阴[3]。不可以俛仰，刺足少阳[4]。中热而喘，刺足少阴[5]，刺郄中出血。腰痛，上寒不可顾，刺足阳明。上热，刺足太阴[6]，中热而喘，刺足少阴。大便难，刺足少阴。少腹满，刺足厥阴[7]。如折不可俛仰，不可举，刺足太阳[8]。引脊内廉，刺足少阴[9]。腰痛引少腹控䏚[10]，不可以仰，刺腰尻交者[11]，两髁胂上[12]，以月生死为痏数[13]，发针立已，左取右，右取左。

【提要】

本段论述腰痛的辨证及刺法。

【注释】

[1] 几（shū）几然：即项背牵强不柔。《黄帝内经素问集注》张志聪注："几几，短羽之鸟，背强欲舒之象。"又《黄帝内经太素》作"沈沈"，亦可参。

[2] 刺足太阳、阳明：《黄帝内经素问吴注》："腰痛而皮肤上寒，是为寒包热，宜泻其表，故刺足太阳、阳明。"

[3] 刺足厥阴：《黄帝内经素问吴注》："腰痛而皮肤上热，是为热实而达于表，宜泻其里，故刺足厥阴。"《类经·针刺类·刺腰痛》注："热刺厥阴，去阴中之风热也。"可互参。

[4] 刺足少阳：《类经·针刺类·刺腰痛》注："少阳脉行身之两侧，故俯仰不利者当刺之。"

[5] 刺足少阴：《类经·针刺类·刺腰痛》注："少阴主水，水病无以制火，故中热。少阴之脉，贯肝膈，入肺中，故喘，当刺足之少阴，涌泉、大钟悉主之。"

[6] 腰痛……刺足太阴：《类经·针刺类·刺腰痛》注："足阳明之脉挟喉咙，上络头项，足太阴合于阳明，上行结于咽，故皆不可左右顾。王氏曰：上寒，阴市主之。不可顾，三里主之。上热，地机主之。"

[7] 少腹满，刺足厥阴：《黄帝内经素问吴注》："厥阴肝脉抵少腹，是以取之。"

[8] 如折……刺足太阳：《黄帝内经素问吴注》："如折，腰痛也。不可以俯仰，颈痛也。不可举，委中痛也。皆足太阳之所过，故取之。"《黄帝内经素问》王冰注："如折，束骨主之。不可以俯仰，京骨、昆仑悉主之。不可举，申脉、仆参悉主之。"

[9] 引脊内廉，刺足少阴：《类经·针刺类·刺腰痛》注："脊之内廉，肾脉之所行也，故当刺足少阴。"《黄帝内经素问》王冰注："复溜主之。"

[10] 控䏚（miǎo）：《类经·针刺类·刺腰痛》注："控，引也。䏚，季胁下空软处也。"

[11] 腰尻交者：《黄帝内经素问》王冰注："腰尻交者，谓髁下尻骨两傍四骨空，左右八穴，俗呼此骨为八髎骨也。此腰痛取腰髁下第四髎，即下髎穴。足太阴、厥阴、少阳三脉，左右交结于中，故曰腰尻交者也。"

[12] 两髁胂（shèn）上：髁，骨头上的突起。《黄帝内经素问集注》张志聪注："胂即两髁骨上陇起肉也。"

[13] 以月生死为痏数：即依月亮的圆缺变化计算针刺的针数。《黄帝内经素问》王冰注："月初向圆为月生，月半向空为月死，死月刺少，生月刺多。"

【按语】

本段论述腰痛病，不仅肾虚可致腰痛，而且经脉气血的病变，亦可引起腰痛。本段对腰痛及其兼证，进行了辨证，并提出调节不同经脉的取穴方法，补充腰痛的辨证与治疗。

奇病论篇第四十七（节选）

本篇论述了异于寻常的疾病，如妇女重身而喑、息积、伏梁、疹筋、脾瘅、胆瘅等都是异于寻常的病，故称"奇病论"。

一、学术思想

1. 体现因病、因人而异原则　本篇论述了 10 种奇病的病因病机与治疗，因有别于一般疾病，故治疗亦奇亦异，体现出因病因人灵活变通的治疗原则。

2. 论脏腑俞募阴阳相引治疗法　本节"胆瘅"一病"治之以胆募、俞"，是"从阴引阳，从阳引阴"治法最具代表意义的例证，也是《黄帝内经》"协调阴阳"理论在临证应用的最好注脚。

现节选胆瘅病因、症状和刺法的原文。

二、文选

【原文】

帝曰：有病口苦，取阳陵泉。口苦者病名为何？何以得之？岐伯曰：病名曰胆瘅[1]。夫肝者，中之将也，取决于胆[2]，咽为之使[3]。此人者，数谋虑不决，故胆气上溢，而口为之苦。治之以胆募、俞[4]。

【提要】

本段论胆瘅的机理与证治。

【注释】

[1] 胆瘅：病名，热邪犯胆，胆气上逆而发为口苦的病证。《黄帝内经素问》王冰注："亦为热也，胆汁味苦，故口苦。"《素问注证发微》马莳注："此病乃胆气之热也。"

[2] 肝者，中之将也，取决于胆：意指肝在五脏之中，为将军之官，但肝的功能取决于胆。《素问·灵兰秘典论》："肝者，将军之官，谋虑出焉。胆者，中正之官，决断出焉。"《类经·疾病类·脾瘅胆瘅》注："夫谋虑在肝，无胆不断，故肝为中之将，而取决于胆也。"

[3] 咽为之使：使，役使。意指咽受肝的役使支配。《类经·疾病类·脾瘅胆瘅》注："足少阳之脉上挟咽，足厥阴之脉循喉咙后，上入颃颡，是肝胆之脉皆会于咽，故咽为之使。"

[4] 胆募、俞：分别指胆的募穴日月和胆的背俞穴胆俞。

【按语】

胆瘅系胆气郁结，气郁化热而致胆热熏蒸，胆汁上溢，故为口苦。该病属六腑病之胆病范畴，根据《灵枢·邪气脏腑病形》中"合治内府"的原则，可取阳陵泉。本段提出针刺胆之募穴、背俞穴治疗胆瘅，背俞穴在脊背，募穴在胸腹，背为阳，腹为阴，故背俞穴属阳，募穴属阴，取募、俞为从阳引阴，从阴引阳的取穴法，即补阴泻阳，而治胆热之意。

刺要论篇第五十（全篇）

刺要，即针刺之要法。本篇以深浅刺为例，执简驭繁，示人针刺要法各有深浅，深浅不得，贻害无穷。因讨论针刺深浅的重要原则，故称"刺要论"。

一、学术思想

"恰至病所"为针刺深浅之要法。病变部位有阴阳、深浅、表里之不同，犹本文所言皮、脉、肉、筋、骨之分，针刺须根据具体情况而深浅有度，恰至病所。

二、文选

【原文】

黄帝问曰：愿闻刺要。岐伯对曰：病有浮沈，刺有浅深，各至其理，无过其道[1]，过之则内伤，不及则生外壅[2]，壅则邪从之，浅深不得，反为大贼[3]，内动五藏，后生大病。故曰：病有在毫毛腠理者，有在皮肤者，有在肌肉者，有在脉者，有在筋者，有在骨者，有在髓者。是故刺毫毛腠理无伤皮，皮伤则内动肺，肺动则秋病温疟[4]，泝泝[5]然寒慄。刺皮无伤肉，肉伤则内动脾，脾动则七十二日四季之月[6]，病腹胀烦，不嗜食。刺肉无伤脉，脉伤则内动心，心动则夏病心痛。刺脉无伤筋，筋伤则内动肝，肝动则春病热而筋弛。刺筋无伤骨，骨伤则内动肾，肾动则冬病胀腰痛。刺骨无伤髓，髓伤则销铄胻酸[7]，体解㑊[8]然不去矣。

【提要】

本篇强调刺循法度，无不及，无太过。

【注释】

[1] 各至其理，无过其道：指针刺的深度应该适度，既不能过深，又不能过浅。《类经·针刺类·刺禁》注："应浅不浅，应深不深，皆过其道也。"

[2] 不及则生外壅：即病深刺浅，反而发生壅滞。《类经·针刺类·刺禁》注："失于浅则致气于外，故为壅肿，而邪反从之。"

[3] 大贼：贼，伤害也。大贼，指危害极大。《诗经·大雅·抑》："不僭不贼，鲜不为则。"《黄帝内经素问集注》张志聪注："不得其深浅之法，反为大害矣。皮伤则内动肺，肉伤则内动脾，后生温疟、腹胀、心痛之大病矣。"

[4] 肺病则秋病温疟：依五行之属，肺合皮毛，应于秋气（下文心、肝、肾亦从五行论，略），

故皮伤则肺动而秋病温疟。温疟，疟病的一种，以先热后寒、按时发作为特征的疟疾。《素问·疟论》：“温疟者，得之冬中于风寒……故先热而后寒，名曰温疟。”

[5] 泝（sù）泝：《针灸甲乙经》作“淅淅”，恶寒貌。

[6] 七十二日四季之月：《黄帝内经素问吴注》：“脾土寄王四季，每季之末，各得十八日，共成七十二日。”

[7] 销铄胻（héng）酸：骨髓日渐消减枯涸，小腿发酸，身体倦怠无力。《黄帝内经素问吴注》：“销铄者，骨髓日减，如五金遇火而销铄也。”《灵枢·海论》：“髓海不足……则胫酸。”

[8] 解㑊：懈怠困倦。《类经·针刺类·刺禁》张介宾注：“解者，懈怠困弱之名，阴之虚也。”

【按语】

本篇提出“各至其理，无过其道”的针刺法则。针刺过浅于事无补，甚则反生他病；过深则旧病未去，反因针致害。本篇特举“浅病深刺”的针害为例，来说明“浅深不得，反为大贼，内动五脏，后生大病”的严重后果。说明针刺深浅以适病为度。

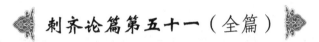

刺齐论篇第五十一（全篇）

本篇主要论述针刺深浅适度的问题。以皮肤、肉、筋、骨的不同来分部，即针刺的深浅必有一定的分剂，齐与剂同，故以“刺齐论”名篇。

一、学术思想

本篇强调针刺应依据病变部位的深浅而实施深浅不同的刺法。病位有皮、脉、肉、筋、骨之分，针刺深浅亦有别。在针刺过程中，首先要明确疾病的深浅表里，然后采取适应的针刺方法，深浅适度，才能避免损伤机体，取得预期的治疗效果。

二、文选

【原文】

黄帝问曰：愿闻刺浅深之分。岐伯对曰：刺骨者无伤筋，刺筋者无伤肉，刺肉者无伤脉，刺脉者无伤皮；刺皮者无伤肉，刺肉者无伤筋，刺筋者无伤骨。

帝曰：余未知其所谓，愿闻其解。岐伯曰：刺骨无伤筋者，针至筋而去，不及骨也[1]；刺筋无伤肉者，至肉而去，不及筋也；刺肉无伤脉者，至脉而去，不及肉也；刺脉无伤皮者，至皮而去，不及脉也。所谓刺皮无伤肉者，病在皮中，针入皮中，无伤肉也；刺肉无伤筋者，过肉中筋[2]也；刺筋无伤骨者，过筋中骨也。此之谓反也。

【提要】

本段论如何把握针刺深度。

【注释】

[1] 针至筋而去，不及骨也：是说尚未刺到当刺的深度。

[2] 中筋：谓刺及筋的深度。是说超过了当刺的深度。

【按语】

针刺有刺皮、脉、肉、筋、骨之别。针刺由浅入深所及的不同组织，也是不同的病变浅深层次。针刺时深浅超过或不及应刺的病所深度，都是违反针刺原则的，过深会误伤肌体，过浅又达不到治疗的作用，即所谓“伤”。以此说明针刺深浅要适度，当浅则浅，当深则深，根据病证的需要采取深浅不同的刺法。

刺禁论篇第五十二（全篇）

本篇主要论述针刺禁忌问题，故以"刺禁论"名篇。

一、学术思想

本篇"脏有要害，不可不察"可视作指导针刺禁忌的重要理论原则。五脏、血脉、形体诸窍是人体维持生命活动重要的组织器官，本篇反复列举因"针害"导致人体重要组织器官严重损伤，甚则危及生命的实例，示人"刺避五脏"是必须遵循的治疗原则。

二、文选

【原文】

黄帝问曰：愿闻禁数[1]。岐伯对曰：藏有要害[2]，不可不察。肝生於左，肺藏於右，心部於表，肾治於裡[3]，脾为之使，胃为之市。鬲肓之上，中有父母[4]，七節之傍，中有小心[5]，從之有福，逆之有咎[6]。

【提要】

本段论五脏固尽有部，施针不可不察。

【注释】

[1] 禁数：禁刺的部位。《黄帝内经素问集注》张志聪注："数，几也。言所当禁刺之处有几也。"

[2] 脏有要害：要害，人体易致命的重要部位。《黄帝内经太素·设方·知针石》注："五脏之气所在，须知针之为害至要。"

[3] 心部于表，肾治于里：《素问注证发微》马莳注："心属阳，居于膈上，故心部在表；肾属阴，居于膈下，故肾治于里。心为五脏部主，故称曰部；肾间动气内治，故称曰治。"《黄帝内经素问集注》张志聪注："心为阳脏而主火，火性炎散，故心气分布于表；肾为阴脏而主水，水性寒凝，故肾气主治于里。"《黄帝内经太素·设方·知针石》杨上善注："心者为火在夏，居于太阳，最上，故为表""肾者为水在冬，居于太阴，最下，故为里也"。马氏从部位解，张氏从属性释，杨氏则二者兼而有之。三义皆通，可互参。

[4] 鬲肓之上，中有父母：即横膈之上有心肺。《黄帝内经太素·设方·知针石》注："心下膈上为肓，心为阳，父也，肺为阴，母也。肺主于气，心主于血，共营卫于身，故为父母也。"《类经·针刺类·刺害》："膈，膈膜也；肓，心之下膈之上也。膈肓之上，心肺所居，心为阳中之阳，肺为阳中之阴，心主血，肺主气，营卫于身，故称父母。"

[5] 七节之傍，中有小心：小心，《针灸甲乙经》《黄帝内经太素》并作"志心"。《黄帝内经太素·设方·知针石》注："脊有三七二十一节，肾在下七节之傍。肾神曰志，五脏之灵皆名为神，神之所以任物，得名为心，故志心者，肾之神也。"

[6] 逆之有咎：咎，过失，引申为灾祸。马莳注："逆其所而伤之，则有咎。"

【按语】

本篇开篇即言"脏有要害，不可不察"，提示五脏作为人体最重要的器官，在针刺时应遵循《素问·诊要经终论》中"凡刺胸腹者，必避五脏"的警示，为下文作理论铺垫。

【原文】

刺中心，一日死，其動為噫[1]。刺中肝，五日死，其動為語。刺中腎，六日死，其動為嚏。刺中肺，三日死，其動為咳。刺中脾，十日死，其動為吞。刺中膽，一日半死，其動為嘔。

【提要】

本段論誤刺臟（腑）的嚴重後果。

【注釋】

[1] 其動為噫：《類經·針刺類·刺害》注："動，變動也；噫，噯气也。"

【按語】

本段論述了不掌握針刺禁忌而刺傷五臟所出現的本臟將絶症状。所謂"一日""三日"為大概的約數，只是為了說明問題，不必拘泥。《黃帝內經》經常用"死"來代稱預後不良，以喻誤刺五臟的嚴重危害性。然刺中臟（腑）分別出現的噫、語、嚏、咳、吞、嘔等病變，其機理在《素問·宣明五气》亦有相關論述。

【原文】

刺跗上，中大脈[1]，血出不止，死。刺面，中溜脈[2]，不幸為盲。刺頭，中腦戶[3]，入腦立死。刺舌下，中脈太過，血出不止為瘖[4]。刺足下布絡[5]中脈，血不出為腫。刺郄[6]中大脈，令人僕，脫色。刺氣街[7]中脈，血不出為腫鼠僕[8]。刺脊間中髓，為傴。刺乳上，中乳房，為腫根蝕[9]。刺缺盆[10]中内陷，氣泄，令人喘咳逆。刺手魚腹[11]内陷，為腫。

【提要】

本段論誤刺中脈等重要組織器官的不良後果。

【注釋】

[1] 刺跗上，中大脈：跗上，足背也。大脈，沖陽脈也。《素問注証發微》注："此言中跗上而誤中大脈者為死也。跗上者，足面也。刺跗上者，刺沖陽脈也。沖陽穴為胃經之原，若刺此穴者，誤中大脈，以致血出不止，則胃為五臟六腑之大海，其氣漸衰，必至于死也。"

[2] 溜脈：指與目相流通之脈。《類經·針刺類·刺害》注："溜，流也。凡血脈之通于目者，皆為溜脈。"

[3] 腦戶：《黃帝內經素問》王冰注："腦戶，穴名也，在枕骨上，通于腦中。然腦為髓之海，真气之所聚，針入腦則真气泄，故立死。"

[4] 瘖：啞也。《黃帝內經素問》王冰注："瘖，為不得言語也。"

[5] 布絡：散絡，四散分布的絡脈。《素問注証發微》注："布絡者，凡足之六經，皆有絡脈也。誤中其脈，而血又不出，則必邪不得散而為腫矣。"

[6] 郄：指膕窩。

[7] 气街：《素問注証發微》注："气街者，一名气沖，系足陽明胃經穴，在臍下橫骨端鼠鼷上一寸。"

[8] 鼠仆：仆，《備急千金要方》《聖濟總錄》并作"鼷"。鼠鼷，指腹股沟部位。

[9] 刺乳上，中乳房，為腫根蝕：《黃帝內經素問》王冰注："乳之上下，皆足陽明之脈也。乳房之中，乳液滲泄，胸中气血皆外湊之，然刺中乳房，則气更交湊，故為大腫。中有脓根，内蝕肌肤，化為脓水而久不愈。"

[10] 缺盆：穴名，在肩前橫骨上陷者中，即鎖骨上窩。《黃帝内經素問集注》注："缺盆在喉旁兩橫骨陷中，若缺盆然，故以為名。"《黃帝內經素問》王冰注："五臟者，肺為之蓋，缺盆為之道。肺藏气而主息，又在气為咳，刺缺盆中内陷，則肺气外泄，故令人喘咳逆也。"

[11] 手魚腹：掌面拇指指掌關節後肌肉隆起處，因其狀似魚而得名。《黃帝內經素問集注》注："魚腹在手大指下，如魚腹之圓壯，手太陰之魚際穴也。"

【按语】

本段重点论述误刺"中脉"的危害。人体十二正经中阴经内属五脏，阳经内属六腑，其功能是运行气血以维系生命活动，因此是仅次于五脏的重要组织器官之一。"中大脉""中脉"轻则致肿，重则致残致死，后果相当严重。

【原文】

无刺大醉，令人气乱[1]。无刺大怒，令人气逆[2]。无刺大劳人[3]，无刺新饱人[4]，无刺大饥人[5]，无刺大渴人[6]，无刺大惊人[7]。

【提要】

本段论述"气定"乃为施针要法。

【注释】

[1] 无刺大醉，令人气乱：《素问注证发微》注："大醉者，脉数过度，刺之则脉气愈乱。"《黄帝内经素问集注》云："饮酒大醉，卫气先充络脉，先行皮肤，刺之则令人气乱矣。"前者从脉气释，后者从卫气解，可互参。

[2] 无刺大怒，令人气逆：《黄帝内经素问集注》张志聪注："怒则气上，刺之则逆其气矣。"

[3] 无刺大劳人：《黄帝内经素问吴注》："劳则气耗，刺之益伤其真，故在所禁。"《黄帝内经素问集注》张志聪注："大劳则阳气外张，刺之则泄其气矣。"义皆通。

[4] 无刺新饱人：《类经·针刺类·刺害》注："新饱者谷气盛满，经气未定，刺之恐其易泄。"马莳注："新饱者气满，刺之则气不行。"《黄帝内经素问集注》注："新饱者谷气盛满，营卫未舒也。"诸注各执一词，义虽皆通，然张注义长。

[5] 无刺大饥人：《类经·针刺类·刺害》注："饥人气虚，刺则愈伤其气。"

[6] 无刺大渴人：《类经·针刺类·刺害》注："渴者液少，刺则愈亡其阴。"

[7] 无刺大惊人：《黄帝内经素问吴注》："惊则气乱，刺之则神荡矣，故无刺。"

【按语】

本段所论是某些特定环境下暂时不针刺的"缓针"之法，这是基于《黄帝内经》一贯主张阴阳气血平调是疾病治疗的前提条件。强调疾病的针刺治疗必须在人体阴阳气血和情志处于相对调和、稳定的状态下进行。

【原文】

刺阴股中大脉[1]，血出不止，死。刺客主人[2]内陷中脉，为内漏为聋[3]。刺膝髌出液，为跛[4]。刺臂太阴脉，出血多立死[5]。刺足少阴脉，重虚出血，为舌难以言[6]。刺膺中陷，中肺，为喘逆仰息。刺肘中内陷，气归之，为不屈伸。刺阴股下三寸[7]内陷，令人遗溺。刺腋下胁间内陷，令人咳。刺少腹，中膀胱，溺出，令人少腹满。刺腨肠[8]内陷为肿。刺匡上陷骨中脉，为漏为盲[9]。刺关节中液出，不得屈伸。

【提要】

本段再举刺误中脉等重要组织器官的不良后果。

【注释】

[1] 刺阴股中大脉：阴股，一解大腿内侧。《类经·经络类·十二经筋结支别》注："股之内侧曰阴股。"本文如是。一解股内侧近阴处。《灵枢·经筋》："上循阴股。"杨上善此下注："阴下之股为阴股也"。《黄帝内经素问吴注》："脾肾肝三脉皆行于阴股，刺者中之，血出不止，皆令人死。"

[2] 客主人：穴名，又名上关。足少阳胆经之穴。

[3] 为内漏为聋：《类经·针刺类·刺害》注："脓生耳底，是为内漏，伤其经气，故致聋也。"

《黄帝内经素问集注》注："刺客主人太过，则误中内陷交过之脉，而为耳内漏而聋也。"

[4] 刺膝膑出液，为跛：膝髌，即膝盖骨。《类经·针刺类·刺害》注："膝者筋之府，刺膝髌之下而出其液，则液泄筋枯，故令人跛。"

[5] 刺臂太阴脉，出血多立死：《黄帝内经素问》王冰注："臂太阴者，肺脉也。肺者主行荣卫阴阳，治节由之，血出多则荣卫绝，故立死也。"

[6] 刺足少阴脉……难以言：《素问直解》注："足少阴脉，肾脉也。肾主藏精，刺足少阴脉，出血则精血皆虚，故重虚。重虚出血，犹言出血而重虚也。少阴之脉循喉咙，挟舌本，精血皆虚，故为舌难以言。"《类经·针刺类·刺害》注："肾既虚而复刺出血，是重虚也。"

[7] 阴股下三寸：指足厥阴五里穴。《类经·针刺类·刺害》注："阴股之脉，足三阴也……其在气冲下三寸者，足厥阴之五里也。"

[8] 腨肠：《素问注证发微》注："腨肠者，足鱼腹中承筋穴，俗云脚肚，系足太阳膀胱经。内陷则气泄，故为肿。《铜人》《明堂》俱禁针。"《类经·针刺类·刺害》注："肉厚气深，不易行散，气反内陷，故为肿也。"二说可互参。

[9] 刺匡上陷骨中脉，为漏为盲：《黄帝内经素问》王冰注："匡，目眶。骨中，目匡骨中也。匡骨中脉，目之系，肝之脉也。刺内陷则眼系绝，故为目漏目盲。"

【按语】

本段所论内容与第三段大同小异，都是强调针刺宜避开重要组织器官。临证时，必须掌握禁刺要点，结合人体解剖生理知识，严格遵守针刺规范，防止针刺意外。

刺志论篇第五十三（全篇）

本篇主要论虚实之要及泻实补虚之法。志，记的意思。篇内所言虚实之要及泻实补虚之法，当记之不忘，故以"刺志论"名篇。

一、学术思想

本篇阐述气与形、谷与气、脉与血的虚实关系，并分析其常态、病态及治法等，以"虚""实"表达其中的不同情况或方法。识别、掌握这些不同情况或方法的"虚""实"，才能正确辨证和治疗。

二、文选

【原文】

黄帝问曰：愿闻虚实之要。岐伯对曰：氣實形實，氣虛形虛[1]，此其常也，反此者病。谷盛氣盛，穀虛氣虛[2]，此其常也，反此者病。脈[3]實血實，脈虛血虛，此其常也，反此者病。

帝曰：如何而反？岐伯曰：气盛身寒，氣虛身熱，此謂反也；穀入多而氣少，此謂反也；穀不入[4]而氣多，此謂反也；脈盛血少，此謂反也；脈小血多，此謂反也[5]。

氣盛身寒，得之傷寒，氣虛身熱，得之傷暑。穀入多而氣少者，得之有所脫血，濕居下也。穀入少而氣多者，邪在胃及與肺[6]也。脈小血多者，飲中熱[7]也。脈大血少者，脈有風氣，水漿不入，此之謂也。

【提要】

本段论述气与形、谷与气、脉与血的"虚""实"关系及原因。

[1] 气实形实，气虚形虚：《素问注证发微》注："气者，人身之气也；形者，人之形体也。气实则形实，气虚则形虚，此其相称者为常，而相反则为病矣。"《素问绍识》注："气之虚实，不啻验之于脉，亦必验之于息。"

[2] 谷盛气盛，谷虚气虚：《类经》注曰："人受气于谷，谷入于胃，以传于肺，五脏六腑皆以受气，此气生于谷也，是谓谷气。故谷气盛衰，候当相应，不应则为病矣。"谓纳谷多。

[3] 脉：此指脉象。

[4] 不入：据上下文，似应作"入少"。

[5] 脉盛血少，此谓反也；脉小血多，此谓反也：血少、血多，《素问识》注："血之多少，盖察面而知之。"

[6] 邪在胃及与肺：《类经·针刺类·虚实之反者病》注："邪在胃则不能食，故谷入少；邪在肺则息喘满，故气多。"

[7] 饮中热：《素问直解》注："夫脉小血反多者，其内必饮酒，中热之病，酒行络脉，故血多，行于外而虚于内，故脉小。"

【按语】

本段从形与气、谷与气、血与脉等相称与否来判别人体的常态、病态，以相称为常态，不相称为病态。这里的"虚""实"含义，是对机体内与外两种状态的比较，不同于病证之正虚、邪实的病变机制。实际上形气相符，谷气相合，血脉相得为常态，此类病人一般易治，因其外在表现与内在的病机是一致的。有异于一般的虚实情况，内外不一为病态，此类病人多脉证不符，较难治。提示针灸医生既要掌握一般的虚实情况，也要掌握其异常情况，才能避免虚虚实实之错。

【原文】

夫實者，氣入也；虛者，氣出也[1]；氣實者，熱也；氣虛者，寒也。入實者，左手開針空也；入虛者，左手閉針空也[2]。

【提要】

本段论述病证之虚实及针刺补泻方法。

【注释】

[1] 实者，气入也；虚者，气出也：《黄帝内经素问吴注》："言实者，是邪气入而实，虚者，是正气出而虚。"就形体而言，入为增，出为减，所以气入、气出即指有余、不足。

[2] 入实者，左手开针空也；入虚者，左手闭针空也：入实、入虚，谓刺实、刺虚。

【按语】

此段所论"虚""实"与上文有区别，指病证而言，"实"为邪气有余，"虚"为正气不足。先论虚实补泻的效果，类于后世烧山火、透天凉。再论补泻的方法，主要是以针孔的开闭而言，当补则补，当泻则泻，意在出邪气、存正气，临证当详审明辨，谨慎行事。

针解篇第五十四（节选）

本篇主要是对用针原则、补泻方法、用针要领的解释，故以"针解"名篇。

一、学术思想

1. 论述针刺补泻的基本原则及操作方法　针刺补泻的基本原则一般为当虚证用补法时针下出

现热感，当实证用泻法时针下出现寒凉之感。对瘀血阻络为病的，要泻除瘀血。

2. 论述针刺的得气、深浅、角度及留针时间　针刺必须在"得气"的情况下，才能获得满意的治疗效果。针刺的关键，须做到施术有度，要对针下的感觉、出针的时机、针刺的深浅和角度等了然于心。针刺深浅是影响针刺治疗效果的重要因素之一，古人提出了针刺的深浅应遵循病浅刺浅、病深刺深的原则。

3. 明确提出医德医风规范　在针刺的过程中医者的态度要严肃认真。治神是针刺治病过程中所特有的方法和要领，要求医者在针刺治疗中掌握和重视病人的精神状态和机体变化，通过控制病人的精神活动，使经气通畅，这直接关系到针刺的疗效和安全。

4. 说明九针的目的、意义及功用　九针的创立效法于天地、四时、阴阳，并与之相应：一天、二地、三人、四时、五音、六律、七星、八风、九野。而人体形态亦与天地四时阴阳之相应。九针也就是根据它所适应的不同病证制成，即"故一针皮，二针肉，三针脉，四针筋，五针骨，六针调阴阳，七针益精，八针除风，九针通九窍，除三百六十五节气，此之谓各有所主也"。

现节选有关针刺补泻方法和注意事项的部分原文。

二、文选

【原文】

黄帝问曰：願聞九鍼之解，虚實之道。岐伯對曰：刺虚則實之者，鍼下熱也[1]，氣實乃熱也。滿而泄之者，鍼下寒也[2]，氣虚乃寒也。菀陳則除之者，出惡血也[3]。邪勝則虚之者，出鍼勿按[4]。徐而疾則實者，徐出鍼而疾按之[5]，疾而徐則虚者，疾出鍼而徐按之[6]。言實與虚者，寒温氣多少也[7]。若無若有者，疾不可知也[8]。察後與先者，知病先後也[9]。爲虚與實者，工勿失其法。若得若失者，離其法也[10]。虚實之要，九鍼最妙者，爲其各有所宜也[11]。補瀉之時者，與氣開闔相合也[12]。九鍼之名，各不同形者，鍼窮其所當補瀉也[13]。

【提要】

本段讨论针刺补泻原则、手法及其要领。

【注释】

[1] 刺虚則實之者，针下熱也：即治虚证用补法，针后要有热的感觉。《黄帝内经太素·设方·知针石》注："刺寒虚者，得针下热，则为实和也。"

[2] 满而泄之者，针下寒也：即实证用泻法，针后有寒的感觉。《黄帝内经太素·设方·知针石》注："刺热实者，得针下寒，则为虚和也。"《类经·针刺类·用针虚实补泻》注："针下寒者，自热而寒也，寒则邪气去，而实者虚矣，故为泻。"

[3] 菀陳則除之者，出惡血也：《黄帝内经素问》王冰注："菀，积也，陈，久也""言络脉之中血积而久者，针刺而除去之也"。

[4] 邪盛则虚之者，出针勿按：《素问注证发微》注："邪盛则虚之者，言诸经邪气之盛者，皆泻其邪，出针之时，勿按其穴，令邪气之发泄也。"指邪盛宜泻的方法。

[5] 徐而疾则实者，徐出针而疾按之：《黄帝内经素问》王冰注："徐出，谓得经气已久，乃出之。疾按，谓针出穴已，速疾按之，则真气不泄，经脉气全，故徐而疾乃实也。"指虚证用补法时，针后应慢慢出针，出针后紧闭针孔则正气不致外泄。为针刺补虚之法。

[6] 疾而徐则虚者，疾出针而徐按之：《黄帝内经素问》王冰注："疾出针，谓针入穴已，至于经脉，即疾出之。徐按，谓针出穴已，徐缓按之，则邪气得泄，精气复固，故疾而徐乃虚也。"实证用泻的方法时，针后应快速出针，出针后缓慢按压针孔，为针刺泻实之法。

[7] 言实与虚者，寒温气多少也：《黄帝内经素问集注》张志聪注："言实与虚者，谓针下寒而气少者为虚，邪气已去也。针下热而气多者为实，正气已复也。"

[8] 若无若有者，疾不可知也：指针下气至的感觉，似有似无，其往来疾速，如不仔细体察，不易掌握。《黄帝内经素问吴注》："言针下气至若有若无者，气至疾速，难于知也。"

[9] 察后与先者，知病先后也：此先后，指标本而言。即审察疾病的先后过程，在于认识疾病的标本。《类经·针刺类·用针虚实补泻》注："病有标本，先者为本，后者为标。"

[10] 若得若失者，离其法也：《灵枢·小针解》："为虚与实，若得若失者，言补者佖然若有得也，泻则怳然若有失也。"《黄帝内经太素·设方·知针石》注："失其正法，故得失难定也。"这里强调针刺补泻不能脱离大法。

[11] 为其各有所宜也：指九针的应用各有其适应证。《黄帝内经素问吴注》："泻阳气者，宜镵针；泻分气者，宜员针；致脉气者，宜鍉针；发痼疾者，宜锋针；取大脓者，宜铍针；取暴气者，宜员利针；取痛痹者，宜毫针；取远痹者，宜长针；泻机关之水者，宜大针，此其各有所宜也。"

[12] 与气开阖相合也：即补泻时间要与气之开合相合。《类经·针刺类·用针虚实补泻》注："气至应时谓之开，已过未至谓之阖。补泻之时者，凡诸经脉气昼夜周行五十度，各有所至之时……故《灵枢·卫气行》曰：'谨候其气之所在而刺之，是谓逢时。'此所谓补泻之时也。"

[13] 针穷其所当补泻也：指九针各有其不同形态，发挥其当补当泻的作用。《黄帝内经素问集注》张志聪注："九针之名，有镵员鍉锋之殊分；九针之形，有大小长短之不等，各尽其所当补泻之用而制之也。"

【按语】

本段论述了针刺补泻的原则应与经气开阖相结合，经气至为开，经气去为阖；谨候经气之所在而行补泻，达到调节经气的目的。要求泻法有针下寒、补法有针下热的感应。

在手法上，补法以徐出针而疾按之，泻法则以疾出针而徐按之，这些论点对后世刺灸学的发展有着深刻的影响。此段原文对疾徐的解释在字面上与《灵枢·小针解》有所不同，但意义相仿，应互相参照。

【原文】

刺實須其虛者，留鍼陰氣隆至，乃去鍼也[1]。刺虛須其實者，陽氣隆至，鍼下熱，乃去鍼也[2]。經氣已至，慎守勿失者，勿變更也[3]。深淺在志者，知病之內外也[4]。近遠如一者，深淺其候等也[5]。如臨深淵者，不敢墯也[6]。手如握虎者，欲其壯也[7]。神無營於衆物者[8]，静志觀病人，無左右視也。義無邪下者，欲端以正也[9]。必正其神者，欲瞻病人目，制其神[10]，令氣易行也。

【提要】

本段论述针刺之要在于守机守神。

【注释】

[1] 阴气隆至，乃去针也：《黄帝内经素问吴注》："隆至"下，补"针下寒"三字，与下文"针下热"相应。故"隆至"下当有"针下寒"三字。《黄帝内经素问集注》张志聪注："留针所以候气也。阴气隆至，针下寒也，阳气已退，实者虚矣。"

[2] 针下热，乃去针也：《黄帝内经素问集注》张志聪注："阳气隆至，针下热也，元气已复，虚者实矣。俱当候其气至，而后乃可去针。"

[3] 经气已至，慎守勿失者，勿变更也：已得气，应慎守候，不要轻易改变手法。《黄帝内经素问》王冰注："变，谓变易。更，谓改更，皆变法也。言得气至，必宜谨守，无变其法，反招损也。"

[4] 深浅在志者，知病之内外也：即根据疾病在表或在里，决定针刺的浅深。《黄帝内经素问吴注》："病在内，深刺之；病在外，浅刺之。知病之内外，则刺之浅深，皆在志矣。"

[5] 近远如一者，深浅其候等也：《类经·针刺类·用针虚实补泻》注："深者取气远，浅者取气近，远近虽不同，以得气为候则如一也。"即虽然深刺能捕取远方的经气，浅刺仅能获取附近

的经气，但是无论深刺浅刺，候气之法是一样的。

[6]如临深渊者，不敢堕也：即谨慎小心，精神集中之意，《黄帝内经素问》注："言候气补泻，如临深渊，不敢堕慢，失补泻之法也。"

[7]手如握虎者，欲其壮也：《类经·针刺类·用针虚实补泻》注："持针如握虎，欲其坚而有力也。"

[8]神无营于众物者：神，指精神。无营于众物，即精神集中，不要被周围事物分散注意力。《黄帝内经素问集注》张志聪注："行针之道，贵在守神，静志以观病人，以候其气。"

[9]义无邪下者，欲端以正也：义，通"意"。邪，同"斜"，不正之意。这里强调医生要心地坦荡，行为端正。

[10]欲瞻病人目，制其神，令气易行也：要注意观察病人眼神，控制病人的精神活动，使经气易行。《素问注证发微》注："欲瞻病人之目，制其神气，使之专一，令病人之气易行也。"

【按语】

本段经文强调"泻实必虚，补虚必实"方可出针。要求医者谨守经气来临的时机而进行补泻，要专心致志、思想集中去观察病人的精神状态。原文"义无邪下者"一句，历史上王冰、吴昆等认为是指持针手法，但是，纵观原文上下句，似应指"须无邪念"，更符合经旨，因为医德对针灸医生而言，的确是必须遵守的前提。

骨空论篇第六十（节选）

本篇所指骨空即骨节之交会处，为腧穴之所在。内容论及风病、水病、腰痛、冲疝等多种不同病证及冲任督脉的循行与病候，同时指出了上述病证的治疗选穴。由于上述所选腧穴多在骨空处，故以"骨空论"名篇。

一、学术思想

1. 论风邪为病的表现及针灸取穴　外感风邪后，可出现振寒、汗出头痛、身重恶寒、颈项痛等症候，治疗选风府穴，调其阴阳，不足则补，有余则泻。另外指出了风府穴的定位在第一颈椎上面。同时，本篇还记载了风邪所致的其他疾病和针刺选穴。例如，大风汗出灸譩譆治疗。

2. 论冲脉、任脉、督脉的经脉循行和病候　本篇记述了任脉、冲脉和督脉的经络循行与病候。指出任脉病变，在男子为疝气病，女子为瘕聚病。冲脉发生病变则气逆上冲，腹内疼痛。督脉的病候为脊强反折。

3. 论咳喘、膝关节病、寒热病、犬咬伤的证治　本篇论述了咳喘和膝痛的证治，介绍了寒热、犬咬、伤食的灸治方法，并说明了灸治无效时，当结合其他方法治疗。

4. 归纳治疗水病五十七穴　本篇归纳了治疗水病的57穴，它们是尻骨上5行，每行5穴，伏兔上2行，每行5穴，左右各1行，每行5穴，踝上各1行，每行6穴。

现节选有关针刺取穴和灸法治疗寒热病、犬咬伤等原文。

二、文选

【原文】

黄帝问曰：余闻風者百病之始也，以鍼治之奈何？岐伯對曰：風從外入，令人振寒，汗出頭痛，身重惡寒，治在風府，調其陰陽，不足則補，有餘則瀉。

大風頸項痛[1]，刺風府，風府在上椎[2]。大風汗出[3]，灸譩譆，譩譆在背下俠脊傍三寸所，厭之，令病者呼譆譆，譆譆應手[4]。

從風憎風，刺眉頭[5]。失枕在肩上橫骨間[6]，折，使榆臂，齊肘正，灸脊中[7]。胁絡季脅引少腹而痛脹[8]，刺譆譆。腰痛不可以轉搖，急引陰卵，刺八髎與痛上，八髎在腰尻分間[9]。鼠瘻寒熱[10]，還刺寒府，寒府在附膝外解營[11]，取膝上外者使之拜，取足心者使之跪[12]。

【提要】

本段討論風病等的刺灸取穴法。

【注釋】

[1] 大風頸項痛：大風即風邪較甚者。《黃帝內經素問集注》張志聰注："夫風傷衛，衛氣一日一夜大會于風府，是以大風之邪，隨衛氣而直入于風府者，致使其頭項痛也。"

[2] 上椎：即第一頸椎上，指風府穴。《黃帝內經素問吳注》："言在項骨第一節，上椎也。"

[3] 大風汗出：指感受大風而汗出。《黃帝內經素問集注》張志聰注："汗為陰液。大風汗出者，陽氣傷而邪陷于經脈之下，故當灸之。"

[4] 厭之，令病者呼譆譆，譆譆應手：《類經·針刺類·刺諸風》注："厭之，以指按其穴也。乃令病人呼譆譆之聲，則應手而動，故即以為名。"本句指取譆譆穴的方法，即用手指按壓譆譆穴部位，讓病人呼"譆譆"一詞，則手下有震動感覺。

[5] 從風憎風，刺眉頭：從，因也。憎風，即惡風。眉頭，《黃帝內經素問》王冰注："謂攢竹穴也。"指因被風邪所傷而致的惡風，刺攢竹穴。

[6] 失枕在肩上橫骨間：失枕，即落枕，宜取肩上橫骨間。肩上橫骨間，諸家的認識不一。《黃帝內經素問吳注》："失枕者，風在頸項，頸痛不利，不能就枕也。肩上橫骨者中，當是巨骨穴。"又《類經·針刺類·刺頭項七竅病》注："刺在肩上橫骨間，當是後肩骨上，手太陽之肩外俞也，或為足少陽之肩井穴，亦主頸項之痛。"皆可參。

[7] 折，使榆臂，齊肘正，灸脊中：榆，當作"揄"。《類經·針刺類·刺頭項七竅病》注："榆，當作揄，引也。謂使病者引臂，下齊肘端以度脊中，乃其當灸之處，蓋即督脈之陽關穴也。"晚清醫家顧觀光說："折字絕句，痛如折也。"這裡介紹灸腰陽關穴治療腰痛如折。

[8] 胁絡季脅引少腹而痛脹：即從軟肋牽引少腹而痛。《素問直解》注："肋稍曰胁，胁絡，肋稍之絡也。季脅，脅之盡處也。胁絡季脅，經脈不和，樞轉不利，致引少腹而痛脹。"

[9] 八髎在腰尻分間：八髎穴在腰尻間孔隙中，即骶後孔處。

[10] 鼠瘻寒熱：《類經·針刺類·刺瘭疽》注："鼠瘻，瘰癧也。"寒熱，指症狀。《諸病源候論·瘻病諸候·鼠瘻》云："鼠瘻者，由飲食不擇，蟲蛆毒變化入于腑臟，稽留脈內不出，使人寒熱，其根在肺，生于頸腋之間。"

[11] 寒府在附膝外解營：解，指骨縫，營，竅也。解營，即骨縫中間之穴。《類經·針刺類·刺瘭疽》注："寒府在附膝外解營，謂在膝下外輔骨之骨解間也。凡寒氣自下而上者，必聚于膝，是以膝臏最寒，故名寒府。……當是足少陽經之陽關穴。蓋鼠瘻在頸腋之間，病由肝膽，故當取此以治之。"

[12] 取膝上外者使之拜，取足心者使之跪：指委中和涌泉穴的取穴體位。《黃帝內經素問集注》張志聰注："拜，揖也。取膝上外解之委中者，使之拜，則膝挺而後直，其穴易取也。跪則足折，而涌泉之穴宛在于足心之橫紋間矣。"

【按語】

本段提示了因風邪侵入人體輕重不同而用穴各異，如風邪從外侵入，使人洒洒惡寒，汗出頭痛，體酸重怕冷，可取風府治療以調和氣血陰陽而祛風寒；若感受風邪，使衛陽不固而汗出，可灸譆譆穴，並提出取譆譆及委中、涌泉穴的方法。還論述了治療落枕、腰痛的穴位及治法，臨床可作參考。

【原文】

水俞五十七穴者，尻上五行，行五；伏菟上两行，行五；左右各一行，行五；踝上各一行，行六穴[1]。髓空[2]在脑后三分，在颅际锐骨之下，一在断基下[3]，一在项后中复骨下[4]，一在脊骨上空，在风府上[5]。脊骨下空，在尻骨下空[6]。数髓空在面侠鼻[7]，或骨空在口下当两肩[8]；两髆骨空，在髆中之阳[9]。臂骨空在臂阳，去踝四寸两骨空之间[10]；股骨上空在股阳，出上膝四寸[11]；骱骨空在辅骨之上端[12]。股际骨空在毛中动脉下[13]。尻骨空在髀骨之后，相去四寸[14]。扁骨有渗理凑，无髓孔，易髓无空[15]。

【提要】

本段阐述治疗水病的腧穴。

【注释】

[1] 水俞五十七穴者……行六穴：《黄帝内经素问》王冰注："所在刺灸分壮，具《水热穴论》中，此皆是骨空，故《气穴》篇内与此重言尔。"

[2] 髓空：风府穴。

[3] 一在断基下：断基指下齿缝处。《类经·经络类·骨空》注："唇内上齿缝中曰断交；则下齿缝中当为断基，今曰断基下者，乃颐下正中骨罅也。"

[4] 一在项后中复骨下：《类经·经络类·骨空》注："即大椎上骨节空也。复当作伏，盖项骨三节不甚显，故云伏骨下也。"即一孔在项后伏骨下面。项后正中，即哑门穴。

[5] 一在脊骨上空，在风府上：《类经·经络类·骨空》注："风府上，脑户也，督脉穴。"即有一穴在脊骨上孔的风府上面，为脑户穴。

[6] 脊骨下空，在尻骨下空：指长强。《类经·经络类·骨空》注："脊内之末为尻骨，尻骨下空，长强也，督脉穴。"

[7] 数髓空在面侠鼻：指承泣、巨髎、颧髎等穴。《类经·经络类·骨空》注："数，数处也。在面者，如足阳明之承泣、巨髎，手太阳之颧髎，足太阳之睛明，手少阳之丝竹空，足少阳之瞳子髎、听会。侠鼻者，如手阳明之迎香等处。皆在面之骨空也。"

[8] 或（yù）骨空在口下当两肩：或骨，指下颌骨。沈彤《释骨》："或，即域之本字，云或骨者，以其骨在口颊下，象邦域之回蔽。"骨空在口下当两肩，《黄帝内经素问吴注》："当两肩大迎处也。"

[9] 在髆中之阳：阳，指外侧。《黄帝内经素问吴注》："髆，肩膊也。膊阳，膊之外也。"《类经·经络类·骨空》注："中之阳，肩中之上嵬也。即手阳明肩髃之次。"

[10] 去踝四寸两骨空之间：去踝即离腕关节上四寸，当为三阳络。《类经·经络类·骨空》注："去踝四寸两骨之间，手少阳通间之次也，亦名三阳络。"

[11] 出上膝四寸：《类经·经络类·骨空》注："出上膝四寸，当足阳明伏兔、阴市之间。"

[12] 骱骨空在辅骨之上端：《类经·经络类·骨空》注："骱，足胫骨也。骱骨之上为辅骨。辅骨之上端，即足阳明犊鼻之次。"

[13] 股际骨空在毛中动脉下：即股际间骨孔在阴毛之中动脉下，当为曲骨穴。《类经·经络类·骨空》注："毛中动脉下，谓曲骨两旁股际，足太阴冲门动脉之下也。"又《素问注证发微》注："其股际亦有空，在毛中动脉之下，疑是任脉经曲骨穴。"可参。

[14] 尻骨空在髀骨之后，相去四寸：指八髎穴。《黄帝内经素问》王冰注："是谓尻骨八髎穴也。"

[15] 扁骨有渗理凑，无髓孔，易髓无空：《黄帝内经素问》王冰注："扁骨，谓尻间扁戾骨也。其骨上有渗灌文理归凑之，无别髓孔也""易，亦也。骨有孔则髓有孔，骨若无孔，髓亦无孔也"。扁骨应包括通身之扁骨，扁骨有血脉渗灌之纵理，没有髓孔，一般亦无穴位。

【按语】

本段首先介绍了 57 个水穴的分布部位，但原文未提出具体穴名，后世注家作了列举。这 57 穴的分布：尻骨上有 5 行，每行各 5 穴，计 25 穴；伏兔上有 2 行，每行各 5 穴，计 10 穴（下腹部肾经穴）；又左右各 1 行，每行各 5 穴，计 10 穴（应是下腹部足阳明经穴）；足内踝上各 1 行，每行各 6 穴，计 12 穴（内踝上肾经穴）。再有论述了头部、面部、脊柱、肩膊、股骨、胫骨、尾骨等部位的骨空所在位置。最后还指出人体扁骨有渗灌血脉的纹理而无髓空，符合实际情况。

【原文】

灸寒热之法，先灸项大椎，以年爲壯數[1]，次灸橛骨[2]，以年爲壯數，視背俞陷者灸之[3]，舉臂肩上陷者[4]灸之，兩季脇之間[5]灸之，外踝上絕骨之端[6]灸之，足小指次指間[7]灸之，腨下陷脈[8]灸之，外踝後[9]灸之，缺盆骨上切之堅痛如筋者[10]灸之，膺中陷骨間[11]灸之，掌束骨下[12]灸之，臍下關元三寸[13]灸之，毛際動脈[14]灸之，膝下三寸分間[15]灸之，足陽明跗上動脈[16]灸之，巓上一[17]灸之，犬所嚙[18]之處灸之三壯，即以犬傷病法灸之[19]，凡當灸二十九處[20]。傷食灸之[21]，不已者，必視其經之過於陽者，數刺其俞而藥之[22]。

【提要】

本段论灸法的应用。

【注释】

[1] 以年为壮数：壮是灸法中的术语。每艾灸一炷为一壮。即依据年龄大小决定施灸的量的多少。

[2] 橛骨：即尾骶骨。《黄帝内经素问》王冰注："尾穷谓之橛骨。"

[3] 背俞陷者灸之：《类经·针刺类·灸寒热》注："背俞，皆足太阳经穴。陷下之处，即经气之不足者，故当灸之。"

[4] 举臂肩上陷者：《类经·针刺类·灸寒热》注："肩髃也，手阳明经穴。"

[5] 两季胁之间：《黄帝内经素问》王冰注："京门穴，肾募也，在髂骨与腰中季胁本夹脊。"

[6] 外踝上绝骨之端：《类经·针刺类·灸寒热》注："足少阳阳辅穴也。"

[7] 足小指次指间：《类经·针刺类·灸寒热》注："足少阳侠溪穴也。"

[8] 腨下陷脉：《类经·针刺类·灸寒热》注："足太阳承山穴也。"

[9] 外踝后：《类经·针刺类·灸寒热》注："足太阳昆仑穴也。"

[10] 缺盆骨上切之坚痛如筋者：《黄帝内经素问吴注》："此非谓穴，乃肉间结核也。"似当为缺盆穴。

[11] 膺中陷骨间：《类经·针刺类·灸寒热》注："任脉之天突穴也。"

[12] 掌束骨下：《黄帝内经素问》王冰注："阳池穴也。在手表腕上陷者中，手少阳脉之所过也。"

[13] 脐下关元三寸：《类经·针刺类·灸寒热》注："任脉之关元穴在脐下三寸。"

[14] 毛际动脉：《黄帝内经素问》王冰注："以脉动应手为处，即气街穴也。"

[15] 膝下三寸分间：《黄帝内经素问》王冰注："三里穴也，在膝下同身寸之三寸，胻骨外廉两筋肉分间，足阳明脉之所入也。"

[16] 足阳明跗上动脉：《黄帝内经素问》王冰注："冲阳穴也，在足跗上同身寸之五寸骨间动脉，足阳明脉之所过也。"

[17] 巓上一：指百会穴。《类经·针刺类·灸寒热》注："督脉之百会穴也。"

[18] 犬所嚙：嚙，咬也。即犬咬伤的部位。

[19] 即以犬伤病法灸之：《黄帝内经素问》王冰注："犬伤而发寒热者，即以犬伤法三壮灸之。"

[20] 二十九处：二十九处，即谓大椎一，橛骨一，背俞二，举肩上陷二，两胁之间二，绝骨

二，小指次指二，腕下陷脉二，外踝二，缺盆二，膺中一，掌骨二，关元一，毛际动脉二，膝下三寸二，跗上二，巅上一。《类经·针刺类·灸寒热》注："自犬啮之上，共计二十九处。犬伤者无定所，故不在数内。"

[21] 伤食灸之：食，通"蚀"。这里指犬伤伤口侵蚀、加重时，可用灸法治疗。

[22] 数刺其俞而药之：即多次刺其腧穴，同时配合服药。《黄帝内经素问吴注》："刺以泻其阳，药以和其阴。"

【按语】

本段专论以艾灸调节气血，疏通经脉，达到治疗寒热病的目的，并详述所用腧穴的定位。另外值得重视的是，提出犬咬伤及伤口侵蚀恶化后可采用灸法治疗。结尾提醒对犬咬伤及伤口侵蚀加重时，除了使用灸法外，还可反复多次地针刺经过伤口部位经脉的腧穴，并同时配合药物治疗。

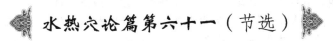

水热穴论篇第六十一（节选）

本篇论述了治疗水病、热病的腧穴分布及属性，对水病的产生机理进行了探讨，故以"水热穴论"名篇。

一、学术思想

1. 论水病形成的机理及肺肾二脏在其中的作用　肾是至阴之脏，属水；肺为水之上源，外合于皮毛。腹水的发生是由于肾的气化失常，关门不利，水湿积聚。风水的形成是用力汗出的时候，遇到风邪，肺卫受损，汗孔骤闭，余汗未尽，向外不能泄于皮肤，滞留在六腑，流走于皮肤形成浮肿。

2. 论水俞五十七处　本篇介绍了治疗水肿病 57 穴的分布及不同部位腧穴的功能特点。认为上述 57 穴是阴气汇聚的部位，也是水液从此出入的地方。尻上 5 行，每行有 5 个穴，这 25 穴是督脉和足太阳经所主。伏兔上左右各有 2 行，每行 5 穴，这 20 穴是肾气通行的道路。足内踝上左右各 1 行，每行 6 个穴，这 12 穴是肾脉下行的部分。

3. 论四时不同刺法　四时寒温不同，经气深浅有别，所以针刺方法也要相应调整。本篇认为春天针刺要取络脉分肉，夏天取盛经分腠，秋天取经输，冬天取井荥。

4. 论治热病五十九穴　本篇归纳了治疗热病的 59 个腧穴。其分布为头上 5 行，每行 5 穴，能泻越诸阳经上逆的热邪；胸部 8 穴可以泻除胸中的热邪；下肢 8 穴可以泻除胃中的热邪；其余 8 穴可以泻除四肢的热邪。五脏俞旁的 5 个穴左右共 10 穴可以泻除五脏的热邪。以上是古人实践所得，值得研究。

现节选治疗水病的机理及五十七穴、四时不同刺法的机理、治疗热病五十九穴等内容。

二、文选

【原文】

帝曰：水俞五十七處[1]者，是何主也？岐伯曰：腎俞[2]五十七穴，積陰之所聚也，水所從出入也[3]。尻上五行行五者，此腎俞[4]。故水病下爲胕腫大腹，上爲喘呼，不得臥者，標本俱病[5]。故肺爲喘呼，腎爲水腫，肺爲逆不得臥，分爲相輸俱受者[6]，水氣之所留也。伏莬上各二行行五者[7]，此腎之街也[8]。三陰之所交結於脚也[9]。踝上各一行行六者[10]，此腎脈之下行也，名曰太衝[11]。凡五十七穴者，皆藏之陰絡，水之所客也[12]。

【提要】

本段论述治疗水病的机理及五十七穴。

[1] 水俞五十七处：指治疗水病的五十七穴。处，作"穴"解。与下文"肾俞五十七穴"异文同义。

[2] 肾俞：指治疗水病的俞穴，非指肾俞一穴。

[3] 积阴之所聚也，水所从出入也：指水俞五十七穴为阴气积聚之处，也是水所出入之处。《素问直解》注："肾俞五十七穴，其穴从尻至足，在身半以下，地气所主，故曰积阴之所聚也。积阴所聚，水气从之，故水之所从以出入也。"

[4] 尻上五行行五者，此肾俞：《类经·针刺类·肾主水水俞五十七穴》注："尻上五行者，中行督脉也。傍四行，足太阳膀胱经脉也。行五者，中行五穴：长强、腰俞、命门、悬枢、脊中也。次二行各五穴：白环俞、中膂内俞、膀胱俞、小肠俞、大肠俞也。又次二行各五穴：秩边、胞肓、志室、肓门、胃仓也。五行共二十五穴，皆在下焦而主水，故皆曰肾俞。"

[5] 标本俱病：肾主水司气化，肺为水上之源，故肾为本，肺为标，水病上见喘呼病在肺，下见胕肿大腹病在肾，故为标本俱病。《黄帝内经太素·输穴·气穴》注："标为肺也，本为肾也，肺为喘呼，肾为水肿，二脏共为水病，故曰俱病也。"

[6] 相输俱受者：即肺、肾二脏之气相互输应同时受邪而发水湿留聚之病。《素问直解》高世栻注："肾气上升，肺气下降，上下分行，相为输布。今俱受病者，乃水气之所留聚也。"《类经·针刺类·肾主水水俞五十七穴》注："言水能分行诸气，相为输应而俱受病者，正以水气同类，水病则气应，气病则水应，留而不行，俱为病也。"

[7] 伏兔上各二行行五者：《类经·针刺类·肾主水水俞五十七穴》注"伏兔之上即腹部也，腹部之脉，任居中行，左右各二，夹脐旁两行者，足少阴并冲脉气所发，行各五穴，则横骨、大赫、气穴、四满、中注是也。次外二行者，足阳明经所行，行各五穴，则气冲、归来、水道、大巨、外陵是也。左右共二十穴。"

[8] 肾之街也：《黄帝内经素问吴注》："街，往来道也。"即肾脉所通行之道路。指上述穴位是肾气通行的道路。

[9] 三阴之所交结于脚也：《说文解字·肉部》"脚，胫也。"即足三阴经脉交于小腿下的三阴交。

[10] 踝上各一行行六者：《类经·针刺类·肾主水水俞五十七穴》注："踝上各一行，独指足少阴肾经而言。行六穴，则大钟、照海、复溜、交信、筑宾、阴谷是也。"

[11] 此肾脉之下行也，名曰太冲：《类经·针刺类·肾主水水俞五十七穴》注："肾之大络，并冲脉下行于足，合而盛大，故曰太冲。"

[12] 皆脏之阴络，水之所客也：《黄帝内经素问吴注》："脏，肾脏。络，支络。"《黄帝内经素问集注》张志聪注："凡此五十七穴，皆水脏之阴络，水之所客也。客者，谓留舍于脉络之间，非入于脉中也。"

【按语】

本段论述治疗水病的 57 个腧穴，《黄帝内经》中曾反复提出，但内容相互不一。《素问·气穴论》《素问·骨空论》《灵枢·四时气》三篇中也有论述，这是古人总结实践经验所得，有待于进一步研究。关于"五十七穴"名称，诸注亦颇不一。王冰、张景岳注，为背部督脉经之长强、腰俞、命门、悬枢、脊中 5 穴，次 2 行各 5 穴，为白环俞、中膂内俞、膀胱俞、小肠俞、大肠俞，以及秩边、胞肓、志室、肓门、胃仓左右 20 穴，及腹部足少阴经的横骨、大赫、气穴、四满、中注及次 2 行足阳明经的气冲、归来、水道、大巨、外陵左右共 20 穴，足少阴经的大钟、照海、复溜、交信、筑宾、阴谷左右 12 穴，共为 57 穴。本段指出治水的 57 穴，亦称"肾俞"，为水之所客，强调肾在治疗水肿病过程中的重要性。肾为水脏，内藏元气，总司人身之气化，气行则水行。同时，肺与水病的形成也有密切关系，故后世有"肺为水之上源"之说。因此，肾肺俱病对于水病的形成及调治肾肺治疗水病的理论，一直指导临床实践，并不断得到验证。

【原文】

帝曰：春取絡脈分肉何也？岐伯曰：春者木始治，肝氣始生，肝氣急，其風疾，經脈常深，其氣少，不能深入[1]，故取絡脈分肉間。帝曰：夏取盛經分腠何也？岐伯曰：夏者火始治，心氣始長，脈瘦氣弱[2]，陽氣留溢[3]，熱熏分腠，內至於經，故取盛經分腠，絕膚而病去者[4]，邪居淺也。所謂盛經者，陽脈也。帝曰：秋取經俞[5]何也？岐伯曰：秋者金始治，肺將收殺[6]，金將勝火[7]，陽氣在合，陰氣初勝，濕氣及體[8]，陰氣未盛，未能深入，故取俞以瀉陰邪，取合以虛陽邪，陽氣始衰，故取於合[9]。帝曰：冬取井滎何也？岐伯曰：冬者水始治，腎方閉[10]，陽氣衰少，陰氣堅盛，巨陽伏沈[11]，陽脈乃去，故取井以下陰逆，取滎以實陽氣[12]。故曰：冬取井滎，春不鼽衄。此之謂也[13]。

【提要】

本段阐述四时不同刺法的机理。

【注释】

[1] 其气少，不能深入：指春天少阳之气初升，阳气尚微，故宜浅刺。《黄帝内经素问集注》张志聪注："其经脉之气，随冬令伏藏，久深而始出，其在经之气尚少，故不能深入而取之经。"

[2] 脉瘦气弱：《素问注证发微》注："脏气始长，其脉尚瘦，其气尚弱，因为心气始长，所以脉气未盛。"

[3] 阳气留溢：留，《黄帝内经太素》《针灸甲乙经》作"流"，为同音假借。留溢，即充盛之意。《类经·针刺类·四时之刺》注："夏令阳浮于外。"

[4] 取盛经分腠，绝肤而病去者：谓夏季针刺时不宜过深，透过皮肤即可。《素问经注节解》注："夏热气浮，邪居阳分，用针不必太深。绝肤谓绝其皮肤而病邪已去也。"

[5] 经俞：《类经·针刺类·四时之刺》注："经俞者，诸经之经穴、俞穴也。俞应夏，经应长夏，皆阳分之穴。"俞，同"输"。

[6] 肺将收杀：《素问直解》注："收，收敛。杀，肃杀也。"

[7] 金将胜火：《黄帝内经素问》王冰注："金王火衰，故云金将胜火。"秋季为金旺火衰之时。

[8] 湿气及体：谓初秋寒湿之气胜，易侵犯人体。《类经·针刺类·四时之刺》注："阳气初衰，阴气初胜，故寒湿之气及体。"

[9] 故取于合：合，指合穴。《类经·针刺类·四时之刺》注："阴气未深，犹在阳分，故取经俞以泻阴邪。阳气始衰，邪将收敛，故取合穴以虚阳邪也。"《素问经注节解》注："肺以太渊为俞，以尺泽为合。"

[10] 肾方闭：《素问经注节解》注："方闭谓初冬也。阳衰阴盛，冬至之后，一阳始生。"

[11] 巨阳伏沉：巨阳即太阳，即太阳之气潜藏于里。

[12] 取井以下阴逆，取荥以实阳气：《素问经注节解》注："冬阴寒逆，抑之使下，冬阳气微，实之为贵。"《黄帝内经素问集注》张志聪注："夫井，木也，木生于水，故取井木以下阴气，勿使其发生而上逆也。荥，火也，故取荥穴以实阳气，乃助其伏藏也。"

[13] 冬取井荥，春不鼽衄。此之谓也：《黄帝内经素问集注》张志聪注："盖冬令闭藏，以奉春生之气，故冬取井荥，助藏太阳少阴之气，至春时阳气外出，卫固于表，不使风邪有伤肤腠络脉，故春不鼽衄，此之谓也。"

【按语】

根据不同季节针刺不同腧穴，体现了因时制宜，天人相应的学术观点。由于五脏之气应四时，四时阴阳有盛衰，五脏之气亦有相应的变化，气血阴阳亦有趋向于表里之异，故有"春取络脉分肉""夏取盛经分腠""秋取经俞""冬取井荥"的不同刺法，总以调和气血，气至病所为宜。

【原文】

帝曰：夫子言治熱病五十九俞，余論其意，未能領別其處，願聞其處，因聞其意。岐伯曰：頭上五行行五者，以越諸陽之熱逆也[1]。大杼、膺俞[2]、缺盆、背俞[3]，此八者，以瀉胷中之熱也[4]。氣街、三里、巨虛上下廉，此八者，以瀉胃中之熱也[5]。雲門、髃骨[6]、委中、髓空[7]，此八者，以瀉四支之熱也[8]。五藏俞傍五，此十者，以瀉五藏之熱也[9]。凡此五十九穴者，皆熱之左右也。帝曰：人傷於寒而傳爲熱，何也？岐伯曰：夫寒盛則生熱也[10]。

【提要】

本段论述治热病的五十九穴。

【注释】

[1] 头上五行行五者，以越诸阳之热逆也：《类经·针刺类·热病五十九俞》注："头上五行者，督脉在中，傍四行，足太阳经也。中行五穴：上星、囟会、前顶、百会、后顶也。次两傍二行各五穴：五处、承光、通天、络却、玉枕也。又次两傍二行各五穴：临泣、目窗、正营、承灵、脑空也。五行共二十五穴，俱在巅顶之上，故可散越诸阳热气之逆于上者。"

[2] 膺俞：《类经·针刺类·热病五十九俞》注："膺俞，中府也。"《针灸甲乙经》："中府，肺募也，一名膺中俞。"

[3] 背俞：《黄帝内经素问集注》张志聪注："背俞即风门穴。"

[4] 以泻胸中之热也：《黄帝内经太素·输穴·气穴》注："此八穴前后近胸，故泻胸中热也。"

[5] 以泻胃中之热也：《类经·针刺类·热病五十九俞》注："此八者，俱足阳明经穴，故可泻胃中之热。"

[6] 髃骨：即肩髃穴。《黄帝内经素问》王冰注："验今《中诰孔穴图经》无髃骨穴，有肩髃穴，穴在肩端两骨间，手阳明蹻脉之会。"

[7] 髓空：《黄帝内经素问》王冰注："按今《中诰孔穴图经》云：腰俞穴，一名髓空，在脊中第二十一椎节下，主汗不出，足清不仁，督脉气所发也。"

[8] 以泻四肢之热也：《黄帝内经太素·输穴·气穴》注："云门近肩，髃骨在肩，并向手臂也；委中在膕，髓空在腰，一名腰俞，皆主于脚，故泻四肢之热也。"

[9] 五脏俞傍五，此十者，以泻五脏之热也：《类经·针刺类·热病五十九俞》注："五脏俞傍五穴，肺俞之傍，魄户也；心俞之傍，神堂也；肝俞之傍，魂门也；脾俞之傍，意舍也；肾俞之傍，志室也。皆足太阳经穴。凡五脏之系，咸附于背，故此十者，可泻五脏之热。"

[10] 夫寒盛则生热也：《类经·针刺类·热病五十九俞》注："寒邪外束，则阳气内郁，故传而为热，所以寒盛则生热也。"

【按语】

本段讨论了针刺治疗热病的五十九腧穴及其治疗范围。取穴原则，或局部取穴，或循经取穴，但总以疏导气血，泻热祛邪为关键。但"热病五十九穴"亦见于《灵枢·热病》，惟所取穴位不一。《灵枢·热病》五十九穴以取四肢为主，盖以泻热之本。本篇则多随邪之所在，盖以泻热之标，各有不同意义。两篇相同者仅十八穴，其余皆异。但正如张介宾所说："皆热俞也，均不可废，凡刺热者，当总本二篇议，各随其宜而取用之，庶呼尽刺热之善矣。"

缪刺论篇第六十三（节选）

本篇主要讨论缪刺法，即病在络脉则左病取右，右病取左，故以"缪刺论"名篇。

一、学术思想

1. 论外邪侵入人体的途径与奇病的产生　一般外邪侵入人体是由浅入深，逐层深入到达脏腑的，即从皮毛开始，然后孙脉、络脉、经脉，最后到脏腑。而奇病的产生是由于病邪在传遍过程中出现异常，即从皮毛开始，侵入孙络后，滞留不行，闭塞不通，没有侵入经脉，流溢于大络发生奇病。

2. 论缪刺的意义及与巨刺的区别　缪刺是针对奇病的一种针刺方法，即在络脉的病，在左刺右，在右刺左。因为络脉有病时，其病痛的部位与经脉有病是不一样的，病邪在络脉时，病位较浅，所以，缪刺是刺络；巨刺也是在左刺右，在右刺左，但巨刺是刺经。

3. 论邪客于各经络脉的缪刺法　本篇论述邪客于足少阴之络、邪客于手少阳之络、邪客于足厥阴之络、邪客于足太阳之络、邪客于手阳明之络等的病候与其缪刺之法。

现节选缪刺机理及缪刺与巨刺区别的原文。

二、文选

【原文】

黄帝问曰：余闻缪刺[1]，未得其意，何谓缪刺？岐伯对曰：夫邪之客於形也，必先舍於皮毛，留而不去，入舍於孙脉，留而不去，入舍於络脉，留而不去，入舍於经脉，内连五藏，散於肠胃，阴阳俱感，五藏乃伤，此邪之従皮毛而入，極於五藏之次也[2]。如此，则治其经焉[3]。今邪客於皮毛，入舍於孙络，留而不去，闭塞不通，不得入於经，流溢於大络，而生奇病[4]也。夫邪客大络者，左注右，右注左，上下左右与经相干[5]，而布於四末，其气无常处，不入於经俞，命曰缪刺。

【提要】

本段论述外邪侵入人体的传变规律。

【注释】

[1] 缪（miù）刺：《类经·针刺类·缪刺巨刺》："缪，异也。"《素问识》注："盖左病刺右，右病刺左，交错其处，故曰缪刺。"即在络脉之病，在左刺右，在右刺左，交错而针。

[2] 极于五脏之次也：即邪气从表而入，逐渐深入，最后侵犯于五脏之次序。极，至也。达到之意。次，次序、层次。

[3] 治其经焉：即治其经之正治法。《类经·针刺类·缪刺巨刺》注："治经者，十二经穴之正刺也，尚非缪刺之谓。"

[4] 奇病：奇，可作"只"或"独"解。如《太平御览·卷七百五十》引《风俗通》："奇，只也。"奇病在此指病只在一侧之络脉，或在左或在右。《黄帝内经素问集注》张志聪注："奇病者，谓病气在左，而证见于右，病气在右，而证见于左。"亦可通。

[5] 上下左右与经相干：干，干扰，干涉之意。《素问注证发微》注："其邪客大络，左注于右，右注于左，上下左右，与经虽相干，其实不得入于经。"

【按语】

本段论述外邪侵袭人体的传变规律及缪刺的机理。病邪传变规律，由皮毛而孙络而大络而经而肠胃而五脏，但前提是阴阳俱感。如此至五脏者，其针刺当"刺其经"。缪刺的机理，主要是因为邪客于大络，左注右，右注左，上下左右与经相干，而布于四末，其气无常处，不入于经俞，从此可以看出，主要是因为邪客于大络而未入于经，此时当用缪刺。

【原文】

帝曰：願聞繆刺，以左取右，以右取左，奈何？其與巨刺[1]何以別之？岐伯曰：邪客於經，左盛則右病，右盛則左病，亦有移易[2]者，左痛未已而右脈先病，如此者，必巨刺之，必中其經，非絡脈也。故絡病者，其痛與經脈繆處，故命曰繆刺[3]。

【提要】

本段论述缪刺与巨刺的区别。

【注释】

[1] 巨刺：《黄帝内经素问吴注》："巨刺，大经之刺也。"巨刺、缪刺，其法相同，同是左取右，右取左，但刺大经者，谓之巨刺，刺大络者，谓之缪刺。

[2] 移易：同义复词。《玉篇·禾部》："移，易也。"移易有改变之意。

[3] 其痛与经脉缪处，故命曰缪刺：经病与络病的疼痛部位不同。《素问直解》注："缪处，异处也。谓经脉之痛，深而在里，络脉之痛，支而横居，病在于络，左右纰缪，故命曰缪刺。"

【按语】

本段论述缪刺与巨刺的区别。详二者针刺方法均是左取右，右取左。实质是均治其先发病。不同点在于：从邪客部位看，巨刺是邪客经脉，其特点是左盛则右病，右盛则左病，以及移易，即左侧邪盛而其病症表现于右，同样右侧亦然，或左病未已而右脉又病，右病未已而左脉又病。而缪刺则为邪客于络，其特点是病邪从左注右，从右注左，与邪客于经之左侧邪盛而症显于右不同。从针刺部位看巨刺必中其经；缪刺必中其络。

【原文】

凡刺之数[1]，先視其經脈，切而從之[2]，審其虛實而調之，不調者經刺之[3]。有痛而經不病者，繆刺之[4]，因視其皮部有血絡者盡取之，此繆刺之數也。

【提要】

本段提出诊疗的方法是先审经脉，据其虚实而调之。

【注释】

[1] 数：法也。在此指针刺的法则。

[2] 切而从之：《针灸甲乙经》作"循"，亦通。《说文解字·从部》："从，随行也。"切其脉而循摩之。

[3] 不调者经刺之：《黄帝内经太素·九针之三·量缪刺》注："不调者，偏有虚实也。偏有虚实者，可从经穴调其气也。"《类经·针刺类·缪刺巨刺》注："调者，如汤液导引之类皆是也。调之而不调，然后刺其经脉，是谓经刺，亦曰巨刺。"

[4] 有痛而经不病者，缪刺之：《类经·针刺类·缪刺巨刺》注："有痛而经不病者，病在大络也，故当缪刺之。"《黄帝内经太素·九针之三·量缪刺》注："循经候之，不见有病，仍有痛者，此病有异处，故左痛刺右等，名曰缪刺。"

【按语】

本段提出诊疗的方法是先审经脉，据其虚实而调之，不调者当用巨刺，对病痛不在经者用缪刺。缪刺的方法是"因视其皮部有血络者尽取之"。

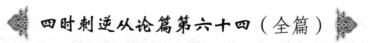 四时刺逆从论篇第六十四（全篇）

本篇主要根据脏腑经络之气与四时阴阳的相应关系，论述了针刺治病应顺从四时之气而刺的道理，并说明违反这一原则而产生的危害，故以"四时刺逆从论"名篇。

一、学术思想

1.论六经之气的有余、不足和脉象滑涩所呈现的不同病证 本篇论述了三阴三阳有余和不足所致五脏诸病及脉象滑涩的不同。

2.论人气与四时变化的关系 本篇阐述了四时之气与皮肤、血气的关系，四时之气各有常度，六淫之邪常随四时之气而犯人。

3.论逆四时而刺产生的危害 本篇论述了针刺违反四时之气的规律而导致乱气的症状和误刺五脏之死期、变动之候。

二、文选

【原文】

厥陰有餘，病陰痹[1]；不足病生熱痹[2]；滑則病狐疝風；濇則病少腹積氣[3]。

少陰有餘，病皮痹隱軫；不足病肺痹[4]；滑則病肺風疝；濇則病積溲血[5]。

太陰有餘，病肉痹寒中；不足病脾痹；滑則病脾風疝；濇則病積心腹時滿[6]。

陽明有餘，病脈痹，身時熱；不足病心痹；滑則病心風疝；濇則病積時善驚[7]。

太陽有餘，病骨痹身重；不足病腎痹；滑則病腎風疝；濇則病積善時巔疾[8]。

少陽有餘，病筋痹脅滿；不足病肝痹；滑則病肝風疝；濇則病積時筋急目痛。

【提要】

本段论述三阴三阳有余和不足所致的五脏诸病。

【注释】

[1]阴痹：《黄帝内经素问》王冰注："痹，谓痛也。阴，谓寒也。有余，谓厥阴气盛满，故阴发于外而为寒痹。"《黄帝内经素问集注》张志聪注："痹者。闭也。血气留着于皮肉筋骨之间而为痛也。"

[2]热痹：《黄帝内经素问》王冰注："阴不足则阳有余，故为热痹。"

[3]滑则病狐疝风，涩则病少腹积气：《黄帝内经素问集注》张志聪注："气病之谓疝。血病之谓积。盖气盛而生热。则为疝痛。血多而凝泣。故成积也。"《素问直解》注："气病为疝，血病为积。滑主气盛，涩主少血，故厥阴脉滑，则病狐疝。"《素问注证发微》注："其脉若滑，则必病狐疝风，外感之邪也；其脉若涩，则必病小腹有积气，内伤之邪也。"

[4]少阴……肺痹：《黄帝内经素问》王冰注："足少阴脉从肾上贯肝膈入肺中，故有余病皮痹隐軫不足病肺痹也。"隐軫，即隐疹。

[5]滑则病肺风疝，涩则病积溲血：《黄帝内经素问》王冰注："以其正经入肺贯肾络膀胱，故谓肺痹及积溲血也。"《素问注证发微》注："其脉若滑，则当病肺风疝，外感之邪也；其脉若涩，则当病有积及溲血，内伤之邪也。"

[6]滑则病脾风疝，涩则病积心腹时满：《黄帝内经素问》王冰注："太阴之脉入腹属脾络胃，其支别者复从胃别上膈疰心中，故为脾疝心腹时满也。"《素问注证发微》注："其脉若滑，则病脾风疝，外感之邪也；其脉若涩，则病当有积及心腹时满，内伤之邪也。"

[7]滑则病心风疝，涩则病积时善惊：《黄帝内经素问》王冰注："心主之脉起于胸中，出属心包，下膈历络三焦，故为心疝时善惊。"《素问注证发微》注："其脉若滑，则病心风疝，外感之邪也；其脉若涩，则病积，时善惊，内伤之邪也。"

[8]滑则病肾风疝，涩则病积善时巅疾：《黄帝内经素问》王冰注："太阳之脉交于巅上，入络脑，下循膂络肾，故为肾风及巅病也。"《素问注证发微》注："其脉若滑，则病肾风疝，外感

之邪也；其脉若涩，则病积，时巅疾，内伤之邪也。"

【按语】

本段论述三阴三阳有余和不足导致的五脏病证。

【原文】

是故春氣在經脈，夏氣在孫絡，長夏氣在肌肉，秋氣在皮膚，冬氣在骨髓中。帝曰：余願聞其故。岐伯曰：春者，天氣始開，地氣始泄，凍解冰釋，水行經通，故人氣在脈[1]。夏者，經滿氣溢，入孫絡受血，皮膚充實[2]。長夏者，經絡皆盛，內溢肌中[3]。秋者，天氣始收，腠理閉塞，皮膚引急[4]。冬者蓋藏，血氣在中，內著骨髓，通于五藏[5]。是故邪氣者，常隨四時之氣血而入客也，至其變化不可為度[6]，然必從其經氣，辟除[7]其邪，除其邪，則亂氣不生。

【提要】

本段论述经脉之气与四时之气的相应关系。

【注释】

[1] 春者……故人气在脉：春天阳气开始升发，地气开始发泄，冻解冰化，水流行，河道通。人体之气亦充盛于经脉之中。《素问释义》注："人身之气随天地气为升降也。"

[2] 夏者……皮肤充实：夏天阳气充盛，经脉满而血充溢于络脉，皮肤充实。《素问注证发微》注："正以夏时经脉甚满，其气溢于孙络，孙络受血，而外之皮肤皆已充实，在人体则经脉之血都充满，所以人气在孙络也。"

[3] 长夏者……内溢肌中：长夏阳气更加充盛，而润泽于肌肉。

[4] 秋者……皮肤引急：秋天阳气收敛，人体之腠理闭塞而皮肤收缩。

[5] 冬者……通于五脏：冬天阳气深藏于内，人体气血亦收藏于内，内附骨髓，贯通于五脏。《类经·针刺类·刺分四时逆则为害》注："冬气伏藏，内通五脏，所以人气在骨髓中。"《素问直解》注："盖以冬者，气机盖藏，血气在中，内著骨髓，通于五脏。藏者藏也，惟冬主藏，故通五脏，而冬气在骨髓。"

[6] 不可为度：指四时之气的异常变化而侵入人体，则不能按着正常规律变化。《素问经注节解》注："四时有不正之气，常乘人气血之虚而入客，虚有微甚之分，邪有轻重之异，变化变化，无常度焉。"

[7] 辟除：排除。

【按语】

本段论述四时之气与皮肤、血气的关系。即四时之气各有常度，六淫之邪常随四时之气而犯人；但这种变化不能用常法来度量，必须根据四时经气的变化进行治疗，以祛除病邪，人体才不会产生乱气。

【原文】

帝曰：逆四時而生亂氣，奈何？岐伯曰：春刺絡脈，血氣外溢，令人少氣；春刺肌肉，血氣環逆[1]，令人上氣；春刺筋骨，血氣內著，令人腹脹[2]。夏刺經脈，血氣乃竭，令人解㑊；夏刺肌肉，血氣內卻，令人善恐[3]；夏刺筋骨，血氣上逆，令人善怒[4]。秋刺經脈，血氣上逆，令人善忘[5]；秋刺絡脈，氣不外行，令人臥不欲動[6]；秋刺筋骨，血氣內散，令人寒慄[7]。冬刺經脈，血氣皆脫，令人目不明；冬刺絡脈，內氣外泄，留為大痹[8]；冬刺肌肉，陽氣竭絕，令人善忘。凡此四時刺者，大逆之病[9]，不可不從也；反之，則生亂氣，相淫病焉[10]。故刺不知四時之經，病之所生，以從為逆，正氣內亂，與精相薄。必審九候，正氣不亂，精氣不轉[11]。

【提要】

本段论述逆四时之气而误刺的危害。

【注释】

[1] 血气环逆：环逆，即气血逆乱而不能正常循环。《素问经注节解》注："环者，循环，谓血气相乱而逆，周身之气上而不下。"

[2] 血气内著，令人腹胀：即血气留著于内而致腹胀。

[3] 血气内却，令人善恐：却，退也。在此有虚义。因血气内虚而善恐。《黄帝内经素问吴注》："气未至而先夺之，故令血气却弱，惟其却弱，是从善恐。"

[4] 血气上逆，令人善怒：《类经·针刺类·刺分四时逆则为害》注："夏刺冬分，则阴虚于内，阳盛于外，故令人血气逆而善怒。"

[5] 令人善忘：《黄帝内经素问吴注》："心生脉，秋刺经脉而虚其经，则经脉虚而心气亦虚矣，故善忘。"

[6] 气不外行，令人卧不欲动：秋主收敛，令行于里，表阳虚，故谓气不外行。表阳虚，故嗜卧不动。《类经·针刺类·刺分四时逆则为害》注："秋时收敛，气已去络而复刺之，则气虚不能卫外，气属阳，阳虚故嗜卧不欲动。"

[7] 血气内散，令人寒慄：即血气散乱于内，中气不足，不能溢于肌表而恶寒。

[8] 内气外泄，留为大痹：《类经·针刺类·刺分四时逆则为害》注："当阳气伏藏之时，而刺其阳分，则阳气外泄。阳虚阴盛，故留为大痹。"《黄帝内经素问集注》注："大痹者，脏气虚而邪痹于五脏也。"

[9] 大逆之病：指违背四时之气而施针刺所致之病。《黄帝内经素问吴注》："大逆其法之所为病也。"

[10] 则生乱气，相淫病焉：指违背四时而刺，则逆乱之气泛滥而生病。《黄帝内经素问集注》注："乱气，变化之气也。相淫，血气淫泆也。此言不从四时之气，则正气变乱而为病也。"

[11] 精气不转：即精气不发生逆转散乱的意思。《黄帝内经素问》注："不转，谓不逆转也。"《素问直解》注："不转，内存也。"

【按语】

本段经文论述了针刺违反四时之气的规律而导致气血逆乱。如春季误刺络脉而血气向外溢散，使人感到少气；春季误伤肌肉，则气血循环发生逆转，使人上逆。说明针刺取穴，在四时应有所不同，这种天人相应因时制宜的学术观点，反映了祖国医学的整体观。

【原文】

帝曰：善。刺五藏，中心一日死，其动为噫[1]；中肝五日死，其动为语；中肺三日死，其动为欬；中肾六日死，其动为嚏欠；中脾十日死，其动为吞。刺伤人五藏必死[2]，其动则依其藏之所变候知其死也[3]。

【提要】

本段论述误刺五脏的后果。

【注释】

[1] 刺五脏：《素问直解》注："刺失其宜，是为刺逆，知其逆，则知其从，帝故善之。复举《刺禁论》岐伯之言，以明刺伤五脏，各有死期，各有动病。"

[2] 刺伤人五脏必死：《素问注证发微》注："盖以刺者伤人之五脏，故为必死也。"

[3] 变：谓气动变也。《素问注证发微》注："其各脏变动，则依其脏之所变以候知其死耳。"

【按语】

本段论述误刺五脏的后果，及对变动之候、死期的预测。因此，凡刺胸腹者，必避开五脏。可参考《素问·刺禁论》《素问·诊要经终论》。"而有不同者，非以生则以成之，又不同者，则传写之误也。"

第二章 《难经》选

第一节 《难经》的针灸学术思想

《难经》全名《黄帝八十一难经》,是发挥《黄帝内经》的重要著作之一,全书以阐明《黄帝内经》的要旨为主,对《黄帝内经》的疑难问题,采用问答质疑的体裁,专题论述,其内容涉及脏腑、生理、病理、诊法、治则诸方面,尤其对脉诊更有发挥,如把"独取寸口"作为诊断五脏六腑疾病的依据,因寸口为"脉之大会""五脏六腑之所终始",这种观点对后世影响亦较大。对三焦和命门提出新的论点,认为"三焦者,原气之别使也""命门者,诸神精之所舍,原气之所系也",原气又根源于肾间动气,故又提出"齐下肾间动气者,人之生命也,十二经之根本也,故名曰原"。实际上对肾的功能,提出新义,对后世命门学说有较大影响,对针刺重视原穴也有较大意义。因此,《难经》是综合性针灸医籍。

一、《难经》成书时代及作者

《难经》首见于《伤寒杂病论》原序中,其中有《八十一难》的记载,但未提到作者及年代。《史记·扁鹊仓公列传》《汉书·艺文志》均无《八十一难经》的记载。但《汉书·艺文志》提到"《扁鹊内经》九卷、《外经》十二卷",但是《扁鹊内经》是否指《难经》,无稽可查。《隋书经籍志考证》记载《黄帝八十一难》二卷,不著撰人。《史记·扁鹊仓公列传》记载:"扁鹊者,勃海郡鄭人也,姓秦氏,名越人,少时为人舍长,舍客长桑君过,扁鹊独奇之,常谨遇之,长桑君亦知扁鹊非常人也……"长桑君"乃出其怀中药,饮以上池水,悉取其禁方书,尽以与扁鹊"。故后世有扁鹊受长桑君秘术之说,但未说明扁鹊作《难经》之事。《唐书·经籍考》《唐书·艺文志》及《宋史·艺文志》均记载《黄帝八十一难》为秦越人所撰,在此之前吕广注《难经》已提到其为秦越人所撰。杨玄操在《难经集注》序中也记载:"黄帝八十一难经者,斯乃勃海秦越人之所作也。越人受桑君之秘术,遂洞明医道,至能彻视脏腑、剖肠剔心,以其与轩辕时扁鹊相类,乃号之为扁鹊。"张守节作《史记正义》亦引杨玄操《难经》序为秦越人所著。说明《难经》为秦越人所撰,出自唐以后,故称为后人托名于秦越人,后世医家对此也不是没有异议,如晁氏《郡斋读书志》认为"唐·杨玄操编次为十三类(指《难经》),陈氏《书录》曰:《难经》二卷,勃海秦越人撰。《汉志》亦但有《扁鹊内外经》而已,《隋志》始有《难经》,《唐志》遂题云秦越人,皆不可考"。又如徐大椿等人皆疑其为后人之伪作,或疑为元人或疑为六朝人所作。总之,对《难经》的成书年代及作者,尚无一致看法,但从历史逻辑推论,《难经》当出于《黄帝内经》之后,《伤寒杂病论》之前,即秦汉之间,经过较长时间,辗转相传,不断修改,整理补充,逐渐完成,因其学术思想对《黄帝内经》有所发挥,故不远于《黄帝内经》,其作者,也非出于一人之手。

二、《难经》对针灸学的贡献

《难经》的主要成就,在于进一步阐述《黄帝内经》的重要内容,并有一定发挥。对针灸学的贡献也是不可忽略的。八十一难中有三十二难涉及经络、腧穴、刺法、针灸治疗等内容，是学习针灸学的重要典籍。

1. 明确提出了奇经八脉体系　首先对经络学说，特别是对奇经八脉的论述，不但提出奇经八脉不同于正经，即调节正经气血的作用，而且提出完整的奇经八脉的起止循行及病候，明确了奇经八脉在经脉中的重大作用，是对《黄帝内经》经脉学说的进一步发挥。

2. 注重特定穴的应用　在腧穴方面，进一步论述了特定穴的功用，完整了十二经脉的井荥输原经合各穴，及脉气出入的关系和所属脏腑的交会关系，而且以阴阳五行理论，论述五输穴的功能，即以阴阳相济、五行相生相克规律，配属五输穴的属性，以五输穴进行取穴配穴。对背俞穴及腹募穴也以阴阳相配，调治脏腑疾病，进行了论述。尤其对原穴的作用非常重视，即以原穴通原气，将其作为治疗五脏六腑的主要腧穴，进一步发挥了《黄帝内经》的理论，而强调原穴通三焦之气，与脐下肾间动气相通，是原气之所运行及留止之处，也是对《黄帝内经》理论的补充。八会穴也首见于《难经》，可调治脏、腑、气、血、筋、骨、血、脉之病证，提出了临床主治的范围。

3. 重视针刺补泻及操作　《难经》对《黄帝内经》记载的各种针法及取穴都有进一步的发挥，如迎随补泻法、刺井泻荥法、补母泻子法、泻火补水法及迎随与母子补泻相结合等针法，都有较大贡献。总之，《难经》不但在中医理论方面，而且在针灸方面，对《黄帝内经》有所发挥。

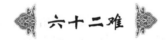
第二节　《难经》文选

原文录音：《难经》
文选

音频：《难经》文选

六十二难

【原文】

六十二難曰：藏井滎有五[1]，府獨有六者，何謂也？

然：府者，陽也，三焦行於諸陽[2]，故置一俞，名曰原[3]。府有六者，亦與三焦共一氣也[4]。

【提要】

本难论述脏腑五输穴的区别及六腑多置一原穴的理由。

【注释】

[1] 脏井荥有五：指五脏之五输穴。《难经本义》注："藏之井荥有五，谓井荥输经合也。"

[2] 三焦行于诸阳：指三焦之气行于人体阳部。《难经汇注笺正》注："三焦行于诸阳者，乃指人身上、中、下三部之阳气而言，非手少阳之三焦一经，故曰行于诸阳。否则三焦经亦诸阳之一，何可浑漠言之，竟谓三焦能行于诸阳。《六十六难》又谓三焦之所行，气之所留止。又谓三焦为原气之别使，主通行三气，则且明示以上中下三部之气，其非手少阳经之三焦，尤为不言可喻。"

[3] 故置一俞，名曰原：俞，通"腧"，指穴位而言。原，指原穴。《难经集注》杨玄操注："原者，元也。元气者，三焦之气也。其气尊大，故不应五行，所以六府有六俞，亦以应六，合于乾道也。"

[4] 亦与三焦共一气也：指六阳经之井、荥、输、原、经、合也，与三焦元气相通。《难经正义》注："三焦为阳气之根，六府属阳，其气皆三焦所出，故曰共一气也。"

【按语】

十二经脉在肘膝以下，各有五个重要腧穴，即井、荥、输、经、合，称为五输穴。但六阳经除五输穴外，尚有一个原穴，故此处言"府独有六者"，指六阳经有六个重要腧穴，即井、荥、输、原、经、合。至于六腑为什么多置一原穴，如本文所说："府者阳也，三焦行于诸阳"，即三焦为气之所终始，阳气之根，气化所在，六腑亦有气化作用，三焦之气，通于六腑，共成一气，故六腑多置一原穴。

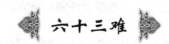

六十三难

【原文】

六十三難曰:《十變》[1]言,五藏六府榮合,皆以井為始者,何也?

然:井者,東方春也,萬物之始生。諸蚑行喘息,蜎飛蠕動[2],當生之物,莫不以春而生,故歲數始於春,日數始於甲[3],故以井為始也[4]。

【提要】

本难论述井穴为始的意义。

【注释】

[1]《十变》:《古本难经阐注》注:"古经名也。"

[2]蚑(qí)行喘息,蜎(xuān)飞蠕动:言虫豸之属走行、呼吸、飞翔或蠕动,可泛指一切生物的活动。《淮南子·原道训》:"蚑行喙息,蠉飞蠕动,待而后生,莫之知德,待而后死,莫之能怨。"《史记·匈奴列传》:"下及鱼鳖,上及飞鸟,蚑行喙息,蠕动之类,莫不就安利而辟危殆。"疑"喘"为"喙"之误。

[3]日数始于甲:《难经正义》注:"谓东方属甲乙,为干之首也。"

[4]以井为始也:《灵枢·九针十二原》:"所出为井。"即水之出泉为井。喻十二经之循行,井穴为起点,如万物生发始于春。《难经本义》注:"十二经所出之穴,皆谓之井,而以为荥俞之始者,以井主东方木,木者,春也,万物发生之始。"

【按语】

井穴为十二经在四肢最远端的穴位,取其为经气开始初生之处,而东方主于春,喻井穴是经气阴阳转化的生发之处,如同春天万物开始生发一样。按照五输穴的五行属性,则阴经井穴属木,阳经井穴属金(参见《六十四难》)。本段强调岁数始于春,日数始于甲,以一年的时序为例,言明井穴为四肢的最远端穴位,如水之出泉,万物生发,取春之象而象征经气由此生发。而《六十四难》是以五行生克规律言五输穴的阴阳配属,为刚柔相济的制约关系,侧重不同,可互参。

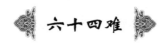

六十四难

【原文】

六十四難曰:《十變》又言,陰井木,陽井金;陰滎[1]火,陽滎水;陰俞[2]土,陽俞木;陰經[3]金,陽經火;陰合[4]水,陽合土。陰陽皆不同,其意何也?

然:是剛柔之事[5]也。陰井乙木,陽井庚金。陽井庚,庚者,乙之剛[6]也;陰井乙,乙者,庚之柔[7]也。乙為木,故言陰井木也;庚為金,故言陽井金也。餘皆仿此。

【提要】

本难论述五输穴的阴阳五行属性。

【注释】

[1]荥:《灵枢·九针十二原》:"所溜为荥。"溜,即流动之意。如细水缓缓流动。《说文解字·水部》:"荥,绝小水也。"《难经集注·六十三难》杨玄操注:"泉水既生,留停于近,荥迂未成大流,故名之曰荥。荥者,小水之状也。"

[2]俞:《灵枢·九针十二原》:"所注为输。"如水之汇集而流注。《说文解字·车部》:"输,委输也,从车俞声。"即输注之谓。《难经集注·六十三难》杨玄操注:"留停既深,便有注射轮文之处,故名之曰输。输者,委积逐流行,经历而成渠径。"

[3] 经：与"径"通。《灵枢·九针十二原》："所行为经。"即水流经过之意。《尔雅·释水》曰："直波为径。"

[4] 合：汇合之义。《难经集注》杨玄操注："经行既达，合会于海，故名之曰合。合者，会也。此是水行流转之义。人之经脉，亦法于此，故取名焉。"

[5] 刚柔之事：即阳阴相配，刚柔相济之意。《古本难经阐注》注："言阳与阴配合，取刚柔之义耳。如阴井木，阳井金。是乙与庚合也。乙为阴木，合庚之阳金，故曰庚乃乙之刚，乙乃庚之柔也。"

[6] 庚者，乙之刚：庚金属阳，为乙木属阴之刚。刚柔相济之意。以十天干配属阴经、阳经。庚属阳干，乙属阴干，阳性刚，阴性柔，故庚为乙之刚。庚乙所以相配，又按五行相克之金克木之意。

[7] 乙者，庚之柔：即乙木属阴，庚金属阳，乙木为庚金之柔。

【按语】

本难阐明十二经五输穴的阴阳五行属性。以十个天干配属阴经阳经。即阳干配阳经，阴干配阴经，以说明阴阳相配、刚柔相济。《六十三难》云"岁数始于春，日数始于甲"，又根据五行相生的关系，把阴经井穴配乙木，依次相生，荥穴配丁火，输穴配己土，经穴配辛金，合穴配癸水；为了阴阳相配，再以五行相克的关系，又把阳经的井穴配庚金，依次为荥穴配壬水，输穴配甲木，经穴配丙火，合穴配戊土。其意义在于应用阴阳五行的阴阳相互制化、五行相生相克的理论，治疗五脏的各种疾病。以五输穴五行属性相生相克取穴的方法，作为补泻的治疗原则。

【经典医案】

有曹通甫外郎妻萧氏，六旬有余，孤寒无依，春月忽患风痰。半身不遂，语言蹇涩，精神昏愦，口眼㖞斜，与李仲宽证同。予刺十二经井穴，接其经络不通。又灸肩井曲池。详病时月，处药服之，减半。予曰：不须服药，病将自愈。明年春，张子敬郎中家见行步如故。（《卫生宝鉴》）

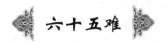

六十五难

【原文】

六十五難曰：《經》言所出為井，所入為合，其法奈何？

然：所出為井，井者，東方春也，萬物之始生，故言所出為井也；所入為合，合者，北方冬也，陽氣入藏，故言所入為合也[1]。

【提要】

本难论述井穴、合穴的意义。

【注释】

[1] 所出为井……所入为合也：《难经集注》杨玄操注："春夏主生养，故阳气在外，秋冬主收藏，故阳气在内，人亦法之。"《古本难经阐注》注："此言井荥输经合，如春夏秋冬之周而复始，东南西北之循环无端。自井而生发，至合而入脏，如天地一岁而有四时，一日亦有四时，人身随其气而运行，所以一呼一吸，阴阳无不周遍也。"

【按语】

所出为"井"，所入为"合"，是说明经络气血的出入运行。井穴在四肢的末端，言经气之微小，从井穴出至皮下，如水之出于泉；合穴位于肘膝的大关节，言经气之洪大，从合穴入于经脉，渐深而内循于脏腑。故以春之阳气初生喻为"井"，冬之阳气内藏喻为"合"。

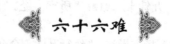

六十六难

【原文】

六十六難曰：《經》言肺之原，出於太淵；心之原，出於大陵[1]；肝之原，出於太衝；脾之原，出於太白；腎之原，出於太谿；少陰之原，出於兌骨[2]；膽之原，出於丘墟；胃之原，出於衝陽；三焦之原，出於陽池；膀胱之原，出於京骨；大腸之原，出於合谷；小腸之原，出於腕骨。十二經皆以俞為原者[3]，何也？

然：五藏俞者，三焦之所行[4]，氣之所留止也。

三焦所行之俞為原者，何也？

然：臍下腎間動氣[5]者，人之生命也，十二經之根本也，故名曰原。三焦者，原氣之別使[6]也，主通行三氣[7]，經歷於五藏六府。原者，三焦之尊號也，故所止輒為原[8]。五藏六府之有病者，皆取其原也。

【提要】

本难论述十二经原穴与三焦之气的关系。

【注释】

[1] 大陵：手厥阴心包之原穴，以包络代心行令之故。

[2] 少阴之原，出于兑骨：兑骨，掌后锐骨，指神门穴。《难经经释》注："少阴，手少阴也。兑骨，即神门穴。"

[3] 十二经皆以俞为原者：俞，通"输"。《难经汇注笺正》注："盖五藏阴经，止以俞为原，六府阳经，既有俞，仍别有原。"此泛指十二经之输穴，实际是五脏以输穴为原穴，而六腑独有原，故概括而言，十二经皆以输穴作为原穴。

[4] 三焦之所行：指三焦之气运行出入而言。

[5] 肾间动气：《难经集注》杨玄操注："脐下肾间动气者，丹田也。丹田者，人之根本也，精神之所藏，五气之根元。"指命门真阳之气，为人身真气之根本。义见《难经·三十六难》《难经·三十九难》命门说。

[6] 原气之别使：别使，《古本难经阐注》注："分别致使。"《难经经释》注："言根本原气，分行诸经，故曰别使。"即指三焦是将原气运行于诸经的别府。

[7] 三气：指上、中、下三焦之气。《难经本义》注："通行三气，即纪氏所谓，下焦禀真元之气，即原气也。上达至中焦，中焦受水谷精悍之气，化为荣卫，荣卫之气与真元之气通行，达于上焦也。"

[8] 所止辄为原：原，指原穴。三焦之气停止之处，即称为原穴。

【按语】

本难强调了原穴的重要意义。原穴为三焦原气通行之处，为人之生命所系、十二经之根本，故五脏六腑之疾病，可首选原穴进行调治。十二经脉皆有原穴，五脏均以输为原，六腑则有输穴和原穴。故对"十二经皆以输为原"句应理解其精神实质，不可拘泥于个别词句。本难所谓十二经皆以输为原，包括五脏输穴和六腑原穴在内，都是运行三焦之气，并非单指五脏输穴而言。此十二经脉原穴与《灵枢·九针十二原》所述不同。《灵枢·九针十二原》所指原穴为五脏经脉左右的两个原穴，计为十个原穴，再加"膏之原，鸠尾一""肓之原，脖胦一"，共为十二原。《灵枢·本输》则补充了六腑的原穴。本难增补了"少阴之原，出于兑骨"（兑骨即神门）。至此，十二经的井荥输原经合穴，方可称完备。

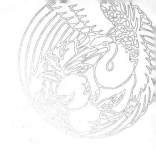

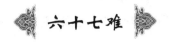

【原文】

六十七難曰：五藏募皆在陰[1]，而俞皆在陽[2]者，何謂也？

然：陰病行陽，陽病行陰[3]，故令募在陰，俞在陽。

【提要】

本难论述五脏俞穴、募穴的意义及治疗作用。

【注释】

[1] 五脏募皆在阴：《难经本义》注："募，犹募结之募，言经气之聚于此也。"此处指五脏之气募集于胸腹部。

[2] 俞皆在阳：《难经本义》注："俞，《史记·扁鹊传》作输，犹委输之输，言经气由此而输于彼也。"俞，通"输"，有转输之意，即经气由此转输于彼处，指五脏之气输注于背腰部。

[3] 阴病行阳，阳病行阴：《难经本义》注："阴阳经络，气相交贯，脏腑腹背，气相通应，所以阴病有时而行阳，阳病有时而行阴也。"

【按语】

本难以阴阳理论阐明脏腑之募穴、俞穴的阴阳相通，表里相合关系。在生理上，经脉之气由阴行阳，由阳行阴，维持相对平衡；在病理上，阴病及阳，阳病及阴。故在治疗上可以从阴引阳，从阳引阴，以调节阴阳经脉之气，而达到治疗的目的。这种阴阳相互依存制约的学术思想，是针灸治疗的特点之一。因此不独指五脏而言，六腑之募、俞穴亦包括在内，正如徐灵胎在《难经经释》中说："六腑募亦在阴，俞亦在阳，不特五脏为然。"

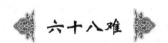

【原文】

六十八難曰：五藏六府，各有井滎俞經合，皆何所主？

然：《經》言所出為井，所流為滎，所注為俞，所行為經，所入為合。井主心下滿[1]，滎主身熱[2]，俞主體重節痛[3]，經主喘咳寒熱[4]，合主逆氣而泄[5]。此五藏六府其井滎俞經合所主病[6]也。

【提要】

本难论述井、荥、输、经、合穴的意义和主治疾病。

【注释】

[1] 井主心下满：指井穴主治心下满。《难经集注》虞庶注："井法木，以应肝，脾位在心下，今邪在肝，肝乘脾，故心下满，今治之于井，不令木乘土也。"

[2] 荥主身热：指荥穴主治身热。《难经集注》虞庶注："荥为火，以法心，肺属金，外主皮毛，今心火灼于肺金，故身热，谓邪在心也。故治之于荥，不令火乘金，则身热必愈也。"

[3] 俞主体重节痛：指输穴主治体重节痛。《难经集注》虞庶注："输者法土，应脾，今邪在土，土必刑水，水者肾，肾主骨，故病则节痛，邪在土，土自病则体重，宜治于输穴。"

[4] 经主喘咳寒热：指经穴主治喘咳寒热。《难经集注》虞庶注："经法金，应肺，今邪在经，则肺为病，得寒则咳，得热则喘，今邪在金，金必刑木，木者肝，肝在志为怒，怒则气逆乘肺，故喘……治疗之于经，则金不刑于木矣。"

[5] 合主逆气而泄：指合穴主治逆气而泄。《难经集注》虞庶注："合法水，应肾，肾气不足，伤于冲脉，则气逆而里急，肾主开窍于二阴，肾气不禁，故泄注……今治之于合，不令水乘火，则

肝木不忧，故气逆止；邪不在肾，则无注泄。"

[6]此五脏六腑其井荥俞经合所主病：《难经正义》注："此论五脏为病之一端耳。不言六腑者，举脏足以该腑也。"

【按语】

本难以五脏之五输穴为例，应用五行学说阐释井荥输经合所主治的疾病。盖《难经》受五行学说的影响甚深，理法多基于五行而论，故注释采用《难经集注》虞庶所注，对五输主病分从五脏解释。又本难五输主病，只言脏未及腑，而且六腑之五输穴的五行属性亦与此不同，应具体分析，不可一概而论。故徐灵胎在《难经经释》中云："然此亦论其一端耳，两经辨病取穴之法，实不如此，不可执一说而不知变通也。"临床应用五输穴主病理论时宜灵活变通，不宜胶柱。

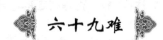

六十九难

【原文】

六十九難曰：《經》言虛者補之，實者瀉之，不實不虛，以經取之，何謂也？

然：虛者補其母，實者瀉其子[1]，當先補之，然後瀉之。不實不虛，以經取之者，是正經自生病[2]，不中他邪也，當自取其經，故言以經取之[3]。

【提要】

本难论述补母泻子的治疗原则及本经自病取本经的治疗方法。

【注释】

[1]虚者补其母，实者泻其子：《难经经释》注："母，生我之经，如肝虚则补肾经也，母气实则生之益力。子，我生之经，如肝实则泻心经也，子气衰则食其母益甚。"

[2]正经自生病：正经，指十二经脉。意为本经原发病，非他经病变所传。《难经经释》注："正经自病，如《四十九难》所云之类是也。"《难经本义》注："不实不虚，以经取之者，即《四十九难》忧愁思虑则伤心，形寒饮冷则伤肺云云。"

[3]以经取之：《难经集注》注："不实不虚，是谓脏不相乘也，故云自取其经。"《难经经释》："自取其经，即于本经取所当刺之穴，不必补母泻子也。"即取本经腧穴治疗。

【按语】

本难论述补母泻子的治疗原则，是依据五行相生的理论而进行选穴的。该治疗原则不仅可用于本经五输穴补泻，如肝虚补其母穴曲泉，肝实泻其子穴行间，也适用于母子经腧穴的补泻，如徐灵胎在《难经经释》中说："母，生我之经，如肝虚则补肾经""子，我生之经，如肝实则泻心经。"

此原则不但应用在针灸上，而且对于临床组方用药，也有指导意义。但应根据具体病情，辨证分析，不可拘泥。正如《难经经释》说："《内经》补泻之法，或取本经，或杂取他经，或先泻后补，或专补不泻，或专泻不补，或取一经，或取三四经，其论俱在，不可胜举，则补母泻子之法，亦其中之一端。若竟以为补泻之道尽如此，则不然也。"

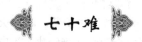

七十难

【原文】

七十難曰：《經》言春夏刺淺，秋冬刺深者，何謂也？

然：春夏者，陽氣在上，人氣亦在上，故當淺取之；秋冬者，陽氣在下，人氣亦在下，故當深取之。

春夏各致一陰，秋冬各致一陽[1]者，何謂也？

然：春夏溫，必致一陰者，初下鍼，沈之至腎肝之部[2]，得氣，引持之陰[3]也；秋冬寒，必致一陽者，初内鍼，淺而浮之，至心肺之部[4]，得氣，推内之陽[5]也。是謂春夏必致一陰，秋冬必致一陽。

【提要】

本难论述四时不同刺法的道理，并提出"春夏各致一阴，秋冬各致一阳"的具体操作手法。

【注释】

[1] 春夏各致一阴，秋冬各致一阳：《难经经释》注："致，取也。谓用针以取其气也。"《难经集注》虞庶注："经言春夏养阳，言取一阴之气以养于阳，虑成孤阳……，秋冬养阴，言至阴用事，无阳气以养其阴，故取一阳之气以养于阴，免成孤阴也。"

[2] 沉之至肾肝之部：《难经集注》杨玄操注："入皮五分，肾肝之部，阴气所行也。"沉，深刺，即深刺到肝肾筋骨部位。

[3] 得气，引持之阴：得气后，将针从深部提引至浅部，即引提阴气至阳分。《难经经释》注："引，谓引其气而出之至于阳之分也。"

[4] 浅而浮之，至心肺之部：《难经集注》杨玄操注："入皮三分，心肺之部，阳气所行也。"浅而浮之，指浅刺法而言，即浅刺至皮肤部位。

[5] 得气，推内之阳：得气后，将针从浅部向深部推入，即推进至阴分。《难经经释》注："推，谓推其气而入之，至于阴之分也。此即经文所谓从阴引阳、从阳引阴之义。"

【按语】

本难以天人相应的理论，阐明了人体经脉之气随自然界四时气候有阴阳升降的变化，提出了"春夏刺浅、秋冬刺深"的不同刺法，并在此原则指导下提出了"春夏必致一阴，秋冬必致一阳"的针刺手法。这种取阴养阳、取阳养阴的方法，是对《黄帝内经》"春夏养阳，秋冬养阴"原则的灵活应用和发挥。其应用已突破了针刺治疗的适用范围，还可用来指导组方用药、食疗和养生等。

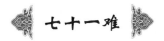

七十一难

【原文】

七十一難曰：《經》言刺榮無傷衛，刺衛無傷榮。何謂也？

然：鍼陽者，臥鍼而刺[1]之；刺陰者，先以左手攝按[2]所鍼榮俞之處，氣散乃内鍼。是謂刺榮無傷衛，刺衛無傷榮也。

【提要】

本难论述刺营卫的不同方法，阐述"刺荣无伤卫，刺卫无伤荣"浅深刺法的原则。

【注释】

[1] 卧针而刺：即横刺。

[2] 摄按：摄，牵曳引持。按，按摩。摄按即用手引持按摩，使腧穴浅表部分的卫气散去。营气深而卫气浅，故刺营时必须摄按穴位，至卫气离散时，再行刺法，则针至营勿伤卫。

【按语】

本难论述针刺营卫深浅的不同方法，旨在说明针刺治疗疾病时进针的深浅必须根据疾病的具体情况而定，使针至病所，祛邪不伤正。故刺卫应横刺，使不伤营；刺营则摄按皮肤，使浅表的卫气离散而深刺至营，不致伤卫。

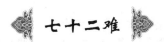

七十二难

【原文】

七十二難曰：《經》言能知迎隨[1]之氣，可令調之。調氣之方[2]，必在陰陽，何謂也？

然：所謂迎隨者，知榮衛之流行，經脈之往來也。隨其逆順^[3]而取之，故曰迎隨。調氣之方，必在陰陽者，知其內外表裏，隨其陰陽而調之，故曰調氣之方，必在陰陽。

【提要】

本难论述迎随补泻的针刺方法。

【注释】

[1] 迎随：即逆从的意思。经脉气血旺盛时进针泻邪称为迎，也就是逆取；经脉气血衰弱时进针扶正称为随，也就是顺取。《难经集注》杨玄操注："迎者，逆也；随者，顺也。"

[2] 调气之方：方，即方法。《难经集注》杨玄操注："调气之方，必在阴阳者，阴虚阳实，则补阴泻阳；阳虚阴实，则补阳泻阴。或阳并于阴，阴并于阳，或阴阳俱虚，或阴阳俱实，皆随病所在而调其阴阳，则病无不已。"

[3] 逆顺：指经脉气血的盛衰。

【按语】

本难提出迎随补泻的关键在于调气，而调气的根本在于调和阴阳。为此必须明白营卫之气的分布运行、人体内外表里的相互关系和经脉的循行规律，从而迎其气之来而泻其实，随其气之去而补其虚。

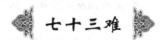

七十三难

【原文】

七十三難曰：諸井者，肌肉淺薄，氣少不足使^[1]也，刺之奈何？

然：諸井者，木也；榮者，火也。火者，木之子，當刺井者，以榮瀉之^[2]。故經言補者不可以為瀉，瀉者不可以為補，此之謂也。

【提要】

本难论述刺井泻荥法的运用。

【注释】

[1] 使：用的意思，即用手针刺，此处指泻法。

[2] 刺井者，以荥泻之：《难经集注》丁德用注："井为木，是火之母，荥为火，是木之子，故肝木实，泻其荥。"即《难经·六十九难》所谓"实则泻其子"之意。

【按语】

本难论述刺井泻荥法是根据五行相生的理论和"实则泻其子"的原则而进行取穴的，对于临床有一定的意义。但不可拘泥，应灵活运用，特别是点刺十二井出血，可清热开窍、消肿止痛，对各种实证、痛证和热证有其他穴位不可替代的作用。

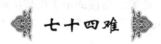

七十四难

【原文】

七十四難曰：《經》言春刺井，夏刺榮，季夏刺俞，秋刺經，冬刺合者，何謂也？

然：春刺井者，邪在肝^[1]；夏刺榮者，邪在心；季夏刺俞者，邪在脾；秋刺經者，邪在肺；冬刺合者，邪在腎。

其肝、心、脾、肺、腎而繫於春夏秋冬者，何也？

然：五藏一病，輒有五也^[2]。假令肝病，色青者肝也，臊臭者肝也，喜酸者肝也，喜呼者肝也，喜泣者肝也。其病眾多，不可盡言也。四時有數^[3]，而並繫於春夏秋冬者也。鍼之要妙，在於秋毫者也。

【提要】

本难论述因病因时的针刺取穴方法。

【注释】

[1] 春刺井者，邪在肝：春刺井穴是由于邪在肝，阴井属木主肝，故刺井穴，以泻肝经之邪。并非所有的疾病都要春刺井穴。《古本难经阐注》注："此章言春夏秋冬之刺井荥输经合，非必春刺井。其邪在肝者，刺井也，井属木，春也，故云春刺井也，余脏皆然。"

[2] 辄有五也：《难经集注》丁德用注："五脏一病辄有五者，谓五声、五色、五味、五液、五臭。"

[3] 四时有数：即四时变化有一定的规律。《难经经释》注："言病虽万变而四时实有定数，治之之法，总不出此，其道简约易行也。"

【按语】

本难以五脏应四时阴阳，以及五脏与五输的五行相属关系，论述肝病春取井、心病夏取荥、脾病长夏取输、肺病秋取经、肾病冬取合的因病因时取穴针刺方法，强调了针刺治病要依四时与脏腑之不同而选取五输穴中的不同穴位而治之。针刺治疗，应以辨证施治为准则，因病因时而采取不同方法，灵活掌握，故称"针之要妙，在于秋毫者也"。

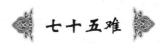 七十五难

【原文】

七十五難曰：《經》言東方實，西方虛，瀉南方，補北方，何謂也？

然：金木水火土，當更相平[1]。東方木也，西方金也，木欲實，金當平之[2]；火欲實，水當平之；土欲實，木當平之；金欲實，火當平之；水欲實，土當平之。東方肝也，則知肝實；西方肺也，則知肺虛。瀉南方火，補北方水[3]。南方火，火者，木之子也；北方水，水者，木之母也。水勝火，子能令母實，母能令子虛，故瀉火補水，欲令金不得平木也[4]。經曰：不能治其虛，何問其餘，此之謂也。

【提要】

本难论述泻南补北（泻火补水）的原理及其应用。

【注释】

[1] 当更相平：更，更递。平，祛其有余而使之平衡。即金木水火土应当相互制约，保持相对平衡状态。《难经集注》丁德用注："平者，调四方虚实之法也。"

[2] 木欲实，金当平之：即以五行相胜的规律制约其有余之气。《难经本义》注："金木水火土之相平，以五行所胜而制其贪也。"余仿此。

[3] 泻南方火，补北方水：此乃肝（木）实肺（金）虚的治疗方法。火为木之子，泻火可令母虚，而达到泻肝（木）的目的；金为水之母，补水可令母实，而达到补肺（金）的目的。《难经本义》注："泻南方火者，夺子之气，使食母之有余；补北方水者，益子之气，使不食母也。如此则过者退，而抑者进，金得平其木，而东西二方无复偏胜偏亏之患矣。"

[4] 欲令金不得平木也：《难经本义》注："不字疑衍。"又《针灸大成·难经补泻》记载："泻火补水而旁治之，不得径以金平木。"二说均可参考。

【按语】

本难提出的"子能令母实，母能令子虚"是针对复杂病情而提出的补泻方法，与《难经·六十九难》中"虚则补其母，实则泻其子"的方法相辅相成，相互补充。

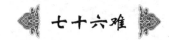

七十六难

【原文】

七十六難曰：何謂補瀉？當補之時，何所取氣？當瀉之時，何所置氣[1]？

然：當補之時，從衛取氣[2]；當瀉之時，從榮置氣[3]。其陽氣不足，陰氣有餘，當先補其陽，而後瀉其陰；陰氣不足，陽氣有餘，當先補其陰，而後瀉其陽。榮衛通行，此其要也。

【提要】

本难论述"从卫取气"和"从荣置气"的补泻方法及其步骤。

【注释】

[1] 何所取气……何所置气：气，指经气；取，捕取也，有致气而捕之义。置，弃置，有放散而泻之义。《难经经释》注："言取何气以为补，而其所泻之气则置之何地也。"

[2] 当补之时，从卫取气：即当补时，卧针浅取其卫气而致气于虚处。《难经集注》虞庶注："肺行五气，溉灌五脏，通注六经，归于百脉。凡取气须自卫取气，得气乃推内针于所虚之经脉，浅深分部之所以补之。故曰：当补之时，从卫取气，此之谓也。"《古本难经阐注》注："欲补，从卫取气，浅针之，俟得气，乃推内针于所虚之处。"

[3] 当泻之时，从荣置气：当用泻法时，直针深刺至营，得气后引向浅处，而泻其邪气。《难经集注》虞庶注："邪在荣分，故内针于所实之经，待气引针而泻之。故曰当泻之时，从荣置气。"《古本难经阐注》注："欲泻，从荣置气，深针之，于所实之处，俟得气，引针泄之。"

【按语】

本难论述了荣卫补泻的针刺方法及先后步骤。卫行脉外，其位较浅，荣行脉中，其位较深。先刺卫分得气后，再深入以纳气至虚处为补法；先刺营分得气后，再引气浅出，以散放于外为泻法。因此，荣卫补泻法也属于深浅补泻法。这些内容对后世烧山火、透天凉、阴中隐阳、阳中隐阴等补泻针法的形成影响很大。

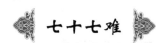

七十七难

【原文】

七十七難曰：《經》言上工治未病，中工治已病者，何謂也？

然：所謂治未病者，見肝之病，則知肝當傳之于脾，故先實其脾氣，無令得受肝之邪，故曰治未病[1]焉。中工治已病者，見肝之病，不曉相傳，但一心治肝，故曰治已病也。

【提要】

本难论述上工、中工处理疾病的不同方法。

【注释】

[1] 治未病：《难经集注》丁德用注："《素问》曰：春胜长夏，长夏胜冬，冬胜夏，夏胜秋，秋胜春，此四时五行相胜之理也。人之五脏，有余者行胜，不足者受邪，上工先补不足，无令受邪，而后泻有余，此是治未病也。"《难经集注》杨玄操注："五脏得病，皆传其所胜，肝病传脾之类是也。若当其王时，则不受传，即不须行此方也。"

【按语】

中医学对于治未病的思想非常重视。治未病既包括未病先防，又包括已病防变。本难即以肝病为例，提示预防传变、治之宜早的重要意义。正如叶霖在《难经正义》中说："凡病皆当预图其早，勿待病成方治，以贻后悔也。治之早则用力少而成功多，所谓曲突徙薪之勋，宜加于焦头烂额之上也。"疾病传变是多方面的，故其防治之法亦不局限于五行乘侮之说，应根据具体病情，而采取防治之法。

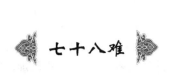

七十八难

【原文】

七十八難曰：鍼有補瀉，何謂也？

然：補瀉之法，非必呼吸出內鍼[1]也。知為鍼者，信其左；不知為鍼者，信其右[2]。當刺之時，必先以左手厭[3]按所鍼滎俞之處[4]，彈而努之[5]，爪而下之[6]。其氣之來，如動脈之狀，順鍼而刺之，得氣，因推而內之，是謂補；動而伸之，是謂瀉。不得氣，乃與男外女內[7]；不得氣，是謂十死不治也。

【提要】

本难论述双手协同操作的针刺补泻手法。

【注释】

[1] 呼吸出内针：指呼吸补泻手法。《难经正义》："针法之补泻，候呼内针，候吸出针者，补也；候吸内针，候呼出针者，泻也。"

[2] 信其左……信其右：信，善用。左、右，指医生的左右手。《难经经释》注："信其左，谓其法全在善用其左手，如下文所云是也。信其右，即上呼吸出内针也，持针以右手，故曰信其右。"

[3] 厌：与"压"通。

[4] 滎俞之处：泛指所要针刺的腧穴。

[5] 弹而努之：《难经本义》注："弹而努之，鼓勇之也。努读若怒。"意为通过弹击，使所要针刺的腧穴部经气充盈，脉络怒张。

[6] 爪而下之：《难经经释》注："以爪掐至肉中也。"

[7] 男外女内：指浅刺、深刺的提插法。《难经集注》杨玄操注："卫为阳，阳为外，故云男外；荣为阴，阴为内，故云女内也。"另，《难经本义》注："若停针候气，久而不至，乃与男子则浅其针而候之卫气之分，女子则深其针而候之营气之分。"

【按语】

本难肯定了针刺的呼吸补泻法，重点描述了提插捻转补泻手法，即气至而向内推针的为补法，得气后摇大针孔向上提的为泻法。这是针刺常用的补泻手法，对临床有重要的意义。还提到了男外女内的浅深刺法。

本难特别强调了得气及左手在针刺操作中的重要意义。

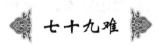

七十九难

【原文】

七十九難曰：《經》言迎而奪之，安得無虛？隨而濟之，安得無實？虛之與實，若得若失[1]；實之與虛，若有若無[2]，何謂也？

然：迎而奪之者，瀉其子也；隨而濟之者，補其母也。假令心病，瀉手心主俞[3]，是謂迎而奪之者也；補手心主井[4]，是謂隨而濟之者也。所謂實之與虛者，牢濡[5]之意也。氣來牢實者為得，濡虛者為失，故曰若得若失也。

【提要】

本难以心经病证为例，论述了五输穴的母子迎随补泻法。

【注释】

[1] 虚之与实，若得若失：即虚证用补法，使患者感觉有所得，正气充实，症状好转；实证用泻法，则使患者感觉有所失，邪气衰减，症状减轻。《灵枢·小针解》："为虚为实，若得若失者，

言补者必然若有得也，泻则恍然若有失也。"

[2] 实之与虚，若有若无：即实证针刺时，医者针下有紧牢充实之感为有气；虚证针刺时，医者针下有疏软空虚之感为无气。《灵枢·小针解》："言实与虚，若有若无者，言实者有气，虚者无气也。"

[3] 泻手心主俞：心属火，手心主之输穴属土，土为火之子，即实则泻其子。《难经本义》注："假令心病，心火也，土为火之子，手心主之输大陵也，实则泻之，是迎而夺之也。"

[4] 补手心主井：井属木，为火之母，即虚则补其母。《难经本义》注："木者火之母，手心主之井，中冲也，虚则补之，是随而济之也。"

[5] 牢濡：指针下的感觉。牢为紧实，濡为虚软。《难经集注》虞庶注："牢濡，虚实之意也。"

【按语】

本难阐述了母子迎随补泻法的具体应用。以心病为例，实证可泻手心主包络之输穴（属土），虚证可补手心主包络之井穴（属木），即母子迎随补泻法。这是本经的母子补泻，正如《难经集注》杨玄操所注："此是当脏自病，而行斯法，非五脏相乘也。"本难还阐述了根据针感来判断针刺的效果。

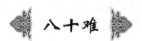

八十难

【原文】

八十難曰：《經》言有見如入，有見如出者，何謂也？

然：所謂有見如入者，有見如出[1]者，謂左手見氣來至乃內鍼，鍼入，見氣盡乃出鍼，是謂有見如入，有見如出也。

【提要】

本难讨论针刺必须候经气以掌握进针出针时机的问题。

【注释】

[1] 有见如入，有见如出：有见如出，原无。《难经本义》注："所谓有见如入下，当欠'有见如出'四字。"见，同"现"。如，古与"而"通用。《难经本义》注："'如'读若'而'。《孟子》书望道而未之见，'而'读若'如'，盖通用也。"《难经本义》注："有见而出入者，谓左手按穴，待气来至乃下针，针入，候其气应尽而出针也。"

【按语】

本难强调了进针和出针时机的把握。进针或出针，一定要候气，根据经气的运行及针下感觉进行施针，这是针刺取效的关键。

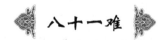

八十一难

【原文】

八十一難曰：《經》言無實實虛虛，損不足而益有餘，是寸口脈耶？將病自有虛實耶？其損益奈何？

然：是病[1]，非謂寸口脈也，謂病自有虛實也。假令肝實而肺虛，肝者木也，肺者金也，金木當更相平，當知金平木。假令肺實而肝虛，微少氣，用鍼不補其肝，而反重實其肺，故曰實實虛虛[2]，損不足而益有餘。此者，中工之所害也。

【提要】

本难强调不明虚实、误用补泻反为针害。

【注释】

[1] 是病：《难经本义》："'是病'二字，非误即衍。"可参。

[2] 实实虚虚：即实证用补法，虚证用泻法。《难经本义》注："若肺实肝虚，则当抑金而扶木也，用针者，乃不补其肝，而反重实其肺，此所谓实其实而虚其虚，损不足而益有余。"

【按语】

本难论述误用补泻的后果。虚者补之，实者泻之，是中医学最根本的治疗原则。虚证用泻法，实证用补法，就犯了"损不足而益有余"的原则性错误。本难以肝肺之间五行属性的相关性为例，具体阐释"实实虚虚"的危害。

上篇：医经选视频

上篇：医经选音频

上篇：医经选原文录音

上篇：医经选PPT

上篇：医经选拓展资源

上篇：医经选习题集

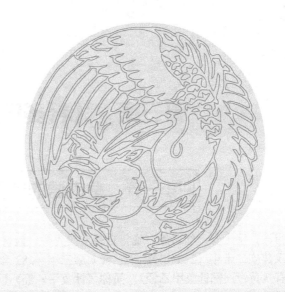

中篇医论选

第三章 《针灸甲乙经》选

第一节 皇甫谧的针灸学术思想

皇甫谧，字士安，幼名静，晚年自号玄晏先生。西晋安定郡朝那（今甘肃灵台县朝那镇）人。生于东汉建安二十年（215 年），卒于晋太康三年（282 年）。魏晋时期的文学家、历史学家和医学家。撰有《黄帝三部针灸甲乙经》，简称《针灸甲乙经》《甲乙经》《甲乙》。其内容主要取材于《素问》《灵枢》和《明堂孔穴针灸治要》三书，"三部"即就此而言。

皇甫谧的针灸学术思想主要体现为如下几点。

一、强调腧穴理论在针灸学中的地位，丰富和发展了腧穴理论

《针灸甲乙经》汇集了大量晋代以前的用穴经验，共厘定腧穴 349 个（其中单穴 49 个，双穴 300 个），分别论述其名称、别名、部位、取法、何经所会、何经脉气所发等。在特定穴理论方面，首载郄穴理论，并发展了五输穴、俞穴、募穴理论。在腧穴的排列方法方面，将全身腧穴按头面、颈、躯干、手足的部位来排列记述，总体以四肢穴分经、头面躯干穴分部为线索分为两大类，直观地突显出腧穴主治的部位特点，体现了经脉循行对腧穴主治的规律。

二、阴阳脏腑气血为针灸学基础理论，重视经络理论的继承与发展

本书虽以"针灸"名之，在内容编排上却是首卷先论阴阳脏腑气血，次卷始论经络，其目的在于揭示针灸疗法须以阴阳脏腑气血为法要，强调基础理论的共通性。本书在晋代以前的经络理论基础上，阐述了十二经脉、奇经八脉、十五络脉、十二经别、标本、根结、经筋、皮部等具体的经络理论，其中以卷二记载最为详细，不仅指出了经络的生理功能、循行规律、发病特点、起止长度等内容，还阐明了各经气血盛衰、开合流注等特点，为经络理论的继承和发展奠定了基础。

三、针灸并重规范刺灸操作，重视针灸治疗经验的总结

该书按穴论述每个腧穴的针刺深度、留针时间及艾灸壮数，并详述相关腧穴的针刺禁忌及误刺、误灸某些腧穴所造成的严重后果。全书载神庭、乳中等刺灸禁忌穴 24 个，艾灸禁忌穴 25 个。另外，还记载了艾灸后用温熨以促使发灸疮的方法，对后世强调"用灸必发灸疮"的思想影响重大。该书强调针灸并用，论述腧穴的针灸刺激量及针灸禁忌对于规范针灸操作、保证刺灸安全具有重要意义。

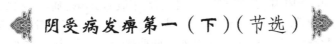

第二节　《针灸甲乙经》文选

阴受病发痹第一（下）（节选）

本篇主要论述痹证的针灸治疗。该病由寒湿等阴邪侵袭引起气血痹阻所致，病痛主要在身半以下，病及肌肉筋骨，故以"阴受病发痹"名篇。

【原文】

足不仁，刺風府。

腰已下至足清不仁[1]，不可以坐起，尻不舉，腰俞主之。

痹，會陰及太淵、消濼、照海主之。

嗜臥，身體不能動搖，大溫[2]，三陽絡主之。

骨痹煩滿，商丘主之。

足下熱，痛不能久坐[3]，濕痹不能行，三陰交主之。

膝內廉痛引髕，不可屈伸，連腹引咽喉痛，膝關主之。

足大指搏傷，下車挃[4]地，通背[5]指端傷，為筋痹，解谿主之。

痹，脛腫，足跗不收[6]，跟痛，巨虛下廉主之。

脛痛，足緩失履，濕痹，足下熱，不能久立，條口主之。

脛苕苕[7]痹，膝不能屈伸，不可以行，梁丘主之。

膝寒痹不仁，不可屈伸，髀關主之。

膚痛痿痹，外丘主之。

膝外廉痛，不可屈伸，脛痹不仁，陽關主之。

髀痹引膝股外廉痛，不仁，筋急，陽陵泉主之。

寒氣在分肉間，痛上下，痹不仁，中瀆主之。

髀樞中痛，不可舉，以毫鍼，寒而留之，以月生死為痏數[8]，立已，長鍼亦可。

腰脅相引痛急，髀筋瘈，脛痛不可屈伸，痹不仁，環跳主之。

風寒從足小指起，脈痹上下[9]帶胸脅，痛無常處，至陰主之。

【提要】

本节论述痹证不同症状特点及针灸治疗内容。

【注释】

[1] 清不仁：发凉而麻木不仁。

[2] 大溫：温，原校"一本作湿"，《外台秘要》与原校同，宜据改。大湿，湿气胜。

[3] 痛不能久坐：《圣济总录》《外台秘要》均作"胫痛不能久立"。

[4] 挃（zhì）：撞也。《广韵·质韵》："挃，撞挃。"

[5] 背：《圣济总录》《外台秘要》均作"臂"。

[6] 足跗不收：足背屈无力。

[7] 苕苕（tiáo tiáo）：《外台秘要》作"苦"。苕苕，同"迢迢"，日久的意思。

[8] 以月生死为痏数：依月亮的圆缺变化计算针刺的次数。

[9] 脉痹上下：经脉痹阻所致疼痛顺经脉而上下移动。

【按语】

　　本篇阐述了痹证不同症状特点及主治腧穴，汇集《素问》《灵枢》和《明堂孔穴针灸治要》中有关痹证的理论和针灸治疗内容，从病因、病机、症状、类型和治疗等多个方面，对痹证进行了较全面的论述。指出"风寒湿邪三气杂至，合而为痹"，风寒湿邪为外因；阴阳脏腑失调，尤其是阳气不足，经脉气血不利，为内因。病变虽以肢体特别是下肢的肌肉疼痛、筋脉挛急、骨节不利为主，但病位有肉、脉、筋、骨等的不同，且病痛表现特点不同，因此针灸治疗方法也要因病因证而异。

　　本节汇集针刺治疗痹证的丰富经验，尤其对不同症状特点的不同用穴方面富有启发性。如"足不仁，刺风府"，下病上取；"风寒从足小指起……至阴主之"，治病所从生；"骨痹烦满，商丘主之"，病深及脏，选踝上下处腧穴；关节屈伸不利，刺关节处及附近腧穴等。

第四章 《肘后备急方》选

第一节 葛洪的针灸学术思想

葛洪，字稚川（约261—341），自号抱朴子，人称葛仙翁，丹阳句容（今江苏句容县）人，是东晋自然科学、社会科学各领域无所不及的博物学家、哲学家，代表作是《肘后备急方》。葛洪在炼丹化学、医学、道教养生等方面成就显著，亦是岭南医史开山之祖。

葛洪的针灸学术思想如下。

一、善用针灸救急

葛洪在其所著的《肘后备急方》中，最早将针灸广泛运用于防治急症，且涉及的疾病非常广泛，包括内、外、妇、儿、五官、男科等多个方面，仅内科急症就达20余种之多。其中记载的某些针灸医方还被列为救治某些急症的首选方。如《救卒客忤死》《治卒得鬼击方第四》及《治卒发癫狂病方第十七》分别将"灸鼻人中三十壮""灸鼻下人中一壮"和"灸阴茎上宛宛中三壮"列为首选方。

葛氏运用针灸治疗急症时，多取四肢末端的穴位，书中选用四肢穴位及部位共42处，于远端腕、踝关节以下者20处。葛氏所记载的一些救卒灸法亦被后世所沿用。如治卒中的"灸足大指下横纹中""灸内踝""灸季胁头"及灸人中、承浆、脐中、百会等救治猝死、尸厥。

二、重视灸法

灸法具有操作简便、安全可靠的特点，葛氏对灸法尤为重视。

（一）多用隔物灸

《肘后备急方》创用了多种灸法，尤其是各种隔物灸，包括隔盐、隔蒜、隔椒面饼、隔香豉饼、隔巴豆面、隔瓦甑、隔雄黄灸等，运用最多的属隔蒜灸。隔物灸一可减轻患者痛苦，二可灸药并用提高疗效，故被历代沿用。隔盐灸、隔蒜灸至今尚应用于临床。

（二）重灸不废针

葛氏虽重视并善用灸法，但却没有因此而偏废针法。葛氏对针刺补泻手法相当重视，还常以"指针"应急，如治卒中恶死方中"令爪其患者人中，取醒"，即为施用"指针"之例；而《救卒中恶死方第一》云"视其上唇里弦弦者，有白如黍米大，以针决去之"则为"挑刺法"，现代三棱针即在此基础上发展而来；此外，还有用"放血法"治外科肿毒，针刺石门的"放腹水法"。葛氏这些针刺诸法，对后世针法的发展均有着实际意义。

（三）灸药并用

葛氏继承和发展了前人灸药并用的学术思想，扩大了灸药并用的治病范围，如治疗卒死、腰胁痛等。尽管葛氏灸药并用的给药途径只是采用灸法，加以口服中药、外洗法配合治疗，但这在当时已算先进。而《治卒中五尸方第六》之"以四指尖其痛处，下灸指下际数壮，令人痛，上爪其鼻人中，又爪其心下一寸，多其壮即差"，则是针灸合用。

三、提出取穴诸法

葛氏记载了多种腧穴简便定位法。如"绳量法""竹量法"及垂手取风市穴等简便取穴法。《肘后备急方》中记载的简便取穴法对后世影响最大的是首创了"手指同身寸"简便取穴法。如《治卒上气咳嗽方第二十三》中"又方，度手拇指折度心下，灸三壮差"是指"拇指横寸法"；又如《治风毒脚弱痹满上气方第二十一》记载"灸（足）三里……以病人手横掩，下并四指，名曰一夫。指至膝头骨下，指中节是其穴，附胫骨外边，捻之，凹凹然也"描述的即是"一夫法"，此法被历代沿用，至今无论在临床上还是统编教材中仍采用之，足见其实用性和学术价值。

音频：《肘后备急方》
文选

第二节　《肘后备急方》文选

原文录音：《肘后备急方》文选

治中风诸急方第十九（节选）

【原文】

治卒中急風，悶亂欲死方：

灸兩足大趾下橫紋中，隨年壯。又別有續命湯。

若毒急不得行者：

內筋急者，灸內踝；外筋急者，灸外踝上，二十壯。若有腫痹虛者，取白蘝二分，附子一分，搗，服半刀圭，每日可三服。

若眼上睛垂者：

灸目兩眦後，三壯。

若不識人者：

灸季脇頭，各七壯，此脇小肋屈頭也。

不能語者：

灸第二槌[1]或第五槌上，五十壯。又別有不得語方，在後篇中矣。

又方，豉、茱萸各一升，水五升，煮取二升，稍稍服。

若眼反口噤，腹中切痛者：

灸陰囊下第一橫理，十四壯。又別有服膏之方。

【提要】

本段论述了中风病的针灸方法。

【注释】

[1] 槌（chuí）：原意指敲打用的一种用具，此指后正中线，胸椎棘突高点处。

【按语】

本段介绍了中风急症灸方，体现了辨证施灸的学术思想。如"内筋急者，灸内踝；外筋急者，灸外踝"。另外，取穴十分简便，操作简单易行。

 治风毒脚弱痹满上气方第二十一（节选）

【原文】

脚氣之病[1]，先起嶺南，稍來江東，得之無漸，或微覺疼痺，或兩脛小滿，或行起忽弱[2]，或小腹不仁，或時冷時熱，皆其候也，不即治，轉上入腹，便發氣，則殺人。治之多用湯、酒、摩膏，種數既多，不但一劑，今只取單效，用兼灸法。

其灸法孔穴亦甚多，恐人不能悉皆知處，今止疏要者，必先從上始，若直灸腳，氣上不泄[3]則危矣。

先灸大椎。在項上大節高起者，灸其上面一穴耳。若氣[4]，可先灸百會五十壯，穴在頭頂凹中也。

肩井各一百壯。在兩肩小近頭凹處，指捏之，安令正得中穴耳。

次灸膻中，五十壯，在髻前兩邊對乳胸臙骨解間，指按覺氣翕翕爾是也。一云正髻中一穴也。

次灸巨闕。在心臙尖尖四下一寸[5]，以寸度之。凡灸以上部五穴，亦足治其氣。若能灸百會、風府、胃管及五臟腧，則益佳，視病之寬急耳。諸穴出《灸經》，不可具載之。

次乃灸風市百壯。在兩髀外，可平倚垂手直掩髀上，當中指頭大筋上，撚之，自覺好也。

次灸三里二百壯。以病患手橫掩，下併四指，名曰一夫，指至膝頭骨下指中節是其穴，附脛骨外邊，撚之，凹凹然也。

次灸上廉一百壯。又在三里下一夫。

次灸下廉一百壯。又在上廉下一夫。

次灸絕骨二百壯。在外踝上三寸餘，指端取踝骨上際，屈指頭四寸便是，與下廉頗相對，分間二穴也。此下一十八穴，並是要穴，餘伏兔、犢鼻穴，凡灸此壯數，不必頓畢，三日中報灸合盡[6]。

【提要】

本段论述了脚气病的艾灸方法。

【注释】

[1] 脚气之病：指现代医学中的维生素 B_1 缺乏症。

[2] 行起忽弱：指脚痹不能行起。

[3] 气上不泄：气血上逆。

[4] 气：指气虚。

[5] 心厌尖尖四下一寸：位于心尖下一寸。

[6] 三日中报灸合尽：于三日内分数次灸完。

【按语】

本段论述了艾灸治疗脚气病的操作方法。葛洪最早认识脚气病，本段先介绍了脚气病的症状及危害性，指出"不即治，转上入腹，便发气，则杀人"。重点阐述了脚气病的艾灸方法，在治疗上，依从由上而下的施灸原则。在取穴方法上，首创"手指同身寸"简便取穴法，其中"一夫法"最为简便，至今仍在临床广泛运用；此外，还有其他简便取穴法，如垂手取风市穴等。

 治痈疽妬乳诸毒肿方第三十六（节选）

【原文】

灸腫令消法。

取獨顆蒜，橫截厚一分，安腫頭上，炷如梧桐子大，灸蒜上百壯，不覺消，數數灸[1]，唯多為善。勿令大熱，但覺痛即擎[2]起蒜，蒜燋，更換用新者，不用灸損皮肉。如有體幹，不須灸。余嘗小腹下患大腫，灸即差[3]。每用之，則可大效也。

【提要】

本段论述了隔蒜灸的操作方法。

【注释】

[1] 数数灸：再继续灸。

[2] 擎：拿起。

[3] 差：通"瘥"（chài），病愈。

【按语】

本段阐述了隔蒜灸的使用及注意事项。葛洪用隔蒜灸法以消（痈）肿，将药物与艾灸结合起来，达到消痈散结、拔毒止痛之效。详细介绍了隔蒜灸的使用及注意事项，如蒜"横截厚一分"，炷"如梧桐子大"，可灸百壮，但注意"觉痛"就将蒜移开，如果"蒜焦"，则换新蒜，注意不能损伤皮肉，同时提出禁忌证，即"体干，不须灸"。

第五章 《备急千金要方》选

第一节 孙思邈的针灸学术思想

孙思邈（约581—682），京兆华原（今陕西铜川市耀州区）人，隋唐著名医学家。撰著了《备急千金要方》《千金翼方》等书，为中医学的发展奠定了重要基础。

孙思邈的针灸学术思想主要表现在以下方面。

一、重防病，治未病

重视疾病的预防和早期治疗，是孙思邈重要的学术思想。他说："上工医未病之病，中医医欲病之病，下医医已病之病。"其"治未病"思想包括三层含义：未病先防、邪伏防发、既病防变。

二、针灸药并重

孙思邈主张"若针而不灸，灸而不针，皆非良医也；针灸不药，药不针灸，尤非良医也……知针知药，固是良医"。在阐释针灸和汤药的治疗优势时其指出："故《经》曰：汤药攻其内，针灸攻其外，则病无所逃矣。方知针灸之功，过半于汤药矣。"因此，孙思邈在著作中所述许多疾病的治疗，都是针药兼施备急。根据病情需要备急，选择针灸或者药物治疗，充分发挥不同疗法的优势，对提高临床疗效具有重要意义。

三、灸宜权变

孙思邈在《备急千金要方·针灸上·灸例》中，提出了艾炷大小与灸之"生熟法"。此外，孙思邈还记载了隔物灸及一些特殊的灸法。尤其可贵的是，他在记述用艾炷灸治疗蛇毒的方法之后，补充了一个权宜的应急措施："无艾，以火头称疮孔大小热之。"这是考虑到蛇毒的救治须要及时，而仓促之际每苦无艾，故以"火头"代之。

四、重奇穴，定阿是

经外奇穴是针灸腧穴的重要组成部分，此类腧穴虽在唐以前文献中有所记述，但为数甚少。孙思邈著作中，则载有奇穴187个之多，散见于各类病证的治疗中。孙思邈著作中的经外奇穴，包括以下两类：一类是有穴名、有部位及取穴法者；另一类为仅有部位及取穴法而无名称者，如《备急千金要方》中所谓"小儿暴痫，灸顶上回毛中"等，共有70余处，其中有的穴位，唐以前文献无名称，孙思邈为之命名。

孙思邈首次记载了阿是穴，虽《黄帝内经》有"以痛为输"类似阿是穴的记载，但无正式名称。孙思邈的阿是穴，不仅包括压痛处，而且还拓展到按捏诊察时的舒快处，较之《黄帝内经》又有所发展，对后世产生了巨大影响。

音频：《备急千金
要方》文选

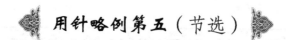

第二节　《备急千金要方》文选

用针略例第五（节选）

本篇是对针刺治病的补泻手法、针刺深浅及根据脉象辨证用针等问题所做的论述，指出针刺须明了腧穴理论、补泻手法及人体的气血运行，故以"用针略例"名篇。

【原文】

夫用鍼刺者，先明其孔穴，補虛瀉實，送堅付濡，以急隨緩，榮衛常行[1]，勿失其理。夫為鍼者，不離乎心，口如銜索[2]，目欲內視[3]，消息[4]氣血，不得妄行。

【提要】

本节论述医者在针刺时的注意事项。

【注释】

[1]补虚泻实，送坚付濡，以急随缓，荣卫常行：送，驱逐。付，给予。坚，指邪气实。濡，指正气缓虚。意为医者施针时，要掌握正确的补泻手法，以逐其实邪，补其濡弱，达到实者虚而虚者实，缓者急而急者缓的目的，以保持荣卫气血流行的正常状态。

[2]口如衔索：衔，口中含物；索，大绳。指像口中含物，不能讲话。比喻医者施针时精神专一。

[3]内视：古代道家修炼之法，谓能洞观己身内脏，比喻医者精神内守，精力集中。

[4]消息：消，消减。息，增长。在此有调整之意。

【按语】

本节提出对用针者的基本要求：一要熟知针刺时的腧穴；二要明辨虚实，并通过补虚泻实的针刺手法，使正气盛而邪气减，保持气血正常运行；三要精神专一，谨慎行事。

【原文】

鍼皮毛腠理者，勿傷肌肉；鍼肌肉者，勿傷筋脈；鍼筋脈者，勿傷骨髓；鍼骨髓者，勿傷諸絡。

鍼傷筋膜者，令人愕視失魂[1]；傷血脈者，令人煩亂失神[2]；傷皮毛者，令人上氣失魄[3]；傷骨髓者，令人呻吟失志[4]；傷肌肉者，令人四肢不收失智[5]。此為五亂，因鍼所生。若更失度者，有死之憂也。所謂鍼能殺生人，不能起死人，謂愚人妄鍼必死，不能起生人也。

【提要】

本节强调要掌握针刺深浅。

【注释】

[1]针伤筋膜者，令人愕视失魂：愕视，惊视。失魂，心神无主。指肝藏魂而主筋脉，针伤筋膜则内伤肝，使肝不藏魂而症见愕视失魂，心神无主。

[2]伤血脉者，令人烦乱失神：心藏神而主血脉，针伤血脉而内动于心，使心不藏神而症见心中烦乱失神。

[3]伤皮毛者，令人上气失魄：肺主气，藏魄而主皮毛，针伤皮毛则内动于肺，使肺失肃降，肺不能安魄而症见上气失魄。

[4]伤骨髓者，令人呻吟失志：肾藏志而生髓，其声为呻，针伤骨髓则内动肾，因肾不能藏志

而症见呻吟失志。志,《灵枢·本神》云:"意之所存谓之志。"

[5] 伤肌肉者,令人四肢不收失智:另有版本作"伤肌肉者,令人四肢不收,失智"。脾藏意而主肌肉四肢,针伤肌肉则内动于脾,使脾不能藏意而症见肌肉无力,四肢不能收持及失智。智,智慧、聪明。《灵枢·本神》云:"心有所记谓之意……因虑而处物谓之智。"

【按语】

本节指出人体皮毛、肌肉、血脉、筋脉、骨髓与五脏相应,若针刺不遵法度,则外伤五体,内动五脏,可表现为五脏不能藏其所藏的症状,即所谓内乱始生。因此,在针刺时要注意针刺深浅问题,否则会造成严重后果,正如文中云"此为五乱,因针所生,若更失度者,有死之忧也"。

【原文】

凡用锋鍼鍼者,除疾速也。先补五呼[1],刺入五分,留十呼,刺入一寸,留二十呼,随师而将息之[2]。刺急者,深内而久留之;刺缓者,浅内而疾发鍼;刺大者,微出其血;刺滑者,疾发鍼,浅内而久留之;刺涩者,必得其脉,随其逆顺久留之,疾出之,压其穴,勿出其血;诸小弱者,勿用大鍼,然气不足宜调以百药[3]。余三鍼者,正中破癥坚瘤结息肉也,亦治人疾也[4]。火鍼亦用锋鍼,以油火烧之,务在猛热,不热即于人有损也。隔日一报[5],三报之后,当脓水大出为佳。

【提要】

本节论述针刺时要采用适宜的针具及相应的刺法。

【注释】

[1] 先补五呼:呼,指一呼一吸的时间。指先补五个一呼一吸的时间。

[2] 随师而将息之:师,《尔雅·释言》:"师,人也。"根据患者的情况进行调摄。

[3] 刺急者……然气不足宜调以百药:参《灵枢·邪气脏府病形》,其意同而文异。《灵枢·邪气脏府病形》曰:"刺大者,微泻其气,无出其血;刺滑者,疾发针而浅内之……诸小者,阴阳形气俱不足,勿取以针,而调以甘药也。"

[4] 余三针者……亦治人疾也:三针,《针灸聚英·卷三》:"孙曰:三针者,是锋针、铍针、火针也。"人,众也。人疾,指多种疾病。此言,锋针、铍针和火针既可破痈疽瘤结息肉,也可治其他疾病,但在刺痈疽时,应端正刺其正中部位。

[5] 报:《说文解字》:"复也。"在此有再刺一次之意。

【按语】

本节提出对运用不同针具治疗的基本要求。针刺治病时,应根据脉象来辨明虚实寒热,采取适宜的针具及相应的刺法,并指出脉弱小者不可用大针刺治,气不足者应用药物调补。

【原文】

巨阙、太仓、上下管[1],此之一行有六穴[2],忌火鍼也。大癥块当停鍼转动须臾[3]为佳。

【提要】

本节论述针刺操作注意事项。

【注释】

[1] 管:今作"脘"。

[2] 六穴:指下脘、建里、中脘、上脘、巨阙、鸠尾。

[3] 须臾:短暂的时间。

【按语】

本节有两义,一是巨阙上下脘有六穴(即下脘、建里、中脘、上脘、巨阙、鸠尾)禁用火针;二是用火针治疗大癥积块时,应做短暂的停针和捻针,以出其污滞邪气。

【原文】

每鍼常須看脈，脈好乃下鍼，脈惡勿亂下鍼也。下鍼一宿[1]，發熱惡寒，此為中病，勿恠[2]之。

【提要】

本节提出针刺时应辨脉象。

【注释】

[1] 一宿：一夜。

[2] 恠：音义同"怪"。

【按语】

本节再次强调脉象在针刺治疗中的重要作用。脉好，指虽见病脉但无败象，可针刺治疗。脉恶，指已见绝脉，证属危重，则不宜针刺。关于"下针一宿，发热恶寒，此为中病"，当为孙思邈针灸经验，其认为可能是疾病已经发生了变化，故必须认真观察，辨证论治，不可掉以轻心。

灸例第六（全篇）

本篇专论灸法要领。提出了灸法的取穴、施灸量、施灸顺序、灸之生熟法等问题，特别论述了灸法的临床治疗作用和保健作用，故以"灸例"名篇。

【原文】

凡孔穴在身，皆是藏府榮衛血脈流通，表裏往來各有所主，臨時救難[1]，必在審詳。人有老少，體有長短，膚有肥瘦，皆須精思商量，准而折之[2]，無得一槩，致有差失。其尺寸之法，依古者八寸為尺[3]，仍取病者，男左女右，手中指上第一節為一寸。亦有長短不定者，即取手大拇指第一節横度為一寸，以意消息[4]，巧拙在人。其言一夫者，以四指為一夫。又以肌肉文理節解縫會宛陷之中[5]，及以手按之，病者快然。如此仔細安詳用心者，乃能得之耳。

【提要】

本节提出手指同身寸法，发展了《黄帝内经》的骨度分寸法。

【注释】

[1] 救难：指救治疾病。

[2] 折之：指量出穴位所在之处。

[3] 依古者八寸为尺：《备急千金要方·针灸上·明堂三人图》说："其尺用夏家古尺，司马六尺为步，即江淮吴越所用八寸小尺是也。"《类经图翼·经络一·古今尺寸不同说》："盖古之尺小，大约古之一尺，得之八寸。"

[4] 以意消息：根据患者身体胖瘦进行调整。

[5] 肌肉文理节解缝会宛陷之中：指腧穴多在肌肉纹理、筋之结节间、骨关节缝隙或按之有凹陷之处。

【按语】

本节首先论述了腧穴是脏腑、荣卫、气血流通贯注之处，故各有所主。然后论述了指寸取穴的三种方法：取手中指上第一节为一寸（现以中指微屈中节两横纹头之间为一寸）、取手拇指第一节之横度为一寸、取四横指为一夫。同时强调尺寸之法还应根据患者肥瘦长短的具体情况折合计算。最后论述了腧穴多在肌肉纹理中、筋之结节间和骨之关节缝隙中，按之患者有舒适感。这些特殊的解剖特点对正确取穴具有指导意义。

【原文】

凡經云横三間寸者，則是三灸兩間[1]，一寸有三灸，灸有三分[2]，三壯之處，即為一寸。黄帝曰：灸不三分，是謂徒冤[3]。炷務大也。小弱炷乃小作之[4]，以意商量[5]。

【提要】

本节论述根据实际情况选择艾炷的大小。

【注释】

[1] 横三间寸……三灸两间：横三间寸，指一寸之间有三个灸炷。三灸两间，指三个灸炷之间，有两个间隙。

[2] 灸有三分：指灸炷的根部直径约为三分。

[3] 是谓徒冤：不能祛除病邪，却徒伤好的肌肤。

[4] 小弱炷乃小作之：若灸弱小患者，灸炷亦可小作。

[5] 以意商量：根据患者实际情况决定灸炷大小。

【按语】

本节论述对艾炷大小的要求，一般艾炷底部直径为三分。艾炷务必足够大，艾炷太小则不能祛除疾病，只是烧伤肌肤。但同时要根据患者病情的具体情况决定灸炷的大小，如果患者身体弱小，艾炷则可适当做小些，临床不可过于拘泥。

【原文】

凡點灸法，皆須平直，四躰無使傾側，灸時孔穴不正，無益於事，徒破好肉耳。若坐點則坐灸之，卧點則卧灸之，立點則立灸之，反此亦[1]不得其穴矣。

【提要】

本节论述保证所灸腧穴的准确性。

【注释】

[1] 亦：《针灸资生经》《针灸大全》作"则"，可参。

【按语】

本节论述施灸要领：坐、卧、立，均应身体平直而不倾斜，点定腧穴后不可移动体位，即"坐点则坐灸之，卧点则卧灸之，立点则立灸之"，以保证用穴的准确性，这是临证时所必须注意的。

【原文】

凡言壯數者，若丁壯[1]遇病，病根深篤[2]者，可倍多於方數[3]，其人老小羸弱者，可復減半。依扁鵲灸法，有至五百壯千壯，皆臨時消息之。《明堂》本經多云鍼入六分，灸三壯，更無餘論。曹氏灸法，有百壯者，有五十壯者。《小品》諸方亦皆有此。仍須准病輕重以行之，不可膠柱守株[4]。

凡新生兒，七日以上，周年以還[5]，不過七壯，炷如雀屎大。

【提要】

本节论述应根据患者的具体情况决定艾灸壮数的多少。

【注释】

[1] 丁壮：丁，男子成年曰丁；壮，三十岁曰壮。古人谓男子少壮可任役力者为丁壮。

[2] 病根深笃：指病情重。

[3] 方数：常规灸法应灸的壮数。

[4] 仍须准病轻重以行之，不可胶柱守株：胶柱守株，指拘泥于某种形式，不知变通。《针灸资生经》《针灸聚英》《针灸大成》均引本文作"故后人不准，惟以病之轻重而增损之"，可参。

[5] 周年以还：还，返也，在此有"止"意。指出生以后至一周岁。

【按语】

本节论述关于施灸灸量问题。隋唐盛行灸法，灸量有多有少，孙思邈根据自己的经验并博采众家之长，提出灸量应依据患者的体质强弱和病情轻重来灵活确定，并列举了古代施灸灸量作为参考。

至于古人有灸至百壮千壮者，今已少用。

【原文】

凡灸當先陽後陰，言從頭向左而漸下，次後從頭向右而漸下，先上後下，皆以日正午已後，乃可下火灸之，時謂陰氣未至，灸無不著[1]。午前平旦穀氣虛，令人癲眩[2]，不可鍼灸也，慎之。其大法如此，卒急者，不可用此例。

【提要】

本节论述施灸的顺序和施灸的最佳时间。

【注释】

[1] 灸无不著：著，明显。指灸治的疗效没有不显著的。

[2] 癲眩：精神萎靡不振，头晕目眩。

【按语】

本节论述施灸顺序及时间问题。关于施灸的顺序，根据阳行左阴行右、阳在上阴在下的理论，提出先阳后阴，施灸先左后右、先上后下的顺序。关于施灸的时间，孙思邈认为一般以正午后为最佳，此时阳气正旺而阴气未至，此时施灸疗效显著。而在午前或平旦（清晨），人的谷气不足，灸之可使人癲眩，故不宜针灸。

【原文】

灸之生熟法，腰已上為上部，腰已下為下部，外為陽部榮，內為陰部衛[1]，故藏府周流，名曰經絡。是故丈夫四十已上氣[2]在腰，老嫗四十已上氣在乳。是以丈夫先衰於下，婦人先衰於上。灸之生熟，亦宜搏而節之[3]，法當隨病遷變，大法外氣務生，內氣務熟[4]，其餘隨宜耳。

頭者，身之元首[5]，人神之所法[6]，氣口精明，三百六十五絡皆上歸於頭，頭者，諸陽之會也[7]。故頭病必宜審之，灸其穴不得亂，灸過多傷神，或使陽精玄熟[8]，令陰魄再卒[9]，是以灸頭正得滿百[10]。脊背者，是體之橫梁，五藏之所繫著，太陽之會合[11]，陰陽動發，冷熱成疾[12]，灸太過熟大害人也。臂腳手足者，人之枝幹，其神繫於五藏六府，隨血脈出，能遠近採物，臨深履薄[13]，養於諸經，其地狹淺，故灸宜少。灸過多，即內神不得入，精神閉塞，否滯不仁，即臂不舉，故四肢之灸，不宜太熟也。然腹藏之內，為性貪於五味，無厭成疾，風寒結瘤，水穀不消，宜當熟之。

然大杼、脊中、腎輸、膀胱、八窌，可至二百壯。心主、手足太陰，可至六七十壯。三里、太谿、太衝、陰陽二陵泉，上下二廉，可至百壯。腹上下管、中管、太倉[14]、關元，可至百壯。若病重者，皆當三報之，乃愈病耳。若治諸沈結寒冷病，莫若灸之宜熟。若治諸陰陽風者、身熱脈大者，以鋒鍼刺之，間日一報之。若治諸邪風鬼注[15]，痛處少氣，以毫鍼去之，隨病輕重用之。表鍼內藥，隨時用之，消息將之，與天同心，百年永安，終無橫病[16]。此要略說之，非賢勿傳，祕之。

凡微數之脈，慎不可灸，傷血脈燋筋骨。凡汗已後勿灸，此為大逆。脈浮熱甚勿灸[17]。

【提要】

本节论述灸之生熟法是根据病情、病位、脉象而确定的灸量原则。

【注释】

[1] 外为阳部荣，内为阴部卫：外、内，指人身的外部与内部。外属阳，因人的气血盛衰表现于外，故外为阳部荣；内属阴，因人的气血循行固摄于内，故内为阴部卫。此注与《素问·阴阳应象大论》"阴在内，阳之守也；阳在外，阴之使也"同义。

[2] 气：指人气。

[3] 搏而节之：搏，趋也。节，法度也。指应依此法度而行灸法。

[4] 大法外气务生，内气务熟：大法，灸法原则。外气、内气，指病气在外部和内部。生、熟，

指灸的程度。凡灸的壮数多，艾炷大者为熟。凡灸的壮数少，艾炷小者为生。

[5] 元首：君主也。指头为人体神明的主宰，故为君。

[6] 人神之所法：法，《尔雅·释诂》："法，常也。"脑为元神之府，故人神活动为头所统治。

[7] 头者，诸阳之会也：诸阳经之脉，皆上会于头面，故曰"头为诸阳之会"。

[8] 阳精玄熟：阳气过于亢盛。

[9] 阴魄再卒：阴精衰竭。

[10] 是以灸头正得满百：《普济方》作"是以灸头不得满百"，可参此言。

[11] 脊背者……太阳之会合：人体脊背像房屋的横梁，五脏依附于内，又是足太阳与督脉的会合循行之处，故曰为"体之横梁"。

[12] 阴阳动发，冷热成疾：若阴阳之气活动异常，则易造成偏胜偏衰，表现为发冷发热的疾病。

[13] 远近采物，临深履薄：远近采物，远伸近缩，采摘食物。临深履薄，越过深渊，走过薄冰。

[14] 太仓：据《千金要方·针灸上·用针略例》，此似为注文误作正文。

[15] 鬼注：《诸病源候论·注病诸候·鬼注候》："注之言住也，言其连滞停住也。人有先无它病，忽被鬼排击，当时或心腹刺痛，或闷绝倒地，如中恶之类。""忽被鬼排击"应视为卒中邪气。

[16] 表针内药……终无横病：表针内药，指体表针刺，内服汤药。消息将之，指调摄护理。与天同心，谓顺自然规律。

[17] 凡微数之脉……脉浮热甚勿灸：此文见于《伤寒论》，而文稍异。脉数为热，灸之是以热助热，使内热更炽，而伤血脉燋筋骨。热病已发汗，其阴已伤，再用灸法，使阴更伤，故不可灸。热病而脉浮发热甚者，亦同此理而不可灸。

【按语】

本节论述灸之生熟法。"外气勿生，内气勿熟"，是指病在外、在经脉则灸量宜小宜轻，病在内、在腑脏则灸量宜大宜重。此外，对头首、脊背、四肢等腧穴都做了灸量的论述，并提出了"头不宜多灸"的观点，为后人所尊崇。关于具体壮数问题，则不必过于拘泥。

【原文】

头面目咽，灸之最欲生少，手臂四肢，灸之欲须小熟，亦不宜多，智背腹灸之，尤宜大熟，其腰脊欲须少生，大體皆須以意商量，臨時遷改，應機千變萬化，難以一準耳。其温病隨所著而灸之[1]，可百壯餘，少至九十壯。大杼、胃管可五十壯，手心主、手足太陽可五十壯，三里、曲池、太衝可百壯，皆三報之，乃可愈耳。風勞沈重，九部盡病[2]，及毒氣為疾者，不過五十壯，亦宜三報之。若攻藏府成心腹疹者[3]，亦宜百壯。若卒暴百病，鬼魅所著者，灸頭面四肢宜多，灸腹背宜少，其多不過五十，其少不減三五七九壯。凡陰陽濡風口喎僻者[4]，不過三十壯，三日一報，報如前，微者三報，重者九報，此風氣濡微細入，故宜緩火溫氣推排漸抽以除耳；若卒暴催迫，則流行細入成固疾，不可愈也，故宜緩火。凡諸虛疾，水穀沈結流離者[5]，當灸腹背宜多而不可過百壯。大凡人有卒暴得風，或中時氣，凡百所苦，皆須急灸療，慎勿忍之停滯也。若王相者，可得無佗[6]，不尔漸久，後皆難愈，深宜知此一條。

凡人吳蜀地游宦，體上常須三兩處灸之，勿令瘡暫瘥，則瘴癘温瘧毒氣，不能著人也，故吳蜀多行灸法。

有阿是之法，言人有病痛，即令捏其上，若裏[7]當其處，不問孔穴，即得便快成痛處，即云阿是，灸刺皆驗，故曰阿是穴也[8]。

【提要】

本节提出某些疾病、部位及腧穴的灸量，倡导灸法用于保健防病，提出阿是穴的名称和取法。

【注释】

[1] 其温病随所著而灸之：著，附着，停留。指温病灸治，应随温邪所留舍附着处而灸之。

[2] 风劳沉重，九部尽病：风劳，为风疾的一种。九部，泛指周身各部。指因风邪导致周身发病，症见肘臂不仁、四肢难动、腰脊疼痛、嗜卧等。

[3] 若攻脏腑成心腹疹者：疹，疾也，亦作"久病"解。疹，《普济方》作"疼"，可参。指风邪若侵入脏腑，便成心腹之疾。

[4] 口㖞僻者：㖞，嘴歪。指感受风邪，口角歪斜。

[5] 凡诸虚疾，水谷沉结流离者：一切虚证，多因阳气不足，运化无力，而致水谷不化，或结聚于里，或泄泻流离。

[6] 若王相者，可得无佗：王，旺也。相，形色。佗，异也，加也。指患者形色充实旺盛，虽暂时失治，病尚可，无其他变化。

[7] 里：疑为"裹"之误。

[8] 有阿是之法……故曰阿是穴也：此为取阿是穴之法，即于人有病痛时，医者按其皮肤，若所按之处正当病所，则患者即有爽快或疼痛感，此处便是阿是穴。

【按语】

本节论述了人体各部位、某些疾病、腧穴的灸量大小，并指出灸量要因人因证制宜的观点。同时，本节还论及用灸法防病保健，强调灸法在补助人体正气、抵抗病邪方面的作用。此外，孙思邈首创阿是取穴法，对腧穴的发展有重要意义。

第六章 《铜人腧穴针灸图经》选

第一节 王惟一的针灸学术思想

王惟一，也有书称"王惟德"，学者考证，此乃为避宋真宗讳而改，实为一人。其籍贯不详，生卒亦无文献记载，据专家从其成书年代来推测，约生活于987～1067年间，代表作是《铜人腧穴针灸图经》。

王氏的针灸学术特点和贡献有以下方面。

一、重穴法考证，规范针灸理论

王惟一以《太平圣惠方·明堂序》中所载的"取中指内纹为一寸"的同身寸取穴方法为统一标准，同时用没有收缩性的薄皮竹片为折量工具，这样，对中指同身寸法及折量工具都作了明确规定。在腧穴归经方面，他将手足十二经脉及任督二脉的腧穴进行了归经。如将中府、云门归于手太阴肺经；将缺盆、头维二穴归于足阳明胃经等。大部分腧穴归经自此被延续下来。王氏在考订腧穴定位、增补新穴、增加腧穴主治等方面也做了大量工作。此外，王氏还提出合谷"妇人妊娠不可刺之，损胎气"、囟会"八岁以下不得针"等针灸禁忌。

二、绘图铸铜人，强调腧穴定位

王惟一在《铜人腧穴针灸图经》中绘制了十二经穴图十二幅及经脉三人图各一幅，同时，为了更直观地显示人体腧穴分布及经脉归属，设计并铸造了针灸铜人，按真人大小，内装铜铸脏腑，外刻孔穴，每穴孔内装满水银，外封黄蜡，作为当时医生考试的一个重要而有效的工具，"用此以试医者，其法外涂黄蜡，中实以汞，俾医工以分折寸，按穴试针。中穴则针人而汞出，稍差则针不可人矣"。

王氏铸针灸铜人，与《铜人腧穴针灸图经》交相参照，其目的主要是为了弄清腧穴的位置。因此对腧穴的位置不仅有图文描述，更铸铜人以明其位，可以说王氏开创了医学模型的先河，为腧穴理论的规范、针灸疗法的传播和发展所做出的贡献是不言而喻的。

第二节 《铜人腧穴针灸图经》文选

原文录音：《铜人腧穴针灸图经》文选

肩髃部左右凡二十六穴（节选）

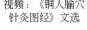

视频：《铜人腧穴针灸图经》文选

【原文】

肩井二穴，在肩上陷，缺盆上大骨[1]前一寸半，以三指按取之，当中指下陷中者是。一名髃井[2]。手足少陽、陽維之會。治五勞七傷[3]，頸項不得回顧，背髆悶，兩手不得向頭，或因撲傷腰髖疼，腳氣上攻。《甲乙經》云祇可鍼入五分。此髆井，足陽明之會，乃連入五藏氣，若刺深則令人悶倒不識人，即速須三里下氣，先補不寫，須臾平復如故。凡鍼肩井，皆以三里下其氣。若婦人墮胎後手足厥逆，鍼肩井立愈。若灸更勝鍼可灸七壯。

【提要】

本段論述了肩井穴的定位、主治及刺灸方法。

【注释】

[1] 大骨：出《素问·玉机真脏论》。泛指全身长而大的骨骼，如股骨、肱骨、髋骨等。这里指锁骨。

[2] 髆井：肩井穴的别名。因在肩髆上，按之凹陷如井，故称髆井。髆，肩胛。

[3] 五劳七伤：《诸病源候论·虚劳病诸候·虚劳候》："五劳者，一曰志劳，二曰思劳，三曰心劳，四曰忧劳，五曰瘦劳。又肺劳者，……，肝劳者，……，心劳者，……，脾劳者，……，肾劳者，……，七伤者，一曰阴寒，二曰阴痿，三曰里急，四曰精连连，五曰精少，阴下湿，六曰精清，七曰小便苦数，临事不卒。又一曰大饱伤脾，……，二曰大怒气逆伤肝，……，三曰强力举重，久坐湿地伤肾，……，四曰形寒寒饮伤肺，……，五曰忧悉思虑伤心，……，六曰风雨寒暑伤形，……，七曰大恐惧不节伤志。"

【按语】

肩井穴是手足少阳、阳维、足阳明之会，与五脏气相连，而且肩井穴位处肩部，不宜深刺，否则易出现"闷倒不识人"。本段中所说的这种情况，属于气胸所致，可以三里穴下其气来处理这一意外。

【原文】

肩髃二穴，在肩端兩骨間陷者宛宛中，舉臂取之。手陽明、蹻脈之會。療偏風[1]半身不遂，熱風癮胗，手臂攣急，捉物不得，挽弓不開，臂細無力，筋骨痠疼。可灸七壯至二七壯，以差為度。若灸偏風不遂，七七壯止，不宜多灸，恐手臂細。若風病，筋骨無力久不差，當灸，不畏細也。刺即洩肩臂熱氣。唐庫狄欽若患風痺[2]，手臂不得伸引，諸醫莫能愈，甄權鍼肩髃二穴，令將弓箭向垛射之，如故。

【提要】

本段論述了肩髃穴的定位、主治及刺灸方法。

【注释】

[1] 偏风：半身不遂的别称。出《素问·风论》。多由于风邪乘虚客于躯体的偏侧所致。《诸病源候论·风病诸候》："偏风者，风邪偏客于身一边也。人体有偏虚者，风邪乘虚而伤之，故为偏风也。"

[2] 唐库狄钦若患风痹：典出《旧唐书·甄权传》。库狄钦若，人名，隋鲁州（今河南鲁山）刺史。

【按语】

肩髃穴是手阳明、跷脉之会。作为临床常用穴，肩髃穴常用于治疗肩部及上肢疾病，多针灸并用，也可与其他腧穴配合使用。文中"刺即泄肩臂热气"应辨证看待。

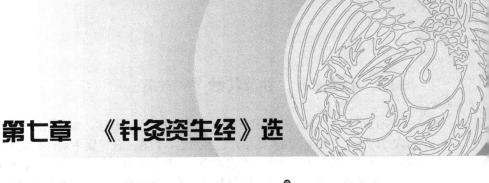

第七章 《针灸资生经》选

第一节 王执中的针灸学术思想

王执中，字叔权，南宋时针灸学家。东嘉（今浙江瑞安）人、生卒年份不详。南宋乾道己丑（1169年）进士，曾任政郎、澧州（澧水，湖南北部）教授。王执中辑录了《黄帝内经》《铜人腧穴针灸图经》《千金方》《外台秘要》等典籍和方书中的内容，编撰了《针灸资生经》。

王执中的针灸学术思想如下。

一、考证腧穴，重视疗效

王氏书中虽然辑录了诸如《黄帝内经》《铜人腧穴针灸图经》《千金方》等古医籍，但对其腧穴可疑之处，则从不拘泥古籍所云，而是据理分析，以纠正前人之误。 王氏对穴位的考证包括腧穴部位（如跗阳穴）、针刺深度（如晴明穴）等多方面，而对古籍中同一内容的不同说法，在无从辨其是非时，则保留原貌，而不囿于一说。在治疗上王氏也是尊古不泥，重视临床实效。例如，他根据自己治疗溏泄的经验，认为"若灸溏泄，脐中第一，三阴交等穴乃其次也"。

二、针药并施，择善而从

王执中秉承了孙思邈的学术思想，在疾病的治疗中，常针灸药物并施，并对"但知针而不灸，灸而不针，或惟用药而不知针灸"的医者提出批评。王氏临证随病施治，不偏执一法，或针或灸或药，有时兼而并施，他能够充分利用针、灸、药的特长，当药则药，当针则针，灵活运用。对用一法即能获效者，则指出不必多用，如"治伤寒头痛药多矣，惟浓煎五苓散服必效，不必针灸，予屡施于人皆效故也"。

三、重视按诊，因证配穴

王执中通过临床实践发现，针灸治疗前，在患者身上寻找某些有反应的腧穴，按之酸疼，然后施术，常能取得良好的疗效。他认为"须按其穴酸疼处灸之，方效"，因为"按其穴酸疼，即是受病处"。王氏在许多医案中也记载了关于重视按诊，寻找按之酸疼的腧穴，然后施治而获效的验案。

在临床选穴方面，因证配穴是王氏的另一大特点，他根据每一痛证的不同性质、症状及不同兼证，分别选用相应的穴位进行配穴治疗。如根据肩背不举、肩背连胸痛、肩背急引等不同症状，选择浮白、神堂、商阳等穴。王氏"随病证针灸治之"，并提供自身的诊疗经验与其处方配穴的思路与规律，体现了其因证配穴的一大特色。

四、灸法温针，独及其妙

王氏虽提倡针灸、药物因证施治，但临床上用灸较多，如"治梦遗失精"，列出 20 多种兼证，用穴 31 个，大多注明用灸法治疗。其用温针，在王氏医案中温针是仅次于灸法的治疗手段，其很少用冷针。王氏的用灸特点：①取穴少，一般只取 1～2 穴，如水肿灸水分、气海，气喘灸肺俞、膏肓，鼻衄灸上星，脐中痛、溏泄灸神阙等；②壮数少，尽管大多数病案没有说明用灸壮数，但从少数提到壮数的病案来看，都只有 3 或 7 壮，如伤寒咳甚灸结喉下 3 壮，疝气偏坠灸关元 7 壮，牙痛灸外关 7 壮等。

原文录音：《针灸
资生经》文选

第二节　《针灸资生经》文选

针灸须药（全篇）

本篇论述了针、灸、药各有优势，应该全面掌握，针、灸、药三者结合使用，不得偏执一法，故以"针灸须药"名篇。

【原文】

《千金》云：病有须鍼者，即鍼刺以補瀉之；不宜鍼者，直爾灸之[1]。然灸之大法，其孔穴與鍼無忌，即下白鍼[2]或温鍼訖，乃灸之，此爲良醫。其脚氣[3]一病，最宜鍼。若鍼而不灸，灸而不鍼，非良醫也；鍼灸而藥，藥不鍼灸，亦非良醫也。但恨下里間知鍼者鮮爾[4]，所以學者須解用鍼，燔鍼[5]白鍼皆須妙解。知鍼知藥，固是良醫。

此言鍼灸與藥之相須[6]也。今人或但知鍼而不灸，灸而不鍼，或惟用藥而不知鍼灸者，皆犯孫眞人所戒也。而世所謂醫者，則但知有藥而已，鍼灸則未嘗過而問焉。人或詰之[7]，則曰：是外科也，業貴精不貴雜也；否則曰：富貴之家，未必肯鍼灸也。皆自文其過爾[8]，吾故詳著《千金》之説以示人云。

【提要】

本篇论述针、灸、药各自的特点及三者结合使用的重要意义。

【注释】

[1] 直尔灸之：直接运用灸法。直，径直，直接；尔，犹然也，词缀。

[2] 白针：不烧不温的普通针具。

[3] 脚气：病名。《诸病源候论·脚气病诸候·脚气缓弱候》："凡脚气病，皆由感风毒所致，得此病多不即觉，或先无他疾而忽得之，或因众病后得之。初甚微，饮食嬉戏、气力如故，当熟察之。其状自膝至脚有不仁，或若痹，或淫淫如虫所缘，或脚指及膝胫洒洒尔，或脚屈弱不能行，或微肿，或酷冷，或痛疼，或缓纵不随，或挛急，或至困能饮食者，或有不能者，或见饮食而呕吐，恶闻食臭，或有物如指，发于腨肠，径上冲心，气上者，或举体转筋，或壮热头痛，或胸心忡悸，寝处不欲见明，或腹内苦痛而兼下者，或言语错乱有善忘误者，或眼浊精神昏愦者，此皆病之症状也。"

[4] 但恨下里间知针者鲜尔：下里，乡里。知针者，知道针刺疗法的人。鲜，少也。

[5] 燔针：烧针，即今之火针。

[6] 相须：结合交叉使用，相互配合。相，交也。须，用也。

[7] 人或诘之：假如有人责问。诘，责问，追问。

[8] 皆自文其过尔：都是掩饰自己的过错。文，掩饰。

【按语】

　　本文阐述针灸与药相须的重要意义，提出从医者应全面掌握针刺、灸治与药物三种治疗方法，临证时合理选用，做到"针灸与药之相须"，方为良医。只知药而不知针灸，或只知针灸而不知药者，均非良医。指出作为医者须掌握多种诊治方法，才能更好服务患者，言语颇为中肯，非常值得我们重视。

第八章 《针灸问对》选

第一节 汪机的针灸学术思想

汪机（1463—1539），字省之，号石山居士，安徽祁门人，明代正德至嘉靖年间名医。著有《医学原理》《读素问钞》《运气易览》《伤寒选录》《补订脉诀刊误》《外科理例》8卷、《针灸问对》3卷、《痘疹理辨》等。汪氏的针灸学术思想主要体现在《针灸问对》一书中，主要有以下几个方面。

一、主张遵从经旨，评判诸家之说

汪机主张针灸学术理论的发展和评价必须以《黄帝内经》《难经》为本。在《针灸问对》中，他针对针灸学理论中常见问题进行评议，所列84问中，完全引录《黄帝内经》《难经》及其注文的有46问，而在其他各问中也无不以经文进行阐发，或本诸经旨对诸家之说进行批评，或本诸经旨对之提出异议。

二、继承丹溪观点，认为针法有泻无补

金元医家朱丹溪认为"针法浑是泻而无补"。汪机继承了这一观点，认为《黄帝内经》中的针刺补泻均是指泻法而言。所谓补法不过是张子和祛邪即所以扶正，祛旧即所以生新之意。以《灵枢·官针》为基础，汪机分析了九针的功用，说"九针之用，无非泻法"，认为九针所主大多为外邪所伤之病，用针施泻，正中病情。可谓自成一家。

三、阐述灸法宜忌，反对无病施灸

在灸法适应证上，汪机认为寒邪伤阳、素体阳虚、阳气下陷或阳绝欲脱等证候，阳气陷下、脉沉迟、脉证俱见寒在外、冬月阴寒大旺诸证均可用灸法治疗。而若脉浮，阳气散于肌表，或夏月火旺，皆不宜灸。汪氏不主张无病灸，且认为灸法也要辨证施治，他批评那种不论咳嗽有痰无痰，概于三伏中多灸肺俞、风门的治法，认为"咳嗽系由痰火俱作"，治疗时当"辨痰、火孰急"，唯痰多者可灸，亦不过三壮五壮，以泻其热气而已，过多则灼伤肺金，而三伏之中，火旺金衰，更不宜灸。

四、强调用针疗疾，辨证施治

汪机认为临证应以"切脉观色"为要，针灸医生亦必先以诊视为务。其次应辨别病在气分或在血分，分别采用不同治法。气分病多游行不定，治疗应"上有病下取之，下有病上取之""在左取右，在右取左"。血分病者多沉着不移，治疗应"随其血之所在，应病取之"。

对于形气和病气，汪机也有自己的见解。所谓形气，即"气谓口鼻中喘息也。形谓皮肉筋骨血脉也"。所谓病气，指人患病后所表现出来的精神状态，在治疗中应辨别形气、病气之有余或不足，

从而采用适当的方法。

在针灸临证中，汪机认为，邪客于人，随正气周流上下，止无定处，治亦无定处。应究其病因，察其传变，审经络，分气血，辨证施治，按经取穴，方得随机应变之妙。不仅如此，在针刺深浅、留针长短、灸壮多少等问题上，汪机也主张治疗依病而定。

五、评判子午流注针法

汪机在《针灸问对》中载录何若愚的子午流注针法，意在批驳其说："此皆臆说，《素》《难》不载，不惟悖其经旨，而所说亦自相矛盾者多矣。"此外，汪机还批判了施术仅取八脉交会穴以求速捷的灵龟飞腾八法。

六、评判补泻手法

对当时盛行的补泻手法，汪氏认为合理者少而悖理者多，错杂紊乱，烦冗重复。关于迎随，汪机认为"经曰迎者迎其气之方来而未盛也，泻之以遏其冲，何尝以逆其经为迎？随者，随其气之方往而将虚也，补之以助其行，何尝以顺其经为随？"汪氏认为三才法纳针出针与《黄帝内经》中徐疾补泻之意大不相合。他认为当察肉之厚薄，酌量针刺，方为合宜。

汪机主张针法从简，务求实效。对当时盛行的针刺十四法，以及青龙摆尾、白虎摇头、苍龟探穴种种针法，持谨慎态度。在汪机看来，"素难所论，刺法之正也""舍此而他，求法之神秘，吾未之信也"。他认为各种综合补泻手法不过是提插、徐疾、左右捻转六种手法交错用之。对于对男女、气血、早晚、上下、左右捻转不同，汪机也表示异议。他认为"卫气之行，但分昼夜，未闻分上下也。男女脏腑经络，气血往来，未尝不同也。今赋所言如是，似涉无稽之谈，安可为法于人哉？""经络周于人，无有上下左右之别，今针左右不同如此，将谓左之经络与右，上与下，两不相同耶？"

综上所述，汪机学术观点中颇多与《黄帝内经》之后诸家见解不同之处，其中不乏卓有见地或切中时弊者。但深入探究其学术价值判断标准，亦难免有"唯古是式"之嫌，当认真分析，公允评价。

原文录音：《针灸问对》文选

第二节 《针灸问对》文选

音频：《针灸问对》文选

卷之上（节选）

【原文】

或曰：病有在氣分者，在血分者，不知鍼家，亦分氣與血否？

曰：氣分血分之病，鍼家亦所當知。病在氣分，遊行不定；病在血分，沈著不移[1]。以積塊言之，腹中或上或下，或有或無者，是氣分也；或在兩脇，或在心下，或在臍上下左右，一定不移，以漸而長者，是血分也。以病風言之，或左足移於右足，或右手移於左手，移動不常者，氣分也；或常在左足，或偏在右手，著而不走者，血分也，凡病莫不皆然。須知在氣分者，上有病，下取之，下有病，上取之，在左取右，在右取左。在血分者，隨其血之所在，應病取之。苟或血病瀉氣，氣病瀉血，是謂誅伐[2]無過，咎[3]將誰歸？

【提要】

本段论述了病在气分和血分的不同及针灸治疗。

【注释】

[1] 沉著（zhuó）不移：固定一处或数处。此指病灶在内部深伏而固定不移。著，通"着"，附着。

[2] 诛伐：诛，讨也，罚也；伐，讨伐，批评责备。

[3] 咎（jiù）：过错，过失。

【按语】

本段论述了病在气分和血分的症状及治疗大法。以积块和病风为例，说明病在气、在血之治不同。病在气有游走不定、或有形或无形的特点，气分病应上病下取、下病上取，左病右取、右病左取。病在血分有沉着不移，其形渐大的特点，可按血之所在应病取之。此说为针灸治疗气病血病提供配穴处方原则，颇有临床参考价值。

【原文】

或曰：形氣病氣，何以別之？

《經》曰：形氣不足，病氣有餘，是邪勝也，急瀉之。形氣有餘，病氣不足，急補之。形氣不足，病氣不足，此陰陽俱不足也，不可刺之，刺之則重不足，老者絕滅，壯者不復矣。形氣有餘，病氣有餘，此陰陽俱有餘也，急瀉其邪，調其虛實。故曰：有餘者瀉之，不足者補之，此之謂也。（夫形氣者，氣謂口鼻中喘息也，形謂皮肉筋骨血脈也。形勝者，爲有餘；消瘦者，爲不足。其氣者，審口鼻中氣，勞役如故，爲氣有餘也。若喘息，氣促、氣短或不足以息者，爲不足。故曰：形氣也，乃人之身形中氣血也，當補當瀉，不在於此，只在病來潮作[1]之時，病氣精神增添者，是病氣有餘，乃邪氣勝也，急當瀉之。病來潮作之時，精神困窮，語言無力及懶語者，爲病氣不足，乃眞氣不足也，急當補之。若病人形氣不足，病來潮作之時，病氣亦不足，此陰陽俱不足也，禁用鍼，宜補之以甘藥。不已，臍下氣海穴取之。）

【提要】

本段论述了如何辨别形气和病气。

【注释】

[1] 潮作：按时发作的意思。

【按语】

本段论述了形气与病气的辨治，提出补泻应以辨虚实为依据，补是补正气不足，泻是泻邪气有余。发病时正气未伤、邪气盛者当泻，邪气已去者当补，而阴阳俱不足者则宜补以甘药，针刺会造成严重伤害。本段专论补泻法则，特别指出病来潮作之时形气与病气盛衰的判别，对临床有参考价值。本段引用的经文见《灵枢·根结》，可互参。

【原文】

《經》曰：刺諸熱者，如以手探湯；刺寒清者，如人不欲行。陰有陽疾者，取之下陵、三里，正往無殆，氣下乃止，不下復始也。疾高而內者，取之陰之陵泉；疾高而外者，取之陽之陵泉。《經》曰：病在上者，陽也；病在下者，陰也；痛者，陰也；以手按之不得者，陰也，深刺之。癢者，陽也，淺刺之。病先起陰者，先治其陰，後治其陽。病先起陽者，先治其陽，後治其陰。（病在上者，下取之；在下者，上取之；病在頭者，取之足；在腰者，取之膕。病生於頭者，頭重；生於手者，臂重；生於足者，足重。治病者，先刺其病所從生者也。）

《經》曰：病始手臂者，先取手陽明太陰[1]而汗出；病始頭首者，先取項太陽[2]而汗出；病始足脛者，先取足陽明而汗出。足太陰可汗出，足陽明可汗出，故取陰而汗出甚者，止之於陽；取陽而汗出甚者，止之於陰。

【提要】

本段论述了按病变寒热及病位不同的取穴及治疗原则。

【注释】

[1] 手阳明太阴：即手阳明商阳穴与手太阴列缺穴。

[2] 项太阳：即天柱穴。

【按语】

本段论述了不同病因、病位、发病先后的治法，根据病因寒热及病位阴阳、上下、头、肢等，指出取穴及治疗原则。寒证用深刺法，久留针；热证用浅刺法，少留或不留针。阳病浅针，阴病深针。发病有先后，如病先起于阳，则先治其阳，后治其阴；病先起于阴，则先治其阴，后治其阳。病位有高下，上病下取，下病上取；病在头者取之足，病在腰者取之腘；病始于臂，取手阳明、太阴；病始于头首，取太阳（项部）；病始于足胫，取足阳明、太阴。这些原则迄今为临床所应用。本段亦见于《灵枢·九针十二原》《灵枢·终始》和《素问·刺热》等篇中，但与原文略异。

【原文】

或曰：有正经自病，有五邪所伤，鍼治亦当别乎？

《經》曰：憂愁思慮，則傷心；形寒飲冷，則傷肺；恚[1]怒氣逆，上而不下，則傷肝；飲食勞倦，則傷脾；久坐濕地，強力入水，則傷腎，此正經自病也。蓋憂思喜怒，飲食動作之過，而致然也。風喜傷肝，暑喜傷心，飲食勞倦喜傷脾（勞倦亦自外至）。寒喜傷肺，濕喜傷腎，此五邪所傷也，蓋邪由外至，所謂外傷也。凡陰陽藏府，經絡之氣，虛實相等，正也。偏實偏虛，失其正，則爲邪矣。由偏實也，故內邪得而生；由偏虛也，故外邪得而入。（機按：《經》言凡病皆當辨別邪正內外虛實，然後施鍼補瀉，庶不致悮。）

【提要】

本段论述了不同病因对五脏的影响。

【注释】

[1] 恚（huì）：《说文解字·心部》："恚，恨也。"《广雅·释诂》："怒也。"

【按语】

本段论述辨别正经自生病与五邪致病对五脏的影响。七情过度、饮食劳倦直接损耗五脏，是正经自生病；风寒暑湿等外因直中五脏（如风伤肝、暑伤心等），是五邪致病。五脏偏实失衡则内邪生，五脏偏虚失衡则外邪入。强调针灸前必先辨别邪正、内外、虚实，然后行针补泻。本段出自《灵枢·邪气脏腑病形》，可互参。

【原文】

或曰：傷寒刺期門穴者，何如？

曰：十二經始於手太陰之雲門，以次而傳，終於足厥陰之期門。期門者，肝之募也，傷寒過經[1]不解，刺之，使其不再傳也。婦人經脈不調，熱入血室[2]，刺之，以其肝藏血也。胸滿腹脹，脅下肥氣，凡是木鬱諸疾，莫不刺之，以其肝主病也。《經》云：穴直乳下兩肋端。又曰：在不容傍一寸五分。古人說得甚明，今人不解用也。

【提要】

本段论述了《伤寒论》对期门穴的操作。

【注释】

[1] 过经：见《伤寒论·辨太阳病脉证并治》。指伤寒病传变过程中，由一经的证候转入另一经证候的变化。如太阳表证已经解除而出现少阳经的证候，称太阳病过经。

[2] 热入血室：证名，出自《伤寒论》及《金匮要略》。指妇女月经期间，感受风寒外邪，邪热乘虚侵入血室，与血相搏所出现的病证。

【按语】

期门是足厥阴肝经募穴，为十二经脉气血流注顺序中最后一穴。《伤寒论》关于刺期门有6条，如尸厥、肝乘脾、肝乘肺、太阳少阳并病发汗谵语、热入血室等，因刺期门而病可不再传经。本段论期门穴的位置是不容穴旁寸半，与实际部位不符，应以乳头直下第六肋间隙，前正中线旁开4寸为准。

【原文】

或曰：《指微赋》言：養子時刻注穴者，謂逐時干旺氣，注藏府井滎之法也。每一時辰相生養子五度，各注井滎俞經合五穴，晝夜十二時，氣血行過六十俞穴也。假令甲日甲戌時，膽統氣出竅陰穴爲井（木气）。流至小腸爲滎（火氣）。過前谷穴，注至胃爲俞（土氣）。過陷谷穴，并過本原丘墟穴；行至大腸，爲經（金氣）。過陽谿穴，入於膀胱，爲合（水氣）。入委中穴而終。是甲戌時，木火土金水相生，五度一時辰，流注五穴畢也，與《七韻》中所說，亦相通否？

曰：榮衛晝夜各五十度周於身，皆有常度，無太過，無不及，此平人也。爲邪所中，則或速或遲，莫得而循其常度矣。今何公於《七韻》中謂井滎俞經合五穴，每一穴占一時，如甲日甲戌時，膽出竅陰；丙子時，流於小腸前谷；戊寅時，流於胃合谷，並過本原坵墟；庚辰時，行於大腸陽谿；壬午時，入於膀胱委中，再遇甲申時，注於三焦。六穴帶本原，共十二穴，是一日一夜，氣但周於此數穴也，且五藏五府十經，井滎俞經合，每一穴占一時，獨三焦六穴占一時，包絡五穴占一時，而《賦》乃言甲戌一時，木火土金水相生，五度一時，流注五穴畢，與《韻》中所語大不相合。《賦》與《韻》出於一人，何其言之牴牾[1]若是，不知不善於措辭耶？不知《賦》《韻》兩不相通耶？《賦》注又言：晝夜十二時，血氣行過六十俞穴，考其鍼刺定時晝夜周環六十首圖，乃知一時辰相生養子五度之說矣。假如甲日甲戌時，甲，陽木也，故膽始竅陰木，木生前谷火，火生陷谷土，過坵墟原，土生陽谿金，金生委中水。再遇甲申時，注於三焦關衝、液門、中渚、陽池、支溝、天井六穴，不特甲戌時為然。一日之中，凡遇甲時，皆如甲戌時所注之穴也。又如乙日乙酉時，乙，陰木也，故肝始大敦木，木生少府火，火生太白土，土生經渠金，金生陰陵水，再遇乙未時，注於包絡中衝、勞宮、大陵、間使、曲澤五穴，不特乙日乙酉時爲然。一日之中，凡遇乙時，皆如乙酉時所注之穴也。

所注皆在本日本時本經，注於井穴，已後時辰，不注井穴，已前時辰，如癸日癸亥時，主腎注於井，次至甲子時，膽經所注，一如甲日甲戌時所注之穴也。次至乙丑時，肝經所注，一如乙日乙酉時所注之穴也。次至丙寅時，小腸所注，一如丙日丙申時所注之穴也。舉此爲例，餘可類推。此所謂晝夜十二時，氣血行過六十俞穴也，但與《七韻》所說不合。莫若删去《七韻》，祇存此說，庶免後人心蓄兩疑，猶豫而不決也。雖然，二說俱與《素》《難》不合，無用其法，猶辨論之不置者，將使讀者不待思索，一覽即解其意矣。

【提要】

本段论述了按时开穴的针法。

【注释】

[1] 牴牾（dǐ wǔ）：牴，触也；牾，逆，不顺。牴牾，矛盾冲突之意。

【按语】

常用的按时开穴法有子午流注针法、灵龟八法和飞腾八法等。子午流注针法是以五输穴和原穴配合日时论开穴（十二经配合十天干者为"纳甲法"或称"纳干法"，十二经配合十二地支者为"纳子法"）。

灵龟八法和飞腾八法则是以八脉交会穴配合日时论开穴。人体经脉气血运行受时辰影响而有盛衰变化，经穴因此而有开、阖，经气所行之时为开，经气所过为阖。按照经穴的开、阖施行针刺补泻能提高疗效，经气来临时逢迎其气施用泻法，即所谓"逆而夺之"；经气已过时顺随其气施用补法，即所谓"随而济之"。本段主要讨论子午流注开穴时间，根据《灵枢·五十营》和《灵枢·营卫生会》营卫循行昼夜五十度周于身，认为每一时辰开一个穴的纳甲法与《黄帝内经》所说不符，而纳甲法一日开取十二穴与养子时刻注穴法一日开取六十六穴法亦不相合。

卷之中（节选）

【原文】

或曰：今醫用鍼，動輒以袖覆手，暗行指法，謂其法之神秘，弗[1]輕示人，惟恐有能盜取其法者，不知果何法耶？

曰：《金鍼賦》十四法，與夫青龍擺尾[2]等法，可謂已盡之矣。舍此而他，求法之神秘，吾未之信也。況此等法，證之於經，則有悖[3]於經；質[4]之於理，則有違於理。彼以爲神，我以爲詭[5]；彼以爲秘，我以爲妄。固可以愚弄世人，實所以見鄙識者。古人有善，惟恐不能及人，今彼吝嗇至此，法雖神祕，殆必神亦不佑，法亦不靈也，奚足尚哉。

【提要】

本段论述了针刺神秘化的问题。

【注释】

[1] 弗（fú）："不"的同源字。《公羊传·桓公·十年》："其言'弗遇'何？"注："弗，不之深也。"

[2] 青龙摆尾：针刺复式手法之一。

[3] 悖（bèi）：违背，违反。

[4] 质：询问、诘问。

[5] 诡：欺诈、奸滑。

【按语】

本段批评将针刺手法神秘化的行为，认为一些针法故作玄虚，有悖于经、有违于理，使人莫衷一是。

【原文】

或曰：今醫置鍼於穴，畧不加意，或談笑，或飲酒，半晌之間，又將鍼撚幾撚，令呼幾呼，仍復登筵，以足其欲，然後起鍼，果能愈病否乎？

曰：《經》云：凡刺之眞，必先治神。又云：手動若務，鍼耀而勻，静意視義，觀適之變。又云：如臨深淵，手如握虎，神無營於衆物。又云：如待所貴，不知日暮。凡此數説，敬乎怠乎。又云：虛之與實，若得若失，實之與虛，若有若無，謂氣來實牢者爲得，濡虚者爲失，氣來實牢濡虚，以隨濟迎奪而爲得失也。

又曰：有見如（如讀爲而）入，有見如出。蓋謂入者，以左手按穴，待氣已至，乃下鍼，鍼入候其氣盡，乃出鍼也。

又曰：既至也，量寒熱而留疾，寒則留之，熱則疾之，留者遲也，疾者速也。凡補者，按之遲留；瀉者，提之疾速也。

又曰：刺熱厥者，留鍼反爲寒；刺寒厥者，留鍼反爲熱。刺熱厥者，二刺陰而一刺陽；刺寒厥者，二刺陽而一刺陰。

機按：已上數條，此皆費而隱者也，敬者能之乎，怠者能之乎。古人所以念念在茲，不敢頃刻而怠忽者，惟恐虛實得失，而莫知寒熱疾留而失宜也，因摭[1]而輯之於此，庶使後學將以逗今之弊，而變今之習也歟。

【提要】

本段论述了针灸医生必须树立良好的医疗作风。

【注释】

[1] 摭（zhí）：搜集，选取，摘取。

【按语】

本段引述《黄帝内经》有关针刺专心一致、守机守神的论述，强调针灸医生必须树立良好医疗作风，以批评那些行针草率、对病人不负责任的行为，引述所及有诸多方面。一是治神，静意视义，如临深渊。二是观察针下得失，气来牢实者为有所得，气来濡虚者为有所失。三是观察寒热，寒者留之，热则疾之；热厥留针反为寒，寒厥留针反为热。最后论及掌握入针、出针时机和方法，以及留针等诸多方面内容，这些是针灸治疗必须掌握的准则，需谨记。

卷之下（节选）

【原文】

或曰：病有宜灸者，有不宜灸者，可得聞歟？

曰：大抵不可刺者，宜灸之，一則沉寒痼冷；二則無脈[1]，知陽絕也；三則腹皮急而陽陷[2]也。舍此三者，餘皆不可灸，蓋恐致逆也。

《鍼經》云：陷則灸之。天地間無他，惟陰與陽二氣而已。陽在外、在上，陰在内、在下。今言陷下者，陽氣下陷，入陰血之中，是陰反居其上，而覆其陽，脈證俱見寒，在外者，則灸之（夫病有邪氣陷下者，有正氣陷下者。邪氣陷下者，是經虛氣少邪入，故曰感虛乃陷下也，故諸邪陷下在經者，宜灸之。正氣陷下，宜藥升之，如補中益氣之類）。

《經》曰：北方之人，宜灸焫也，爲冬寒大旺，伏陽在内，皆宜灸之，以至理論，則腎主藏，藏陽氣在内，冬三月，主閉藏是也，若太過則病，固宜灸焫，此陽明陷入陰水之中是也。

……

機按：《素》《難》諸書，皆言陽氣陷下者，脈沉遲也；脈證俱見寒在外者，冬月陰寒大旺，陽明陷入陰水之中者，並宜灸之。設脈浮者，陽氣散於肌表者，皆不宜灸。丹溪亦曰：夏月陽氣盡浮於表。今醫灼艾，多在夏月，寧不犯火逆之戒乎？或者因火而生熱脹、發黃、腰痹、咽燥、唾血者，往往有之，尚不知爲火逆所致，寧甘心於命運所遭，悲夫！經曰：春夏養陽。以火養陽，安有是理，論而至是，雖愚亦當有知者焉。

【提要】

本段论述了灸法的适应证和基本法则。

【注释】

[1] 无脉：此指脉沉涩无力之脉象。

[2] 腹皮急而阳陷：指由于阳虚引起水肿。

【按语】

灸有温通经脉、提升阳气、回阳救脱、温中散寒之功，故治沉寒痼冷、阳虚下陷，其疗效为针所不及。此外，北方患者、冬寒阴气盛而伏阳陷下者也属灸法适应证范围。

【原文】

或曰：灸有補瀉乎？

《經》曰：以火補者，無吹其火，須自滅也；以火瀉者，疾吹其火，傳其艾，須其火滅也。虞氏曰：灸法不問虛實寒熱，悉[1]令灸之，亦有補瀉乎？曰：虛者灸之，使火氣以助元氣也；實者灸之，使實邪隨火氣而發散也；寒者灸之，使其氣復溫也；熱者灸之，引鬱熱之氣外發，火就

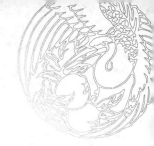

燥之義也。

【提要】

本段论述了灸法如何进行补泻操作。

【注释】

[1] 悉：尽也，全都。

【按语】

灸法补法徐燃自灭，火势微而温和，作用缓和，主要用于补虚温阳；泻法疾燃速灭，火势猛而短促，作用比较疾速，主要用于温阳起陷，消散寒邪。所述内容出自《灵枢·背腧》，可互参。

第九章 《针灸大成》选

第一节 杨继洲的针灸学术思想

《针灸大成》，成于明万历辛丑年（1601 年），作者杨继洲（约 1522—1620），字济时，祖籍衢州（浙江衢县六都），代表作为《针灸大成》。

杨氏针灸学术思想主要体现在以下几方面。

一、重视经典，溯源究流

杨氏勤求古训，治学力求渊博精深。他认为研医"不溯其源，则无以得古人立法之意，不穷其流，则何以知后世变法之弊"。他认为《素问》《灵枢》和《难经》是医学的圭臬，针灸发展的渊源，因而摘其中的有关内容，列于《针灸大成》的首卷，名为"针灸直指"。他把诸家流派的成就兼收并蓄于《针灸大成》中，集中而系统地概括了明代以前的针灸学的主要成就。

二、精思脉理，意究病源

杨氏对脉诊的认识，尊崇《难经》"独取寸口以决五脏六腑死生吉凶"的思想。在实践中，以诊寸口脉象为主，其他部位的脉象为补充，重视脉诊之作用，把脉诊所得作为辨证施治的主要依据之一。他还精研脉理，把脉象与病因病机紧密地联系在一起，审证求因，掌握疾病的本质，从而使辨证施治达到了一个较高的水平。

三、用穴精当，效专力宏

《针灸大成》中用穴精当，选穴配穴理论特点主要体现在辨证选穴、循经选穴，选取特定要穴几方面。

1. 辨证选穴，理论完备 杨继洲强调的辨证选穴，包括辨证审因、辨局部与整体、辨正邪盛衰、辨阴阳虚实、同病异治、异病同治的一整套的辨证选穴理论。可贵的是，其在论述这些理论的过程中，客观分析疗效及造成失败的原因。同时，他又在很多处方后面，再列举一二方，以备前方不效时使用，这也是前人针灸文献所少见的。如中风不省人事，用人中、中冲、合谷，不效再取哑门、大敦。凡此等等，都给后世学者提供了许多宝贵的经验和方法。

2. 循经选穴，临证主导 杨氏非常重视经络理论，并以医者对经络理论的掌握运用情况作为对其医术水平的评价标准，认为"得之则为良医，失之则为粗工"。在临证中他强调"变证虽多，但依经用法，件件皆除也"。同时他又重视经脉间的相互联系，指出"能识本经之病，又要认交经正经之理，则针之功必速矣"。正由于他重视经络，所以杨氏在针灸史上首次提出了"宁失其穴，勿失其经；宁失其时，勿失其气"的观点，对后世产生了一定的影响。

3. 选取"要穴"，求精忌繁 杨氏在策论中强调"不得其要，虽取穴之多，亦无以济之，苟得其要，则虽会通之简，亦足以成功"。从《针灸大成》中可以看出，所谓得其"要穴"，即关键穴、重点穴。它既包括了特定穴、交会穴，又包括经外奇穴的运用。强调辨证、循经、掌握要穴，为杨氏穴法之特点，且取穴少而精。

四、善用手法，汇粹百家

杨氏的手法理论，有以下特点。

1. 广集博采，种类繁多　除广收博采前贤手法论述外，杨氏还载述了其家传的许多手法。特别是在"三衢杨氏补泻"中论述的十二字法、下针八法、二十四法等包括了数十种单式和复式补泻手法，不仅具有较强的可操作性，又切合临床实际，对后世影响较大。

2. 九六补泻，运用独到　九六补泻在李梴《医学入门》中有所论述。李氏是承自席弘及庐陵欧阳的学术思想，杨氏对此也很重视。认为"九六"补泻，补用九阳数，即捻拨九下（次），泻用六阴数，即捻拨六下（次）。其中还辅以进退针法、呼吸法、担截法等复式手法。

3. 候气取气，运针行气　杨继洲认为"用针之法，候气为先""宁失其时，勿失其气"，同时又指出了激发针感的方法。对控制针感传导方向，杨氏则指出"病远道者，必先使气直到病所"。

4. 透穴针法，充实完善　杨氏临床用透穴针法治疗各种疾病，如治偏正头风有痰者，"风池刺一寸半，透风府穴，此必横刺方透也"；偏正头风无痰者，"合谷穴针至劳宫"。此外，还有横斜刺法，如头维透额角、睛明透鼻中等。这些理论对完善透穴针法做出了较大贡献。

5. 补泻有量，刺分大小　杨氏总结归纳了四种刺激量大小标准，即补法、泻法、平补平泻法、大补大泻法，并解释为"有平补平泻，谓其阴阳不平而后平也。阳下之曰补。但得内外之气调则已。有大补大泻，惟其阴阳俱有盛衰，针内于天地部内，俱补俱泻，必使经气内外相通，上下相接，盛气乃衰……"。杨氏所谓平补平泻实际上是指手法较轻、刺激量较小的补泻手法；大补大泻，则是手法较重、刺激量较大的补泻手法。由于刺有大小，所以其适应证和作用也不一样。

五、针药并举，各施其宜

杨氏认为"劫病之功，莫捷于针灸"，给针灸治疗以很高的评价。同时他又十分重视药物及针、灸、药物配合的治疗作用。由于疾病的部位和性质不同，治疗的方法也应有所选择，他还十分重视按摩疗法，书中专立"按摩"一卷。

他能根据各疗法之特长，以及不同的病情的需要，做出最佳综合治疗方案。纠正了明以前或重针或重灸的倾向，并强调针灸与药物相比之下的优势与特长。在上述原则指导下，杨氏在治疗中对三种治法的选择十分灵活，或针，或灸，或用药，或相互配合应用，意皆在针对病情，发挥各种治法之特长，以取得最佳疗效。

音频：《针灸大成》
文选

第二节　《针灸大成》文选

视频：《针灸大成》
文选

原文录音：《针灸
大成》文选

诸家得失策（全篇）

本篇主要评论了历代针灸书籍的成就与不足，故以"诸家得失策"名篇。策，为古代考试士人，以问题书之于策，令应举者作答，称之"策问"，简称"策"，起源于汉代，后发展成为一种文体。

【原文】

問：人之一身，猶之天地，天地之氣，不能以恒順^[1]，而必待於範圍^[2]之功。人身之氣，不能以恒平，而必待於調攝之技^[3]。故其致病也，既有不同，而其治之，亦不容一律，故藥與鍼灸，不可缺一者也。然鍼灸之技，昔之專門者，固各有方書，若《素問》《鍼灸圖》^[4]《千金方》《外臺秘要》，與夫補瀉灸刺諸法，以示來世矣。其果何者而爲之原歟？亦豈無得失去取於其間歟^[5]？諸生以是名家者，請詳言之！

【提要】

本段提出针灸医书的源流及得失取舍问题。

【注释】

[1] 恒顺：恒，常。顺，调顺。

[2] 范围：范，原指铸造用具的模子。围，边框。范与围均用如动词，范围，效法，引申为约束、制约、使之就范等义。《周易·系辞上》："范围天地之化而不过。"范围之功，此言天地之气一年四季中的变化规律。

[3] 而必待于调摄之技：必须依靠医护调理。

[4]《针灸图》：指经穴图，唐以前即有"明堂图"，故排列在《千金方》之前。

[5] 其果何者而为之原欤？亦岂无得失去取于其间欤：原，本源。指其中哪一种是本源呢？是否也有得失取舍在这中间呢？

【按语】

针灸技术和药物疗法各有所长，缺一不可。但针灸医家所著医书较多，如何穷原竟委？如何区分流派？孰优孰劣？如何取舍？本段开宗明义提出这些问题，并在下文加以论述。

【原文】

對曰：天地之道，陰陽而已矣。夫人之身，亦陰陽而已矣。陰陽者，造化之樞紐^[1]，人類之根柢^[1]也。惟陰陽得其理^[2]則氣和，氣和則形亦以之和矣。如其拂而戾^[3]焉。則贊助^[4]調攝之功，自不容已矣。否則，在造化不能爲天地立心，而化工^[5]以之而息；在夫人不能為生民立命^[6]，而何以臻壽考無疆之休^[7]哉？此固聖人贊化育^[8]之一端也，而可以醫家者流而小之耶？

愚嘗觀之《易》曰：大哉乾元^[9]！萬物資始。至哉坤元！萬物資生。是一元之氣^[10]，流行於天地之間，一闔一闢^[11]，往來不窮，行而爲陰陽，布而爲五行，流而爲四時，而萬物由之以化生，此則天地顯仁藏用之常^[12]，固無庸以贊助爲也。然陰陽之理也，不能以無愆^[13]，而雨暘寒暑，不能以時若^[14]，則範圍之功，不能無待於聖人也。故《易》曰：后以裁成天地之道，輔相天地之宜^[15]，以左右民。此其所以人無夭札^[16]，物無疵厲^[17]，而以之收立命之功矣。

【提要】

本段论述阴阳协调对宇宙万物和人体的重要性。

【注释】

[1] 造化之枢纽，人类之根柢：造化，指创造化育。《淮南子·精神训》："伟哉！造化者其以我为此拘邪？"柢，即根，根柢，根本，根底。指阴阳是创造化育万物的关键，是人类生存的基础。

[2] 理：条理，和顺状态。

[3] 拂而戾（lì）：拂，违背，违反。戾，暴戾，逆乱。《荀子·荣辱》："猛贪而戾。"

[4] 赞助：参赞，协助。

[5] 化工：天工，指自然创造或生长万物的功能。

[6] 立命：立，设立。命，命运，性命。

[7] 臻（zhēn）寿考无疆之休：臻，至，达到。寿考，长寿。休，美也。《周易·大有》："顺

天休命。"郑玄注："美也。"

[8] 化育：化生，养育。

[9] 乾元：《周易·乾》："大哉乾元！万物资始，乃统天。"孔颖达疏："乾是卦名，元是乾德之首，故以元德配乾释之。"乾有元亨利贞四德。

[10] 一元之气：指诞生万物的原始之气，即元气。

[11] 一阖一辟：阖，闭合；辟，开辟、开张。

[12] 天地显仁藏用之常：显仁，显示仁爱之德。藏用，隐藏（其化育万物的）功用。《周易·系辞》："显诸仁，藏诸用，鼓万物而不与圣人同忧。"常，规律。

[13] 愆（qiān）：罪过，过失。

[14] 雨旸（yáng）寒暑，不能以时若：旸，日出，天晴。若，顺从。《尚书·虞书·尧典》"钦若昊天。"孔颖达注："敬顺也。"

[15] 后以裁成天地之道，辅相天地之宜：后，君主，帝王。《白虎通》云："以揖让受于君，故称后"。裁成，化裁生成。辅相，辅助。《周易·泰》："辅相天地之宜。"

[16] 夭札：夭，灾害，短命；札，瘟疫。

[17] 疵（cī）厉：厉，亦作"疠"。疵厉，疾病，灾害。《庄子·逍遥游》："使物不疵疠，而年谷熟。"成玄英疏："疵疠，疾病也。"

【按语】

阴阳是宇宙万物生长变化的根本。事物按阴阳的规律发展，同样阴阳平衡也维持人的生理活动而保持健康。本段提示针灸方书中相关阴阳理论对提高医疗水平的意义。

【原文】

然而吾人，同得天地之理以爲理，同得天地之氣以爲氣。则其元氣流行於一身之间，無異於一元之氣流行於天地之間也。夫何喜怒哀樂心思嗜慾之汩[1]於中，寒暑風雨温凉燥濕之侵於外，於是有疾在腠理者焉，有疾在血脉者焉，有疾在腸胃者焉。然而疾在腸胃，非藥餌不能以濟；在血脉，非鍼刺不能以及；在腠理，非熨焫[2]不能以達，是鍼、灸、藥者，醫家之不可缺一者也。夫何諸家之術惟以藥，而於鍼灸則併而棄之，斯何以保其元氣，以收[3]聖人壽民之仁心哉？

【提要】

本段指出针、灸、药是医家不可缺一的技术。

【注释】

[1] 汩（gǔ）：扰乱。梅尧臣《冬雷》诗："天公岂物欺，若此汩时序？"

[2] 焫：点燃、焚烧。以火烧针或燃艾刺激体表穴位。

[3] 收：收，取得。《广雅·释诂》曰："取也。"

【按语】

本段论述了七情六淫侵袭腠理、血脉、肠胃等部位不同，病变表现亦不同。针、灸、药各有其优势，应根据其病情需要而择优选用。强调医者必须全面掌握各种不同的疗法，才能保全病人的元气，体现"寿民之仁心"。

【经典医案】

乙卯岁，至建宁滕柯山，母患手臂不举，背恶寒而体倦困，虽盛暑喜穿棉袄，诸医俱作虚冷治之。予诊其脉沉滑，此痰在经络也。予针肺俞、曲池、三里穴，是日即觉身轻手举，寒亦不畏，棉袄不复着矣。后投除湿化痰之剂，至今康健，诸疾不发。若作虚寒，愈补而痰愈结，可不慎欤！（《针灸大成》）

【原文】

然是鍼與灸也，亦未易言也。孟子曰：離婁[1]之明，不以規矩，不能成方圓；師曠[2]之聰，不以六律，不能正五音。若古之方書，固離婁之規矩，師曠之六律也。故不遡其原，則無以得古人立法之意；不窮其流，則何以知後世變法之弊。今以古之方書言之，有《素問》《難經》焉，有《靈樞》《銅人圖》焉，有《千金方》，有《外臺秘要》焉，有《金蘭循經》[3]，有《鍼灸雜集》[4]焉。然《靈樞》之圖[5]，或議其太繁而雜，於《金蘭循經》，或嫌其太簡而畧；於《千金方》，或詆其不盡傷寒之數[6]；於《外臺秘要》，或議其爲醫之蔽[7]；於《鍼灸雜集》，或論其未盡鍼灸之妙。遡而言之，則惟《素》《難》爲最要。蓋《素》《難》者，醫家之鼻祖，濟生之心法[8]，垂之萬世而無弊者也。

【提要】

本段闡明古今方書須以《素問》《難經》為根本。

【注釋】

[1] 離婁：人名，相传为黄帝时人，眼力极强，能在百步之外，洞察秋毫。

[2] 師旷：人名，春秋时期晋国的乐师，目盲，善弹琴，辨音能力甚强。

[3]《金兰循经》：全称为《金兰循经取穴图解》，元・忽泰必烈著。

[4]《针灸杂集》：应作《针灸杂说》，元・窦桂芳编集。

[5]《灵枢》之图：《灵枢》原书无图，据《针灸聚英》之意，似指《铜人针灸图》。

[6] 詆其不尽伤寒之数：詆，毁谤、诬蔑。指《千金方》中只收载了部分《伤寒论》的内容。

[7] 医之蔽：蔽，通“弊”，即弊病。指《外台秘要》废针而存灸。

[8] 心法：佛家语，谓佛经经典文字以外的传授方法。后世通谓师徒授受曰心法。

【按语】

本段以离娄之明，无规矩不能成方圆，师旷之聪，无六律不能正五音为例，强调针灸亦必须有规范，并历数各种针灸方书的优缺点，认为《素问》和《难经》是医家圭臬，为习医所必读之书。

【原文】

夫既由《素》《難》以遡其原，又由諸家以窮其流，探脈絡，索營衛，診表裏，虛則補之，實則瀉之，熱則涼之，寒則溫之，或通其氣血，或維其眞元，以律[1]天時，則春夏刺淺，秋冬刺深也。以襲[2]水土，則濕致[3]高原，熱處[4]風涼也。以取[5]諸人，肥則刺深，瘠[6]則刺淺也。由是而施之以動、搖、進、退、搓、彈、攝、按之法，示之以喜、怒、憂、懼、思、勞、醉、飽之忌，窮之以井、滎、俞、經、合之源，究之以主客[7]、標本之道，迎隨、開闔之機。夫然後陰陽和，五氣[8]順，榮衛固，脈絡綏[9]，而凡腠理血脈，四體百骸，一氣流行，而無壅滯痿痺之患矣。不猶聖人之裁成輔相，而一元之氣周流於天地之間乎？

先儒曰：吾之心正，則天地之心亦正，吾之氣順，則天地之氣亦順。此固贊化育之極功也，而愚於醫之灸刺也亦雲。

【提要】

本段论述了《素问》《难经》与针灸学术发展的关系。

【注釋】

[1] 律：遵循，效法。

[2] 袭：继承，因袭。《礼记・中庸》：“上律天时，下袭水土。”

[3] 致：送达。《汉书・武帝纪》：“存问致赐。”

[4] 处：安置，安顿。《国语・鲁语》：“昔圣王之处民也，择瘠土而处之。”

[5] 取：采用。

[6] 瘠：瘦弱。

[7] 究之以主客：究，推寻，深求。主客，指主客配穴法。

[8] 五气：五脏之气。

[9] 脉络绥：绥，安和，安抚。《诗经·小雅·鸳鸯》："福禄绥之。"经络安和、调顺。

【按语】

此段指出自《素问》《难经》以来，后世诸家对针灸学术不断发展，使针灸医术更臻完善。并对辨证、针灸原则、配穴法、针刺深浅、行针与补泻手法、针忌等有关问题作了扼要论述。既肯定《素问》《难经》对针灸治疗重要的指导作用，又肯定后世方书对针灸学术发展所做的贡献。

🕮 头不可多灸策（全篇）🕮

本篇主要论述头为诸阳之会，肌肉单薄，气血易于留滞，故不宜多灸，并以此名篇。

【原文】

问：灸穴须按經取穴，其氣易連[1]而其病易除。然人身三百六十五絡，皆歸[2]於頭，頭可多灸歟？灸良已，間有不發者[3]，當用何法發之？

嘗謂穴之在人身也，有不一之名，而灸之在吾人也，有至一之會[4]。蓋不知其名，則昏謬無措[5]，無以得其周身之理，不觀其會，則散漫靡要[6]，何以達其貫通之原。故名也者，所以盡乎周身之穴也，固不失之太繁；會也者，所以貫乎周身之穴也，亦不失之太簡。人而知乎此焉，則執簡可以禦繁，觀會可以得要，而按經治疾之餘，尚何疾之有不愈，而不足以仁壽[7]斯民也哉？

【提要】

本段论述灸治必须洞悉周身经脉、腧穴和交会穴。

【注释】

[1] 连：此处作"疏通"之意。

[2] 归：通。

[3] 灸良已，间有不发者：良，好。已，完毕。 指灸的时间已经很久，但其中仍有不发灸疮的。

[4] 至一之会：至，到。诸经到一处相交的会穴。

[5] 无措：措，搁置，安放。《淮南子·说山训》："物莫措其所修，而用其短也。"高诱注："措，置也。"无措，无法掌握，无从着手。

[6] 靡要：靡，无也。靡要，没有要领。

[7] 仁寿：仁厚且长寿。《论语·雍也》："仁者寿。"《汉书·董仲舒传》："尧舜行德，则民仁寿。"

【按语】

此段论述灸法须按经取穴，但更为重要的是掌握经脉与经脉之间的交会穴，方可执简驭繁，观会而得"要"。

【原文】

執事[1]發策，而以求穴在乎按經，首陽不可多灸及所以發灸之術，下詢承學[2]，是誠究心於民瘼[3]者。愚雖不敏，敢不掇[4]述所聞以對。嘗觀吾人一身之氣，周流於百骸之間，而統之則有其宗[5]，猶化工一元之氣，磅礴於乾坤之內，而會之則有其要。故仰觀於天，其星辰之奠麗[6]，不知其幾也；而求其要，則惟以七宿[7]爲經，二十四曜[8]爲緯；俯察於地，其山川之流峙[9]，不知其幾也，而求其要，則惟以五嶽爲宗，四瀆爲委[10]，而其他咸弗之求也。

天地且然，而況人之一身？內而五臟六腑，外而四體百形，表裏相應，脈絡相通，其所以生息不窮，而肖^[11]形於天地者。寧無所綱維^[12]統紀於其間耶？故三百六十五絡，所以言其煩也，而非要也；十二經穴，所以言其法也，而非會也。總而會之，則人身之氣有陰陽，而陰陽之運^[13]，有經絡，循其經而按之，則氣有連屬^[14]，而穴無不正，疾無不除。

譬之庖丁解牛^[15]，會則其湊^[16]，通則其虛^[17]，無假斤斫^[18]之勞，而頃刻無全牛焉。何也？彼固得其要也。故不得其要，雖取穴之多，亦無以濟人；苟得其要，則雖會通之簡，亦足以成功，惟在善灸者加之意焉耳。

【提要】
本段论述腧穴以十二经脉为纲纪。

【注释】
［1］执事：书信或书面回答中，对对方的一种尊称。如韩愈《上张仆射书》："今之王公大人，惟执事可以闻此言，惟愈于执事也，可以此言讲。"

［2］承学：自谦词。《汉书·董仲舒传》："留听于承学之臣。"

［3］究心于民瘼（mò）者：究心，尽心、重视。瘼，指病、疾苦。《三国志·蜀书·关张马黄赵传》："求民之瘼。"

［4］掇（duō）：拾取。《诗经·国风·周南》："薄言掇之。"毛亨传："掇，拾也。"

［5］宗：本，主旨。《吕氏春秋·下贤》："以天为法，以德为行，以道为宗。"

［6］奂丽：绚丽多彩。

［7］七宿：我国古代天文学家把天上某些星的集合体称为"宿"。东南西北方各有七宿，名称不一，合称二十八宿。

［8］二十四曜（yào）：曜，日、月、星都称为曜，二十四曜疑为二十八宿之误。

［9］峙：耸立。

［10］四渎为委：四渎，《尔雅·释水》："江、河、淮、济为四渎。四渎者，发源注海者也。"指长江、黄河、淮河、济水。委，水之下流。又本为原，末为委。

［11］肖：类似，相似，相像。《淮南子·地形训》："肖形而蕃。"高诱注："肖，象也。蕃多也。"

［12］纲维：法纪，纲领。司马迁《报任少卿书》："不以此时引纲维，尽思虑。"

［13］运：阴阳之气的运行。

［14］气有连属（zhǔ）：属，连接。《汉书·郊祀志上》："使者存问共给，相属于道。"气有连属，经气运行连续不断。

［15］庖（páo）丁解牛：典出《庄子》。庖丁，厨师。《庄子·养生主》："庖丁为文惠君解牛。"成玄英疏："庖丁，谓掌厨丁役之人。"

［16］湊：《广韵·侯韵》："水会也，聚也。"此指肌肉聚结之处。

［17］虚：指孔窍、空隙。《淮南子·氾论训》："若循虚而出入，则亦无能履也。"高诱注："虚，孔窍也。"

［18］斤斫（zhuó）：斤，斧头。斫，大锄。引申为砍、斩。

【按语】
本段用自然界的事物取模拟象说明人体腧穴。认为星辰虽多，但以七宿为经，二十四曜为纬，山川江河，以五岳为宗，以四渎为委；强调要掌握事物要领。在人体则要以十二经为纲纪，掌握"要穴"——交会穴，即可执简驭繁，增强疗效。

【原文】
自今观之，如灸风而取诸风池、百会；灸劳而取诸膏肓、百劳；灸气而取诸气海；灸水而取诸水分；欲去腹中之病，则灸三里；欲治头目之疾，则灸合穀；欲愈腰腿，则取環跳、風市；欲拯手臂，則取肩髃、曲池，其它病以人殊，治以疾異。

所以得之心而應之手者，罔不昭然[1]有經絡在焉，而得之則爲良醫，失之則爲粗工，凡以辨諸此也。至於首爲諸陽之會，百脈之宗，人之受病固多，而吾之施灸宜別，若不察其機而多灸之，其能免夫頭目旋眩、還視不明之咎乎？不審其地[2]而併灸之，其能免夫氣血滯絶、肌肉單薄之忌乎？是百脈之皆歸於頭，而頭之不可多灸，尤按經取穴者之所當究心[3]也。

【提要】

本段论述灸法的循经取穴及头部不宜多灸之理。

【注释】

[1]罔不昭然：没有不显现的。

[2]地：在此指腧穴部位所在。

[3]究心：注意的意思。

【按语】

灸法以循经取穴为主，这是针灸取穴最重要的原则。头为诸阳之会，肌肉单薄，气血易流滞，故头部不宜多灸，这是针对古代灸法常以数百壮或百壮而提出的，值得临床参考。提示我们应以患者体质、年龄、疾病、部位等决定壮数的多少，灵活合理掌握灸量。

【原文】

若夫灸之宜發，或發之有速而有遲，固雖係於人之强弱不同，而吾所以治之者，可不爲之所[1]耶？觀東垣灸三里七壯不發，而復灸以五壯即發。秋夫[2]灸中脘九壯不發，而漬以露水，熨以熱履[3]，煹[4]以赤葱，即萬無不發之理。此其見之《圖經》《玉樞》[5]諸書，蓋班班具載，可考而知者。吾能按經以求其原，而又多方以致其發，自無患乎氣之不連，疾之不療，而於灼艾之理，斯過半矣。

【提要】

本段论述发灸疮的方法。

【注释】

[1]可不为之所：可，犹言"岂"，难道。不为之所，不替他们的具体情况考虑。《左传·隐公元年》："不如早为之所。"

[2]秋夫：徐秋夫，徐熙子，南北朝时针灸家。

[3]履：鞋。

[4]煹（hàn）：烧，焙。

[5]《玉枢》：古书名。

【按语】

古代发灸疮的方法有二：一为增加壮数；二则为在施灸的部位加热，或用辛发之物刺激施灸部位。此法主要是为增强机体抗病能力，达到"扶正祛邪"的目的。

【原文】

抑愚又有説焉，按經者法也，而所以神明之者，心也。蘇子[1]有言：一人飲食起居，無異於常人，則愀然不樂[2]，問其所苦，且不能自言，此庸醫之所謂無足憂，而扁鵲、倉公之所望而驚焉者。彼驚之者何也？病無顯情，而心有默識，誠非常人思慮所能測者。今之人徒曰：吾能按經，吾能取穴，而不於心焉求之，譬諸刻舟而求劍，膠柱而鼓瑟，其療人之所不能療者，吾見亦罕矣。

然則善灸者奈何？靜養以虛此心，觀變以運此心，旁求博採以擴此心，使吾心與造化相通，而於病之隱顯，昭然無遁情[3]焉。則由是而求[4]孔穴之開闔，由是而察氣候之疾徐，由是而明呼吸補瀉之宜，由是而達[5]迎隨出入之機，由是而酌從衛取氣、從榮置氣之要，不將從手應心，得魚兔而忘筌蹄[6]也哉！此又岐黃之祕術，所謂百尺竿頭進一步者。不識執事以爲何如？

【提要】

本段论述灸治必须善于辨证，掌握经穴和补泻方法。

【注释】

[1] 苏子：指苏轼，号东坡，宋代文学家。引文见《应诏集》《策略》，文字有异。

[2] 愀（qiǎo）然不乐：愀然，不愉快貌。《荀子·修身》："见不善，愀然必以自省也。"

[3] 昭然无遁情：昭，明显，显著。遁，隐去。白居易《白苹洲五亭记》："五亭间开，万象迭入，向背俯仰，胜无遁形。"

[4] 求：掌握。

[5] 达：明了。

[6] 筌（quán）蹄：筌，捕鱼的竹器。蹄，捉兔的工具。《庄子·外物》："得鱼而忘筌""得兔而忘蹄"。后人以"筌蹄"比喻达到一定目的的手段。此活用成语"得鱼忘筌"，喻轻易达到目的。

【按语】

本段对医生提出要求：首先要善于思考，根据临床病情的变化进行辨证论治；其次要掌握经穴的开阖时机与各种补泻手法，广泛采集各家经验，丰富充实针灸理论，提高临床疗效。

穴有奇正策（全篇）

本篇内容包括针灸起源、穴有奇正、九针、灸治、奇穴数目和用法，其中主要是论述经穴和奇穴，故以"穴有奇正"名篇。

【原文】

問：九鍼之法，始於岐伯，其數必有取矣[1]。而灸法獨無數焉，乃至定穴，均一審慎，所謂奇穴，又皆不可不知也。試言以考術業之專工。

嘗謂鍼灸之療疾也，有數有法，而惟精於數法之原者，斯足以窺先聖之心。聖人之定穴也，有奇有正，而惟通於奇正之外者，斯足以神濟世之術[2]，何也？法者，鍼灸所立之規；而數也者，所以紀其法，以運用於不窮者也。穴者，鍼灸所定之方[3]，而奇也者，所以翊[4]夫正以旁通於不測者也。數法肇[5]於聖人，固精蘊之所寓，而定穴兼夫奇正，尤智巧之所存。善業醫者，果能因法以詳其數，緣正以通其奇，而於聖神心學之要，所以默蘊於數法奇正之中者，又皆神而明之焉，尚何術之有不精，而不足以康濟斯民也哉？

執事發策，而以鍼灸之數法奇穴，下詢承學。蓋以術業之專工者望諸生也。而愚豈其人哉？雖然，一介之士[6]，苟存心於愛物，於人必有所濟，愚固非工於醫業者，而一念濟物之心，特惓惓[7]焉。矧[8]以明問所及，敢無一言以對。夫鍼灸之法，果何所昉[9]乎？粵稽[10]上古之民，太朴[11]未散，元醇未漓[12]，與草木蓁蓁然[13]，與鹿豕狉狉然[14]，方將相忘於渾噩[15]之天，而何有於疾，又何有於鍼灸之施也。自羲、農以還，人漸流於不古，而樸者散，醇者漓，內焉傷於七情之動，外焉感於六氣之侵，而衆疾胥[16]此乎交作矣。岐伯氏有憂之，於是量其虛實，視其寒溫，酌其補瀉，而制之以鍼刺之法焉，繼之以灸火之方焉。

【提要】

本段提出有关针法、灸法、定穴、奇穴的问题，并强调针灸理论深奥的核心思想，蕴含在"数""法""奇""正"之中。

【注释】

[1] 其数必有取矣：九针之数必然有它的道理。

[2] 斯足以神济世之术：只有这样，才足以掌握高超的治病技术。

[3] 方：方位。

[4] 翊（yì）：辅助，配合。

[5] 肇：开始。

[6] 一介之士：谦称，一个普通平凡的读书人。王勃《滕王阁序》："勃三尺微命，一介书生。"

[7] 惓惓（quán）：诚恳、深切之意。《论衡·明雩》："区区惓惓，冀见答享。"

[8] 矧（shěn）：况且。

[9] 昉（fǎng）：曙光初现，引申为开始。《列子》："众昉同疑。"张湛注："昉，始也。"

[10] 粤稽（jī）：粤，语气助词。稽，考察，考核。《周礼·夏官·大司马》："简稽乡民。"郑玄注："稽，犹计也。"

[11] 太朴：敦厚。指人在蒙昧时代，质朴简单的生活方式及淳朴的本质。《孔子家语·王言解》："民敦俗朴。"

[12] 元醇未漓：元，开始。醇，酒质厚纯。漓，薄，稀释之意。

[13] 蓁蓁（zhēn）然：草木茂盛的样子。

[14] 狉狉（pī）然：野兽成群走动的样子。

[15] 浑噩：指混沌无际。曹植《七启》："夫太极之初，混沌未分。"

[16] 胥：皆、都、全，此处为"相继"之意。

【按语】

本段论述了针灸有数法，定穴有奇正，要因法以详其数，缘正以通其奇，强调针灸医生，既要掌握古代医家的思想方法，又要精通医疗技术，方法与技巧相结合，方可康济斯民。并回顾了针灸的起源及发展，说明了"法"是针灸治疗应遵循的法则；"数"是贯彻"法"的各种具体的方法；"穴"是针灸确定的位置，有正经之穴，又有经外奇穴。经外奇穴，补充正经之穴未及之用。

【原文】

至於定穴，则自正穴之外，又益[1]之以奇穴焉。非故為此纷纷[2]也，民之受疾不同，故所施之術或異，而要之非得已也，勢也，勢之所趨，雖聖人亦不能不為之所也已[3]。

【提要】

本段论述经外奇穴的作用与意义。

【注释】

[1] 益：补充、增加。

[2] 纷纷：纷纭，杂乱。《汉书·礼乐志》："羽旄纷。"颜师古注："纷纷，言其多。"

[3] 不能不为之所也已：不得不这样做。

【按语】

临床病情错综复杂，千变万化，正穴不及，可取之以奇穴，有法有方，有主有次。

【原文】

然鍼固有法矣，而數必取於九者，何也？蓋天地之數，陽主生，陰主殺，而九為老陽之數，則期以生人，而不至於殺人者，固聖人取數之意也。今以九鍼言之，燥熱侵頭身，則法[1]乎天，以為鑱鍼，頭大而末銳焉。氣滿於肉分[2]，則法乎地，以為圓鍼，身圓而末鋒焉。鋒如黍米之銳者為鍉鍼，主按脈取氣，法乎人也。刃有三隅之象者[3]為鋒鍼，主瀉導癰血，法四時也。鈹鍼以法音，而末如劍鋒者，非所以破癰膿乎？利鍼以法律，而支[4]似毫毛者，非所以調陰陽乎？法乎星[5]則爲毫鍼，尖如蚊虻，可以和經絡，却諸疾也。法乎風[6]則爲長鍼，形體鋒利，可以去深邪，療痹瘻也。至於燔鍼之刺，則其尖如挺[7]，而所以主取大氣[8]不出關節者，要亦取法於野[9]而已矣，所謂九鍼之數，此非其可考者耶！

【提要】

本段论述经外奇穴的作用与意义。

【注释】

[1] 法：效法。

[2] 气满于肉分：邪气侵入于分肉之间。

[3] 刃有三隅之象者：三面有刀锋的。

[4] 支：在此指针。

[5] 法乎星：取法于七星。

[6] 法乎风：取法于八风。

[7] 挺：《灵枢·九针十二原》作"梃"，义长。梃，犹"筵"，指竹条、竹棒。

[8] 大气：此指邪气，主取大气指主治邪气较盛的疾病。

[9] 法于野：取法于九野。

【按语】

九针各有其功能用途，有放血泻热用的镵针、锋针、铍针；按摩点穴用的圆针、鍉针；一般针刺治疗调和阴阳，疏通经络用的毫针、长针、大针、圆利针等。由此可知古九针不限于九种，它是古代针具的代名词。以毫针为最常用的针具之一。

【原文】

然灸亦有法矣，而獨不詳其數者，何也？蓋[1]人之肌膚，有厚薄，有深淺，而火不可以概施[2]，則隨時變化，而不泥[3]於成數[4]者，固聖人望人之心[5]也。今以灸法言之，有手太陰之少商焉，灸不可過多，多則不免有肌肉單薄之忌，有足厥陰之章門焉，灸不可不及，不及則不免有氣血壅滯之嫌。至於任之承漿也，督之脊中也，手之少冲、足之湧泉也，是皆猶之少商焉，而灸之過多，則致傷矣。脊背之膏肓也，腹中之中脘也，足之三里、手之曲池也，是皆猶之章門焉，而灸之愈多，則愈善矣。所謂灸法之數，此非其彷彿者耶？

【提要】

本段论述灸治壮数多少的原则。

【注释】

[1] 盖：因为。

[2] 概施：一般使用。

[3] 泥：固守，不善于变通。

[4] 成数：规定的数字。

[5] 望人之心：寄希望于人们的心愿。

【按语】

灸治的壮数多少，应根据穴位所在部位的肌肤厚薄深浅而定。文中指出手指末端井穴、面部经穴和背部经穴处肌肉浅薄不宜多灸；腹、背、四肢部经穴处肌肉较为丰厚，则宜多灸。同时还应参考患者体质、年龄、病情等因素决定壮数多少、艾炷大小、时间长短等。

【原文】

夫有鍼灸，則必有會數法之全[1]，有數法則必有所定之穴，而奇穴者，則又旁通於正穴之外，以隨時療症者也。而其數維[2]何，吾嘗考之《圖經》，而知其七十有九焉，以鼻孔則有迎香，以鼻柱則有鼻准，以耳上則有耳尖，以舌下則有金津、玉液，以眉間則有魚腰，以眉後則有太陽，以手大指則有骨空，以手中指則有中魁；至於八邪、八風之穴，十宣、五虎之處，二白、肘尖、獨陰、囊底、鬼眼、髖骨、四縫、中泉、四關，凡此皆奇穴之所在。而九鍼之所刺者，刺以此也；灸法之所施者，施以此也。苟能即此以審慎之，而臨症定穴之餘，有不各得其當者乎？

【提要】

本段论述奇穴之数及其用法。

【注释】

[1] 会数法之全：会集数和法的全部内容。

[2] 维：通"为"。

【按语】

随着针灸医疗技术的发展，临床使用的奇穴远较此数为多，但文中所列举的奇穴，疗效肯定，仍可选用。

【原文】

雖然，此皆迹[1]也，而非所以論於數法奇正之外也。聖人之情[2]，因數以示，而非數之所能拘，因法以顯，而非法之所能泥，用定穴以垂教[3]，而非奇正之所能盡，神而明之，亦存乎其人焉耳。故善業醫者，苟能旁通其數法之原[4]，冥會其奇正之奧，時[5]可以鍼而鍼，時可以灸而灸，時可以補而補，時可以瀉而瀉，或鍼、灸可並舉，則並舉之，或補瀉可並行，則並行之。治法因乎人，不因乎數，變通隨乎症，不隨乎法，定穴主乎心，不主乎奇正之陳迹。譬如老將用兵，運籌攻守，坐作進退，皆運一心之神以爲之。而凡鳥占雲祲[6]、金版六韜[7]之書，其所具載方畧，咸有所不拘焉。則兵惟不動，動必克敵；醫惟不施，施必療疾。如是雖謂之無法可也[8]，無數可也，無奇無正亦可也，而有不足以稱神醫於天下也哉[9]！管見如斯，惟執事進而教之。

【提要】

本段论述奇穴治病，不拘数法，或针或灸，或补或泻，应随证选用。

【注释】

[1] 迹：痕迹。在此指上述的穴位。

[2] 情：在此意为用意、目的。

[3] 垂教：传教。

[4] 原：通"源"，意为渊源。

[5] 时：时机，此处意为根据需要。

[6] 鸟占云祲（jìn）：均为古代占卜之术。鸟占，亦称鸟卜。云祲，观云以辨吉凶。《新唐书·李靖传赞》："鸟占、云祲，孤虚之术，为善用兵。"

[7] 金版六韬（tāo）：指古兵书。传为周代吕望（姜太公）作。

[8] 如是虽谓之无法可也：果能如此，虽然被认为无法，也没有关系。

[9] 而有不足以称神医于天下也哉：这样的人哪能不被称为天下最高明的医生呢？

【按语】

针灸选穴，固然有其基本法则，但它也需在实践中不断完善，不断补充。本段提出的"法因乎人，不因乎数，变通在乎症，不随乎法，定穴在乎心，不在乎奇正之陈迹"具有十分重要的学术价值。

针有深浅策（全篇）

本篇根据病有在阴阳、营卫等深浅不同，症状有寒热先后之区别，提出针刺深浅先后的方法，故以"针有深浅"名篇。

【原文】

問：病有先寒後熱者，先熱後寒者，然病固有不同，而鍼刺之法，其亦有異乎？請試言之！

對曰：病之在夫人也，有寒熱先後之殊，而治之在吾人也，有同異後先之辨。蓋不究夫寒熱之先後，則謬焉無措[1]，而何以得其受病之源；不知同異之後先，則漫焉無要[2]，而何以達其因病之治[3]。此寒熱之症，得之有先後者，感於不正之氣，而適投於腠理之中，治寒熱之症，得之有後先者，乘[4]其所致之由，而隨加以補瀉之法，此則以寒不失之慘[5]，以熱則不過於灼，而疾以之而愈矣。是於人也，寧不有濟矣乎？請以一得之愚[6]，以對揚明問[7]之萬一，何如？蓋嘗求夫人物之所以生也，本之於太極[8]，分之爲二氣[9]，其靜而陰也，而復有陽以藏於其中；其動而陽也，而復有陰以根於其內。惟陰而根乎陽也，則往來不窮，而化生有體；惟陽而根乎陰也，則顯藏有本，而化生有用。然而氣之運行也，不能無愆和之異[10]，而人之罹之也，不能無寒熱之殊。

是故有先寒後熱者，有先熱後寒者。先寒後熱者，是陽隱於陰也，苟徒以陰治之，則偏於陰，而熱以之益熾矣。其先熱後寒者，是陰隱於陽也，使一以陽治之，則偏於陽，而寒以之益慘矣。夫熱而益熾，則變而爲三陽之症，未可知也。夫寒而益慘，則傳而爲三陰之症，未可知也。而治之法，當何如哉？

吾嘗考之《圖經》，受之父師，而先寒後熱者，須施以陽中隱陰之法焉。於用鍼之時，先入五分，使行九陽之數，如覺稍熱，更進鍼令入一寸，方行[11]六陰之數，以得氣爲應。夫如是，則先寒後熱之病可除矣。其先熱後寒者，用以陰中隱陽之法焉，於用鍼之時，先入一寸，使行六陰之數，如覺微涼，即退鍼，漸出五分，卻行九陽之數，亦以得氣爲應。夫如是，則先熱後寒之疾瘳[12]矣。

【提要】

本节论述寒热先后病的针灸方法。

【注释】

[1] 则谬焉无措：就会谬误而无应付的措施。

[2] 漫焉无要：漫无边际，不得要领。

[3] 因病之治：即审因论治。

[4] 乘：追逐。《汉书·陈汤传》："吏士喜，大呼乘之。"

[5] 惨：程度严重。《素问·至真要大论》："寒淫所胜，则凝肃惨栗。"王冰注："惨栗，寒盛也。"

[6] 一得之愚：语出《史记·淮阴侯传》："智者千虑，如有一失；愚者千虑，必有一得。"谦称自己见解肤浅。

[7] 对扬明问：对扬，谦词，犹作答。明问，犹言高明的提问。

[8] 太极：指天地未分之前，元气混而为一的状态。《周易·系辞》："易有太极，是生两仪。"

[9] 二气：指阴阳二气。《易纬干凿度》："易始于太极，太极分而为二，故生天地……"

[10] 不能无愆和之异：愆，错过，愆期，在此作不正常解，本句意为不能没有正常和异常的差别。

[11] 方行：使用的意思。

[12] 瘳（chōu）：病愈。

【按语】

本段论述了寒热先后病的针灸方法。单用补阴或补阳治寒热病证，都不是审因论治。因为证见先寒后热是阳隐于阴，纯治其阴则热更炽；见先热后寒是阴隐于阳，纯治其阳则寒更盛。必须"乘其所致之由，而随加以补泻之法"。提出了根据寒热出现的先后，用阳中隐阴、阴中隐阳针法治疗。阳中隐阴属先补后泻，先浅后深，主治先寒后热证。阴中隐阳属先泻后补，先深后浅，主治先热后寒证。二法体现了治病求本的原则，文内详述了操作规程，宜细心体会掌握。

【原文】

夫曰先曰後者，而所中有榮有衛之殊；曰寒曰熱者，而所感有陽經與陰經之異。使先熱後寒者，不行陰中隱陽之法，則失大病之由來矣。是何以得其先後之宜乎？如先寒後熱者，不行陽中隱陰之法，則不達夫疾之所致矣，其何以得夫化裁[1]之妙乎？抑論寒熱之原，非天之傷人，乃人之自傷耳。《經》曰：邪之所湊，其氣必虛。

自人之蕩眞於情竇[2]也，而眞者危；喪志於外華[3]也，而醇者漓；眩心於物牽也，而萃者渙[4]，汩[5]情於食色也，而完者缺；勞神於形役也，而堅者瑕。元陽喪，正氣亡，寒毒之氣，乘虛而襲。苟能養靈泉[6]於山下出泉之時，契妙道於日落萬川之中[7]，嗜欲淺而天機[8]深，太極自然之體立矣。寒熱之毒雖威，將無隙之可投也。譬如牆壁固，賊人烏得而肆其虐哉？故先賢有言曰：夫人與其治病於已病之後，孰若治病於未病之先，其寒熱之謂歟？

【提要】

本段论述阳中隐阴、阴中隐阳是治疗受邪部位深浅和寒热先后的针法，并提出养生保健是预防寒热疾病的重要方法。

【注释】

[1] 化裁：化，变化。裁，决定，抉择。

[2] 荡真于情窦：荡，放荡。《论语·阳货》："好知不好学，其蔽也荡。"何晏《集解》引孔安国曰："荡，无所适守也。"窦，孔穴也。形容懂得爱情的时候，就纵欲毁损元气。

[3] 外华：外界的繁荣，犹言物质享受。

[4] 萃者涣：萃，聚集，此指充沛的精力。涣，消散。指充沛的精力涣散了。

[5] 汩：沉沦、埋没。

[6] 灵泉：意指肾精。此句说明应从青年时期注意保重。

[7] 契妙道于日落万川之中：契，符合。日落万川，上水（坎）与下火（离）之象。《周易·既济》："水在火上，既济，群子以思患而预防之。"借以说明防病之道。

[8] 天机：天赋的悟性，聪明。《庄子·大宗师》："其嗜欲深者，其天机浅。"

【按语】

寒热先后，是感邪部位深浅不同所致，故应按深、浅、先、后选用相应的刺法。阳中隐阴、阴中隐阳针法是治疗寒热先后和病位深浅的方法，有祛除病因、针达病所的作用。本段根据《黄帝内经》"邪之所湊，其气必虚"的理论，提出要重视养生防病，预防为主是减少寒热病发生的根本措施。

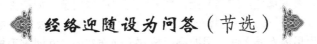

经络迎随设为问答（节选）

本篇是杨继洲在针刺手法方面的经验总结，对经络迎随、疾徐、呼吸、开阖、子午流注等针法进行论述，故以"经络迎随"名篇。

【原文】

問：經脈有奇經八脈。

《難經》云：脈有奇經八脈者，不拘於十二經，何謂也？然有陽維、有陰維、有陽蹻、有陰蹻、有衝、有任、有督、有帶之脈。凡此八脈，皆不拘於經，故曰：奇經八脈也。經有十二，絡有十五，凡二十七，氣相隨上下，何獨不拘於經也。然，聖人圖設溝渠，通利水道，以備不虞[1]，天雨降下，溝渠溢滿，當此之時，霶霈[2]妄行，聖人不能復圖也，此絡脈滿溢，諸經不能復拘也。

【提要】

本段论述了关于奇经八脉的名称与作用。

【注释】

[1] 不虞（yú）：虞，原作"然"，据《难经校释》《脉经》改。《诗经·大雅·抑》："谨尔候度，用戒不虞。"不虞，即不测。

[2] 霶霈（pāngpèi）：形容雨势之大。杨雄《甘泉赋》："云飞扬兮雨霶霈。"

【按语】

本段所引《难经·二十七难》内容，论述了奇经八脉与十二经脉的区别，阐述了奇经八脉的功用。认为络脉满溢，诸经不能复拘，而为奇经，故奇经为十二经脉之别派。奇经八脉与十二正经相配合调节人身之气血，使之经常处于平衡状态，以维持人体的正常功能。

【原文】

問：經絡。

答曰：經脈十二，絡脈十五，外布[1]一身，爲血氣之道路也。其源內根於腎，乃生命之本也，根在內而布散於外。猶樹木之有根本，若傷其根本則枝葉亦病矣，苟邪氣自外侵之，傷其枝葉，則亦累其根本矣，或病發內生，則其勢必然，故言五臟之道，皆出經隧[2]，以行血氣。經爲正經，絡爲支絡，血氣不和，百病乃生。但一經精氣[3]不足，便不和矣。

【提要】

本段论述了经络与人的生理及病理状态的关系。

【注释】

[1] 外布：分布在体表的意思。

[2] 经隧：经络的通路。

[3] 精气：在此指经气。

【按语】

本段强调通过经络的联系，人全身上下内外、脏腑肢体、四肢百骸构成了一个有机的整体。在生理情况下，经络是人体运行气血的通道；在病理情况下，通过经络，病邪可由表及里，由外传内，由络传经，深入脏腑。也可以由内达表，反映病邪，所以经络又是病邪传变的途径。

【原文】

問：候氣之法何如。

答曰：用鍼之法，候氣爲先，須用左指，閉其穴門，心無內慕，如待貴人，伏如橫弩，起若發機，若氣不至，或雖至如[1]慢，然後轉鍼取之。轉鍼之法，令患人吸氣，先左轉鍼，不至，左右一提也，更不至者，用男內女外之法，男即輕手按穴，謹守勿內，女即重手按穴，堅拒勿出，所以然者，持鍼居內是陰部，持鍼居外是陽部，淺深不同，左手按穴，是要分明。只以得氣爲度，如此而終不至者，不可治也。若鍼下氣至，當察其邪正，分其虛實。《經》言：邪氣來者緊而疾，穀氣來者徐而和，但濡虛者即是虛，但牢實者即是實，此其訣也。

【提要】

本段论述候气与得气。

【注释】

[1] 如：而。

【按语】

本段指出"气至"是取得疗效的先决条件。如"气不至"或"至如慢"，当使用催气之法。若"终不至者"，说明不适宜用针刺。并提出了辨识邪气与谷气、气虚与气实的方法。其对临床提高疗效，判断预后均有重要参考价值。

【原文】

问：補針之要法。

答曰：補鍼之法，左手重切十字縫紋，右手持鍼於穴上，次令病人咳嗽一聲，隨咳進鍼，長呼氣一口，刺入皮三分。鍼手經絡者，效春夏停二十四息，鍼足經絡者，效秋冬停三十六息。催氣鍼沉，行九陽之數，撚九撅九[1]，號曰天才。少停呼氣二口，徐徐刺入肉三分，如前息數足，又覺鍼沉緊，以生數[2]行之，號曰人才。少停呼氣三口，徐徐又插至筋骨之間三分，又如前息數足，復覺鍼下沉澀，再以生數行之，號曰地才。再推進一豆，謂之按，爲截[3]，爲隨也。此爲極處，靜以久留，却須退鍼至人部，又待氣沉緊時，轉鍼頭向病所，自覺鍼下熱，虛羸癢麻，病勢各散，鍼下微沉後，轉鍼頭向上，插進鍼一豆許，動而停之，吸之乃去，徐入徐出，其穴急捫之。岐伯曰：下鍼貴遲，太急傷血，出鍼貴緩，太急傷氣，正謂鍼之不傷於榮衛也，是則進退往來，飛經走氣[4]，盡於斯矣。

问：瀉鍼之要法。

凡瀉鍼之法，左手重切十字縱紋三次，右手持鍼於穴上，次令病人咳嗽一聲，隨咳進鍼，插入三分，刺入天部，少停直入地部，提退一豆，得氣沉緊，搓拈不動，如前息數盡，行六陰之數，撚六撅六，吸氣三口回鍼，提出至人部，號曰地才，又待氣至鍼沉，如前息數足，以成數行之，吸氣二口回鍼，提出至天部號曰人才。又待氣至鍼沉，如前息數足，以成數行之，吸氣回鍼。提出至皮間，號曰天才。退鍼一豆，謂之提，爲擔，爲迎也。此爲極處。靜以久留，仍推進人部，待鍼沉緊氣至，轉鍼頭向病所，自覺鍼下冷，寒熱痛癢，病勢各退，鍼下微鬆，提鍼一豆許，搖而停之；呼之乃去，疾入徐出，其穴不閉也。

【提要】

本段论述了补泻手法的操作。

【注释】

[1] 撚九撅九：是指一种针刺手法。其法是：针呈45°刺入，行针得气后将针提至浅层，顺着针下气传出的方向将针尖朝向病所，然后一次一次地向后扳针柄，在扳针柄的同时，针尖为向前掘，如此扳九次为"撅九"。撚，同"捻"。撅，同"掘"。

[2] 生数：与"成数"相对应。古代"河图"中将一、二、三、四、五称为"生数"，将六、七、八、九、十称为"成数"。补法采用"生数"1～5分的深度，泻法采用"成数"6～10分的深度。这是一种以针刺深浅区分补泻的方法。十二经脉按脏腑分属五行，经与络不同，阳经与阴经，按其本身五行属性，补用生数，泻用成数；阳络（穴）则按五行相克关系用克它的生成数补泻，如水经之络用火的生成数，火经之络用金的生成数等；阴络（穴）则按五行相克关系用克我的生成数补泻，如金经之络用火的生成数，土经之络用木的生成数等。

[3] 截：即截法。与"担法"相对应。《针灸问对》："截者，截穴，用一穴也；担者两穴，或手与足二穴，或两手两足各一穴也。一说右手提引为之担，左手推按谓之截；担则气来，截则气去。"杨氏所说之担截法为后一说。

[4] 飞经走气：指针下的经气沿经传导或经气传至病所。

【按语】

此段论述了针刺补泻手法的操作，规定要将针刺部位分为天、人、地三层（三才法），并结合呼吸、留针息数、捻针方向，飞经走气至病所等，此为明代针刺补泻手法的特点，对临床有一定的指导意义。

【原文】

问：補瀉得宜。

答曰：大略補瀉無逾[1]三法。

一則診其脈之動靜。假令脈急者，深內而久留之；脈緩者，淺內而疾發鍼；脈大者，微出其氣；脈滑者，疾發鍼而淺內之；脈濇者，必得其脈，隨其逆順久留之，必先按而循之，已發鍼，疾按其穴，勿出其血；脈小者，飲之以藥。

二則隨其病之寒熱。假令惡寒者，先令得陽氣入陰之分，次乃轉鍼退到陽分。令患人鼻吸口呼，謹按生成氣息數足，陰氣隆至[2]，鍼下覺寒，其人自清涼矣。又有病道遠者，必先使氣直到病所，寒即進鍼少許，熱即退鍼少許，然後卻用生成息數治之。

三則隨其診之虛實。假令形有肥有瘦，身有痛有麻癢，病作有盛有衰，穴下有牢有濡，皆虛實之診也。若在病所，用別法取之，轉鍼向上氣自上，轉鍼向下氣自下，轉鍼向左氣自左，轉鍼向右氣自右，徐推其鍼氣自往，微引其鍼氣自來，所謂推之則前，引之則止，徐往微來以除之，是皆欲攻其邪氣而已矣。

【提要】

本段阐述补泻应根据脉证决定。

【注释】

[1] 逾：超越、越过。

[2] 阴气隆至：指阴分之气来时旺盛。根据"阳盛则热，阴盛则寒"，故阴盛其气应寒。

【按语】

本段就怎样补泻的问题，提出了三个判定要素：一是诊查脉的变化来决定补泻；二是以寒热症状来决定补泻；三是根据患者身形、病情、正邪盛衰和针下得气情况来决定补泻。

中篇：医论选视频

中篇：医论选音频

中篇：医论选原文录音

中篇：医论选PPT

中篇：医论选拓展资源

中篇：医论选习题集

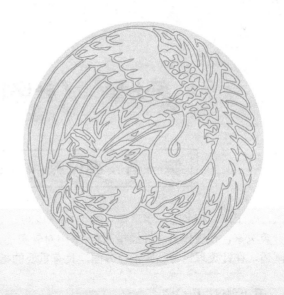

下篇 歌赋选

第十章 《针经指南》选

第一节 窦汉卿的针灸学术思想

窦默，字子声，初名杰，字汉卿（约 1196—1280），广平肥乡（今河北肥乡县）人，金元时代著名的针灸医家，代表作是《针经指南》。书中对针灸的穴位、针刺方法、得气、宜忌等方面，作了深入阐述，在针灸理论与临床治疗方面，具有重要的指导作用，故名《针经指南》。

一、重"流注八穴"

重视"流注八穴"的应用，是窦氏用针的最大特点。窦氏根据铜台王氏家藏本及宋子华所传，并结合自己的针灸实践，撰写成"流注八穴"的内容。首先，论述了"流注八穴"的位置及取穴方法，并用大量篇幅详细介绍了"流注八穴"所治疗的 213 证。其次，指出"流注八穴"治疗时，要先刺主证之穴，如病未已，再取与其相应的穴位，重在得气和停针待气，方能使气上下贯通，以提高疗效。如喉咙闭塞，可先取照海穴，后取相应的列缺穴，然后停针待气，使在下的照海穴和在上的列缺穴，效应相和，使与咽喉肺系相关的肺经、任脉、肾经、阴跷脉经气皆通，以达到调气攻邪的目的。

二、补泻重手法

窦氏在《针经指南》中认为"原夫补泻之法，非呼吸而在手指"。强调手法操作是取得针灸疗效关键所在。书中详列了"呼吸补泻""寒热补泻""手指补泻""迎随补泻""生成数法"等。其中，论"呼吸补泻"，重在阐述《黄帝内经》的呼吸补泻思想；"寒热补泻"与"生成数法"，则是后世演变为"烧山火""透天凉"的依据；而"迎随补泻"则解释了《难经》中"泻南补北"法的应用，认为"此实母泻子之法，非只刺一经而已"。窦氏重视补泻手法的学术观点，是以《难经·六十七难》为基础的，并在《针经指南》中详细论述了各式手法的具体操作，即动、摇、进、退、搓、盘、弹、捻、循、扪、摄、按、爪、切，后经高武整理，收入《针灸聚英》，称之为"十四法"。杨继洲撰写《针灸大成》时，总结为"十二字分次第手法及歌"，又演化成十二法。由此可见，窦氏补泻手法对后世针法研究与应用产生了深刻而久远的影响。

三、"气至沉紧"说

窦氏非常重视针刺得气，并在《针经标幽赋》（简称《标幽赋》）中作了形象而生动的描述："先详多少之宜，次察应至之气。轻滑慢而未来，沉涩紧而已至。既至也，量寒热而留疾；未至也，据虚实而候气。气之至也，如鱼吞钩饵之浮沉；气未至也，如闲处幽堂之深邃。"他把得气的概念具体化、形象化，并阐发了"气至"与疗效预后的密切联系。窦氏的"气至"理论，成为后世判断针刺得气的有效方法。

窦氏将"气至"理论融入补泻之中，如论补法进针后，须"待针头沉紧时，转针头以手循扣，觉气至，却回针头向下……"，泻法是针入一定分寸，"觉针沉紧，转转头向病所，觉气至病退，便转针头向下……"，强调"气至""候气""调气""行气"，皆是补泻的重要环节。

窦氏的"手指补泻"十四法，特别指出如何控制"行气"速度问题，其动、进、弹、摄都是此意。如"摄者，下针如气涩滞，随经络上，用大指甲切其气血，自得通行也"。这些手法对提高针灸疗效具有重要意义。

窦氏对针刺"气至"理论认识深刻，阐明了针灸学中针刺操作方法与疗效的关系问题，为探求针灸治疗疾病的机理，提供了重要的理论与实践依据。

第二节 《针经指南》文选

视频：《针经指南》文选

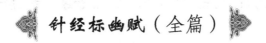

针经标幽赋（全篇）

《针经标幽赋》是窦汉卿的代表作，旨在将幽冥隐晦、深奥难懂的针灸理论，用歌赋的形式表达明白，故名"针经标幽赋"。

【原文】

拯救之法，妙用者鍼。察歲時於天道，定形氣於予心。春夏瘦而刺淺，秋冬肥而刺深。不窮經絡陰陽，多逢刺禁；既論臟腑虛實，須向經尋。

【按语】

针法是疗效奇特的治疗方法。应用针灸的方法，必须掌握四时之气对气血的影响，还要明了经络阴阳和脏腑虚实。此节是全赋的总纲。

【原文】

原夫起自中焦[1]，水初下漏[2]。太陰爲始，至厥陰而方終；穴出雲門，抵期門而最後。正經十二，別絡走三百餘支；正側偃伏，氣血有六百餘候。手足三陽，手走頭而頭走足；手足三陰，足走腹而胸走手。要識迎隨，須明逆順。

況夫陰陽，氣血多少爲最。厥陰、太陽，少氣多血；太陰、少陰，少血多氣；而又氣多血少者，少陽之分；氣盛血多者，陽明之位。

【注释】

[1] 原夫起自中焦：指十二经脉的气血流注，始于手太阴肺经，手太阴肺经起于中焦。

[2] 水初下漏：古代用铜壶滴漏计时，将昼夜分为十二时辰，计一百刻。黎明寅时，壶水下漏，计时开始。

【按语】

本节论述经脉的起止流注规律，及手足三阴三阳的走行规律，六经气血的多少问题。其提出的"别络三百余支""气血六百余候"是对全身腧穴的概括。

【原文】

先詳多少之宜[1]，次察應至之氣。輕滑慢而未來，沈澀緊而已至。既至也，量寒熱而留疾[2]；未至也，據虛實而痏[3]氣。氣之至也，若魚吞鉤餌之浮沈；氣未至也，似閑處幽堂之深邃[4]。氣速至而速效，氣遲至而不治。

【注释】

[1] 先详多少之宜：先详审各经脉的气血多少情况，才能决定针刺补泻的方法，作为刺络泻血或者刺经导气的依据。经络气血多少的记载可见于《素问·血气形志》《灵枢·五音五味》《灵枢·九针论》等，内容稍有不同，可互参。

[2] 留疾：留，指留针。疾，指迅速出针而不留针。

[3] 痏：《针灸大成》引本作"候"，义长。

[4] 似闲处幽堂之深邃：好像在幽静的厅堂，寂静无所闻一样。形容未得气时，针下的空虚感觉。

【按语】

本段论述如何判断针刺得气及与疗效的关系，并提出候气之法。以经脉气血或多或少的不同，决定宜补宜泻的手法，在临床上有一定参考意义。窦氏提出得气与针刺疗效的重要关系："轻滑慢而未来，沉涩紧而已至""气速至而速效，气迟至而不治"。并对针刺得气进行了形象具体的描述："气之至也，如鱼吞钩饵之浮沉；气未至也，如闲处幽堂之深邃。"成为后世对针刺得气的经典论述。

【原文】

观夫九针之法，毫针最微，七星上应，众穴主持[1]。本形金也[2]，有蠲邪扶正[3]之道；短长水也[4]，有决凝开滞之机[5]。定刺象木[6]，或斜或正；口藏比火[7]，进阳补赢。循机扪而可塞以象土[8]，实应五行而可知。然是一寸六分，包含妙理；虽细桢於毫发，同贯多岐[9]。可平五脏之寒热，能调六腑之虚实。拘挛闭塞，遣八邪[10]而去矣；寒热痛痹，开四关[11]而已之。

【注释】

[1] 七星上应，众穴主持：天有七星，毫针上应。九针之中，毫针排列第七，故言七星上应。《灵枢·九针论》："九针者，天地之大数也，始于一而终于九……七以法星。"《灵枢·九针十二原》："七曰毫针，长三寸六分。"由于毫针细小，用途广泛，可以用于任何穴位，故曰众穴主持。

[2] 本形金也：本形，指针的本质。金，指金属。此论针的本质与五行之中金的属性相应。

[3] 蠲（juān）邪扶正：蠲，除去。祛除邪气，扶助正气。

[4] 短长水也：针体长短不一，像江河的水流，长短宽窄不一，供气血运行，像五行中的水。

[5] 有决凝开滞之机：指毫针具有畅通气血瘀滞之经络的作用。

[6] 定刺象木：针刺人体，有不同的角度，有直刺、斜刺、横刺等，像树木的干枝有斜有正一样，应五行之木。

[7] 口藏比火：古时针前口含温针，相当于火热温针，有增添阳气、补益虚弱的作用。故以五行之火性来比喻。现临床已不用。

[8] 循机扪而可塞以象土：循机，指针刺前的循经切按。扪而可塞，指出针时按压针孔，像用土填塞河堤缺口一样，故应五行之土。

[9] 虽细桢於毫发，同贯多岐：桢，古代筑墙时两端树立的木桩。岐，同"歧"，岔道，此指支脉。比喻毫针虽然细小如毫发，却可以沟通诸多的经络支脉。

[10] 八邪：指四时八风之邪，《灵枢·九宫八风》中指不符合季节的一切不正常气候变化。后世医家也有将其作为奇穴解释。

[11] 四关：即两手的肘关节和两足的膝关节。后世多指四关穴，即两手的合谷穴和两足的太冲穴。

【按语】

本段以五行理论阐释毫针刺法之理。毫针是应用广泛、作用明显的针具，"可平五脏之寒热，能调六腑之虚实"。原文运用阴阳五行理论对毫针的性质、刺法、补泻及作用进行了详细说明。临床重视运用两肘、两膝以下的井、荥、输、原、经、合各穴疏通经络，宣导气血。

【经典医案】

有曹通甫外郎妻萧氏，六旬有余，孤寒无依。春月忽患风疾，半身不遂，语言蹇涩，精神昏愦，口眼㖞斜，与李仲宽证同。予刺十二井穴，接其经络不通，又灸肩井、曲池。详病时月，处药服之，减半。予曰：不须服药，病将自愈。明年春，张子敬郎中家见行步如故。予叹曰：夫人病全得不乱服药之力。由此论李仲宽乱服药，终身不救。萧氏贫困，恬憺自如获安。《内经》曰：用药无据，反为气贼，圣人戒之。一日，姚雪斋举许先生之言曰：富贵人有二事反不如贫贱人，有过恶不能匡救，有病不能医疗。噫!其李氏之谓欤!（《卫生宝鉴·卷二·用药无据反为气贼》）

【原文】

凡刺者，使本神朝而後入[1]；既刺也，使本神定而氣隨。神不朝而勿刺，神已定而可施。定脚處[2]，取氣血爲主意；下手處，認水木是根基[3]。

【注释】

[1] 凡刺者，使本神朝而后入：朝，朝见。意为针刺时要使病人气血稳定，精神集中于治疗上，方可进针。《灵枢·本神》："凡刺之法，先必本于神。"

[2] 定脚处：指针刺的部位。

[3] 水木是根基：此指前言之"短长水"及"定刺象木"，意指掌握气血变化及针刺角度。

【按语】

针刺时要审查病人的精神气血状态，待气血稳定、精神集中时，方可进行。操作时要注意针刺部位的气血多少情况，并根据经络及五输穴的五行属性，应用五行相生关系，正确进行补泻。

【原文】

天地人三才也，湧泉同璇璣、百會；上中下三部也，大包與天樞、地機。陽蹻、陽維並督帶，主肩背腰腿在表之病；陰蹻、陰維、任、衝脈，去心腹脅肋在裏之疑。二陵、二蹻、二交[1]，似續而交五大[2]；兩間、兩商、兩井[3]，相依而別兩支。

【注释】

[1] 二陵、二蹻、二交：二陵，脾经的阴陵泉穴和胆经的阳陵泉穴。二蹻，即阳蹻脉的申脉穴和阴蹻脉的照海穴。二交，即脾经的三阴交穴和胆经的阳交穴。

[2] 五大：指头部、两手和两足。

[3] 两间、两商、两井：两间，即大肠经的二间穴和三间穴。两商，指肺经的少商穴和大肠经的商阳穴。两井，即三焦经的天井穴和胆经的肩井穴。

【按语】

本段论述腧穴有节段、表里、交叉的治疗作用。经络内连脏腑，外络肢体。由经脉、络脉、经别、奇经八脉等构成了纵横交错的网络系统，故使腧穴具有了节段性、交叉性的治疗作用。本段举出"天地人""上中下""在表""在里""五大"部位的腧穴说明其治疗作用，并指出奇经八脉的主病特点。

【原文】

大抵取穴之法，必有分寸，先審自意，次觀肉分；或伸屈而得之，或平直而安定。在陽部筋骨之側，陷下爲眞；在陰分郄膕之間，動脈相應。取五穴用一穴而必端；取三經用一經而可正。頭部與肩部詳分，督脈與任脈易定。

明標與本，論刺深刺淺之經；住痛移疼，取相交相貫之逕[1]。

【注释】

[1] 取相交相贯之逕：逕，同"经"。取多经相交会的腧穴。

【按语】

本段论述了正确取穴的方法和要领:"取五穴用一穴而必端;取三经用一经而可正。"并强调骨度分寸、取穴体位、筋骨郄腘的定位标志。提倡使用多经贯通的交会穴,以达到取穴准确,确保疗效之目的。

【原文】

岂不闻脏腑病,而求门、海、俞、募[1]之微;经络滞,而求原、别、交、会[2]之道。更穷四根、三结[3],依标本而刺无不痊;但用八法、五门[4],分主客[5]而针无不效。八脉始终连八会,本是纪纲;十二经络十二原,是为枢要。

一日取六十六穴之法[6],方见幽微;一时取一十二经之原[7],始知要妙。

【注释】

[1]门、海、俞、募:门,指以"门"命名的穴位,如期门、幽门、神门等。海,指以"海"命名的穴位,如血海、少海等。俞,指背俞穴,如肺俞、肾俞等。募,指胸腹部的募穴,如中府、中脘等。

[2]原、别、交、会:原,指五脏六腑的原穴。别,指别络,络穴。交,指多经相交的腧穴,如三阴交穴。会,指八会穴。由于这些腧穴贯通数经,能治疗多经的疾病。

[3]四根、三结:指十二经脉的根结部位的腧穴。根穴分布在四肢的远端,结穴分布在头、胸、腹部。如《灵枢·根结》:"太阳根于至阴,结于命门。命门者,目也。阳明根于厉兑,结于颡大。颡大者,钳耳也。"

[4]八法、五门:八法,指流注八法。五门,指五门十变之五门。意指流注针法。

[5]主客:杨继洲《针灸大成·标幽赋》注:"主客者,公孙主,内关客之类也。"使用八脉交会穴治疗疾病时,须分主和客,如冲脉主、阴维客,相应取公孙、内关。

[6]一日取六十六穴之法:《子午流注针经》阎明广称:"昼夜十二时,气血行过六十俞也。"此指子午流注针法。

[7]一时取一十二经之原:《针灸大成》注:"此言一时之中,当审此日是何经所主,当此之时,该取本日此经之原穴而刺之,则流注之法,玄妙始可知矣。"指一个时辰取一脏腑原穴的方法。按照子午流注纳子法,十二经脉配十二时辰,寅时与肺经相应,"肺寅大卯胃辰宫,脾巳心午小未中,申膀酉肾心包戌,亥焦子胆丑肝通",则每个时辰取相应脏腑的原穴。

【按语】

本段论述具有特殊作用的腧穴。其中原穴、络穴、募穴、背俞穴、五输穴等,已经列为特定穴,但还有很大部分未得到深入研究,如门、海、交会、四根、三结、标本等,应进一步整理总结,以充分发挥经穴的特殊作用。

本段还强调了按时开穴的流注针法,反映了窦氏的学术特点。

【原文】

原夫补泻之法,非呼吸而在手指;速效之功,要交正而识本经[1]。交经缪刺,左有病而右畔取;泻络远针[2],头有病而脚上针。巨刺与缪刺各异,微针与妙刺相通[3]。观部分而知经络之虚实,视沈浮而辨脏腑之寒温。

【注释】

[1]交正而识本经:交正,指十二经脉的阴阳表里配合。凡正经属阴经、属里属脏者,其交经必是阳经,属表属腑。表里两经配穴是针灸临床常用的配穴方法,可以提高腧穴的治疗作用。

[2]泻络远针:泻络,浅刺络脉出血。远针,指循经远道取穴。

[3]微针与妙刺相通:微针,指毫针。妙刺,指各种巧妙的针刺方法。两者配合,能发挥针刺

的神奇疗效。

【按语】

本段论述了针灸要掌握补泻方法及经络的左右上下联系。提出多种取穴方法，如左病右取、右病左取、上病下取、下病上取和远道取穴等，并提出了络脉病的缪刺法和经脉病的巨刺法。并指出依据经络、脏腑辨证施治的重要性。这些方法，展示了窦氏针灸用穴的神思与技巧，极大地丰富了针灸配穴理论。

【经典医案】

陕帅郭巨济病偏枯，二指著足底不能伸，杲以长针刺骫中，深至骨而不知痛，出血一二升，其色如墨，又且缪刺之。如此者六七，服药三月，病良愈。(《元史·卷二百三·列传第九十·方技·李杲传》)

【原文】

且夫先令针耀，而虑针损；次藏口内，而欲针温。目无外视，手如握虎；心无内慕，如待贵人[1]。左手重而多按，欲令气散；右手轻而徐入，不痛之因。空心恐怯，直立侧而多晕；背目沈掐[2]，坐卧平而没昏。

【注释】

[1] 心无内慕，如待贵人：内心安宁，像等待贵客来临一样。比喻针刺时的谨慎状态。

[2] 背目沉掐：背着患者的视线，不要让患者直接看着进针，并且在进针的部位用指重切穴位，以减轻进针时的疼痛。

【按语】

本段内容阐述针刺前必须做好各种准备，以防止出现针刺意外，保证针刺的安全。具体包括针具完整清洁、患者体位恰当、医者专心致志、手法轻巧等。并特别提示对饥饿、恐惧之人，不要急于针刺，否则易导致晕针。这些临床操作原则对于减轻针刺疼痛、防止晕针、断针等意外事故的发生，具有实践指导意义。

【原文】

推于十干、十变[1]，知孔穴之开阖[2]；论其五行、五脏，察日时之旺衰。伏如横弩，应若发机。

【注释】

[1] 十干、十变：十干，即甲、乙、丙、丁、戊、己、庚、辛、壬、癸十天干，是古代计算日时的符号。十变，指五门十变的法则。此处指自然界阴阳盛衰的十干与经络气血流注规律结合的子午流注针法。

[2] 孔穴之开阖：阖，指闭合。在子午流注、灵龟八法等按时取穴中，应时经穴经气旺，为开穴，不应时经穴经气衰，为闭穴。

【按语】

本段论述按时取穴，应时经穴经气旺，不应时经穴经气衰，是针刺按时开穴的理论依据，也是针刺理论中独特的取穴配穴方法。

【原文】

阴交、阳别而定血晕[1]；阴蹻、阳维而下胎衣[2]。痹厥偏枯，迎随俾经络接续；漏崩带下，温补使气血依归。静以久留，停针待之。

【注释】

[1] 阴交、阳别而定血晕：阴交，指脾经的三阴交穴或任脉的阴交穴。阳别，是三焦经的阳池穴的别名。意为二穴配合应用，能治疗妇科因失血而造成的血晕证。

[2] 阴跷、阳维而下胎衣：阴跷，指阴跷脉与肾经相通的照海穴。阳维，指阳维脉与三焦经相通的外关穴。胎衣在胞中，赖肾气以维持，故泻肾经的照海，补外关行气，有下胎衣的作用。

【按语】

针灸治疗血晕、胎衣不下、崩漏、带下等妇科疾病疗效明显。针灸补泻在妇科急证治疗中的重要作用，应进一步探讨。

【经典医案】

有贵人内子产后暴卒，急呼其母为办后事，母至，为灸会阴、三阴交各数壮而苏。母盖名医女也。（《针灸资生经·第五·尸厥》）

【原文】

必准者，取照海治喉中之阴塞[1]；端的處，用大鐘治心内之呆痴。大抵疼痛實瀉，癢麻虛補[2]。體重節痛而俞居[3]，心下痞滿而井主。心脹咽痛，鍼太衝而必除[4]；脾冷胃疼，瀉公孫而立愈。胸滿腹痛刺内關，脅疼肋痛鍼飛虎[5]。筋攣骨痛而補魂門，體熱勞嗽而瀉魄户。頭風頭痛，刺申脈與金門；眼癢眼疼，瀉光明於地五。瀉陰郄止盜汗，治小兒骨蒸[6]；刺偏歷利小便，醫大人水蠱[7]。中風環跳而宜刺，虛損天樞而可取[8]。

【注释】

[1] 取照海治喉中之闭塞：照海，是阴跷脉与肾经相通的腧穴，肾经循喉咙夹舌本，肾阴不足，虚火上炎，则致喉痹。补照海穴，可滋阴降火，治疗喉痹。

[2] 大抵疼痛实泻，痒麻虚补：疼痛多属经络气血瘀滞不通之实证，故用泻法。痒麻多由气血虚弱、营卫不和所致，故用补虚之法。

[3] 俞居：俞，指五输穴中的输穴；居，治也。

[4] 心胀咽痛，针太冲而必除：古人常把"心胸"二字并用，此心胀实属心胸胀满。太冲，肝的原穴，肝气郁结则心胸胀满，故泻太冲。

[5] 飞虎：手少阳三焦经支沟穴的别称。

[6] 泻阴郄止盗汗，治小儿骨蒸：阴郄，手少阴心经的郄穴。盗汗，为阴虚内热迫液外出，汗为心之液，故泻心经阴郄穴治小儿骨蒸潮热、阴虚盗汗之证。

[7] 刺偏历利小便，医大人水蛊：偏历，手阳明大肠经络穴。水蛊，水臌病，临床以大腹水肿为主症。手阳明大肠经主津液所生病；又肺为水之上源，有通调水道的作用。偏历为手阳明大肠经络穴，兼通两经，故治水臌病。

[8] 虚损天枢而可取：虚弱劳损的疾病，可取天枢治疗。天枢，足阳明胃经腧穴，大肠的募穴。胃为水谷之海，气血生化之源，天枢在脐旁，为治疗中下焦脏腑病证要穴，多种虚损疾病也可取天枢配合治疗。

【按语】

本段列举了十余种内科疾病的针刺治疗，其中不乏重证，绝大部分都是循经取穴，并以五输穴、原穴、络穴、郄穴为主，经验可贵。"疼痛实泻，痒麻虚补"只是大体而言，临证还须灵活使用。

【原文】

由是午前卯後，太陰生而疾溫[1]；離左酉南，月朔死而速冷[2]。循捫彈努，留吸母而堅長[3]；爪下伸提，疾呼子而噓短[4]。動退空歇，迎奪右而瀉涼[5]；推内進搓，隨濟左而補暖[6]。

【注释】

[1] 午前卯后，太阴生而疾温：午前卯后，指辰巳两个时辰。太阴，指月亮每月初一之后，全晦的月亮由月缺至月圆。每天在中午前的辰巳两个时辰内，太阳的光热由弱转强，气温渐高，相当于月亮在十五之前由月缺至月圆一样，此时宜使用温补之法。

[2] 离左酉南，月朔死而速冷：离，是八卦中的一卦，属火位，居南方，地支是午时。酉在西方。由午向左转至酉时，经过申未两个时辰。月朔死，指农历每月十五之后，月亮由圆渐缺，至初一（朔）而全晦。每天下午申未两个时辰，太阳西下，光热由强转弱，气温渐低，相当于每月十五之后，月亮由圆转缺一样，此时可行凉泻之法。

[3] 留吸母而坚长：此指补法可以使气血旺盛。留，留针取热。吸，吸气时出针。母，是"虚则补其母，实则泻其子"的补母穴的方法。坚长，指补法之后，病人精神充沛，气血旺盛。

[4] 疾呼子而嘘短：疾，疾速进针。呼，呼气时出针。子，补母泻子法中的泻子法。嘘，通"虚"。嘘短，指泻后病人邪气衰减。

[5] 动退空歇，迎夺右而泻凉：动，指针进入深层之后的提插捻动。退，将针提出。空，将针提高少许，让针下留一点空间。歇，留针。迎夺，指泻法。右，以右手拇食指持针，拇指向后，食指向前，使针体右转的泻法。泻后，病人有针下寒凉的感觉。

[6] 推内进搓，随济左而补暖：推内，指针入穴内浅层后，缓慢将针推入深层。进搓，进行搓捻手法。随济，指补法。左，以右手拇食持针，拇指向前，食指向后，使针体左转的补法。针补之后，病人针下有热感。

【按语】

本段论述了时间补泻的宜忌、手法、要领。根据"天人相参"的整体观念，以日月之光的强弱变化论述针刺的补泻之法。提出午前卯后（辰巳两个时辰）宜使用温补法，离左酉南（申未两个时辰）可用凉泻法，并详细论述了补泻手法的操作。参考《素问·八正神明论》"是以天寒无刺，天温无疑，月生无泻，月满无补，月郭空无治，是谓得时而调之"，能更好地理解此法并进一步探究其应用价值。关于补泻手法，由于体裁的限制，未细论，可与其他相关文献互参。

【原文】

慎之！大患危疾，色脉不顺而莫针[1]；寒热风阴[2]，饥饱醉劳而切忌。望不补而晦不泻[3]，弦不夺而朔不济[4]。精其心而穷其法，无灸艾而坏其皮；正其理而求其原，免投针而失其位。避灸处而加四肢，四十有九[5]；禁刺处而除六俞，二十有二[6]。

【注释】

[1] 色脉不顺而莫针：指形色和脉象不相符的病症不宜针刺。
[2] 寒热风阴：指天气的大寒大热、大风和阴晦。
[3] 望不补而晦不泻：望，即望日，农历每月十五。晦，即晦日，农历每月三十。望日之时，不宜用补法。晦日之时，不宜用泻法。
[4] 弦不夺而朔不济：弦，有上弦，有下弦，上弦为农历的每月初七、初八日；下弦，为农历的每月的二十二、二十三日。朔，为每月的初一。意为上弦下弦不宜用泻法，朔日不宜用补法。
[5] 避灸处而加四肢，四十有九：指头目、胸腹、四肢，禁灸部位共有四十九处。
[6] 禁刺处而除六俞，二十有二：禁刺的穴位，除去《灵枢·背腧》所论的肺俞等六个背俞穴，共有二十二个禁刺穴。

【按语】

本段将色脉不顺、寒热风阴、饥饱醉劳等因素列为针刺禁忌，是中医学整体观念和辨证论治思想在针灸临床上的具体应用。所论禁针禁灸穴可供临床参考。

【原文】

抑又闻高皇抱疾未瘥，李氏刺巨阙而后甦[1]；太子暴死为厥，越人针维会[2]而复醒。肩井、曲池，甄权刺臂痛而复射；悬钟、环跳，华佗刺躄足而立行。秋夫针腰俞而鬼免沉疴，王纂针交俞而妖精立出[3]。取肝俞与命门[4]，使瞽士视秋毫之末；刺少阳与交别[5]，俾聋夫听夏蚋之声。

嗟夫！去圣逾远，此道渐坠[6]。或不得意而散其学，或悆其能而犯禁忌。愚庸智浅，难契於玄言[7]，至道渊深，得之者有几？偶述斯言，不敢示诸明达者焉，庶几乎童蒙之心啓[8]。

【注释】

[1] 李氏刺巨阙而后苏：吴昆《针方六集》："高皇，金之高皇。李氏，今不能考。巨阙，心之募穴也，主五脏气相干，率心痛，尸厥，此巨刺也。"

[2] 维会：此指《史记·扁鹊仓公列传》中所提到的"三阳五会"，对此，后世医家多释为百会穴。

[3] 王纂针交俞而妖精立出：王纂，刘宋医家。此典出自《异苑》。

[4] 命门：似指睛明穴。

[5] 刺少阳与交别：少阳，指听会穴；交别，指阳池穴。

[6] 此道渐坠：意为这些高深的学术逐渐走向衰落。

[7] 难契于玄言：契，切合、符合。玄言，深奥的道理。

[8] 庶几乎童蒙之心启：也许对初学者有所启发。

【按语】

本段重中撰写《标幽赋》之目的与意义。列举古代名家的针灸病案，用以说明针灸治病的神奇作用。作者感于针道的渐衰，究其原因，"或不得意而散其学，或悆其能而犯禁忌"，因而总结针灸理论，揭示深奥医理，编著成《标幽赋》，希望能对初学者有所启迪。

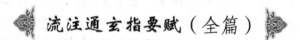

流注通玄指要赋（全篇）

《流注通玄指要赋》是窦汉卿另一著名针灸歌赋，旨在将深奥难明的针灸理论与临床实践相互贯通，故名为"流注通玄指要赋"。本赋侧重于取穴治疗，充分体现了窦氏针灸的临床经验，具有重要的临床参考价值。

【原文】

必欲治病，莫如用鍼。巧运神機之妙，工開聖理之深。外取砭鍼，能蠲邪而扶正；中含水火[1]，善回陽而倒陰[2]。

【注释】

[1] 水火：此指寒热。指针刺的补热泻凉作用。

[2] 善回阳而倒阴：指针刺可以使阳厥者阳回，阴竭者阴回，意为善于补泻阴阳。

【按语】

本段论述针刺有祛邪扶正、调和阴阳的作用。

【原文】

原夫絡別支殊，經交錯綜，或溝池谿谷以歧異[1]，或山海丘陵而隙共[2]。斯流派以難揆[3]，在條綱而有統。理繁而昧，縱補瀉以何功？法捷而明，曰迎隨而得用。

【注释】

[1] 沟池溪谷以歧异：以自然的沟池溪谷比喻人体经穴所在的部位特点，并含有经脉气血流注差异之意，是腧穴命名的重要来源。沟，狭窄为沟，故有水沟、支沟。池，是比较浅处，而有曲池、阳池。溪，是肉之小会，故曰解溪、阳溪。谷，是肉之大会，如合谷、阳谷等。

[2] 山海丘陵而隙共：也是形容经穴所在的部位特点。山，腧穴位于肌肉丰厚之处，如承山。海，形容深远，如血海、少海。丘陵，皆指骨肉高突部位的腧穴，如商丘、阳陵泉。隙共，指骨节间隙。

[3]斯流派以难揆（kuí）：揆，揣测，这里引申为掌握。指经脉的支流繁多而难以掌握。

【按语】

本段论述了经穴的部位特点。经穴处于经络的纵横交错之中，多位于体表的凹陷之处，看似繁杂，实有纲领，"或沟池溪谷以歧异，或山海丘陵而隙共"。针刺应该明了经络的循行分布和腧穴的作用，方可进行迎随补泻。

【原文】

且如行步難移，太衝最奇[1]。人中除脊膂之强痛[2]，神門去心性之呆痴。風傷項急，始求於風府[3]；頭暈目眩，要覓於風池[4]。

【注释】

[1]且如行步难移，太冲最奇：太冲是足厥阴肝经腧穴，肝之原穴，肝主筋，藏血。《素问·五脏生成》："肝受血而能视，足受血而能步，掌受血而能握，指受血而能摄。"故取太冲治疗下肢的痿、痹、瘫证。

[2]人中除脊膂之强痛：人中，督脉穴，督脉行脊膂。《难经·二十九难》曰："督之为病，脊强而厥。"故取人中，通调督脉气血，而治腰痛。

[3]风伤项急，始求于风府：风府为督脉穴，督脉属阳，为阳脉之海，表属阳。风寒外束肌表，颈项强痛，泻风府有疏风散寒、解除颈项强痛的作用。

[4]头晕目眩，要觅于风池：风池为足少阳胆经穴，肝胆相表里，肝开窍于目，肝血虚，目视不明，肝胆火旺，则目赤痛。故风池可祛风通络、清利头目，用于治疗眩晕。

【按语】

膂强、项急，皆为督脉病，故取督脉人中、风府穴治疗。行步难移与头晕目眩，皆为肝风之证，故用肝之原太冲穴、胆经风池穴治疗。

【原文】

耳閉須聽會而治也，眼痛則合谷以推之。胸結身黃，取湧泉而即可[1]；腦昏目赤，瀉攢竹以偏宜。但見兩肘之拘攣，仗曲池而平掃；四肢之懈惰，憑照海以消除[2]。

牙齒痛呂細堪治[3]；頭項强承漿可保[4]。太白宣導於氣衝[5]，陰陵開通於水道[6]。腹膨而脹，奪內庭以休遲；筋轉而疼，瀉承山而在早。

大抵脚腕痛，崑崙解愈；股膝疼，陰市能醫。癇發癲狂兮，憑後谿以療理；瘧生寒熱兮，仗間使以扶持。期門罷胸滿血膨而可已[7]，勞宮退胃翻心痛亦何疑！

【注释】

[1]胸结身黄，取涌泉而即可：胸结身黄是肝胆热邪结于胸中，表现为胸胁胀满疼痛、黄疸、口干、烦热之症。《灵枢·经脉》："肾足少阴之脉……从肾上贯肝膈，入肺中，……注胸中。"故取肾经井穴涌泉，清热祛湿，开郁退黄。

[2]四肢之懈惰，凭照海以消除：照海，足少阴肾经腧穴，阴跷脉始发之处，八脉交会穴之一。肾主骨生髓。《难经·二十九难》："阴跷为病，阳缓而阴急；阳跷为病，阴缓而阳急。"故取照海穴，治疗四肢无力，活动困难的病证。

[3]牙齿痛吕细堪治：吕细，足少阴肾经太溪穴的别名，肾的原穴。肾主骨，齿为骨之余。故取太溪穴治疗虚火牙痛。

[4]头项强承浆可保：承浆，任脉穴。头项强，属督脉病。冲任督三脉同起于胞中，一源而三歧。任督二脉，气相交通，取前面承浆穴治头项痛，属从阴引阳之法。

[5]太白宣导于气冲：太白，足太阴脾经输穴（土经的土穴）、原穴，可宣导气血、平逆降冲。气冲，足阳明胃经腧穴，与冲脉的交会穴，主治腹部诸病及气逆上冲，因而得名。

[6] 阴陵开通于水道：阴陵，指脾经合穴阴陵泉，属水，与属水的肾和膀胱关系密切，能健脾利水、通利小便。水道，足阳明胃经腧穴，可治疗小便不利、水肿等。

[7] 期门罢胸满血膨而可已：期门，足厥阴肝经腧穴，肝的募穴。肝藏血，布胁肋，故取期门穴治疗气滞血瘀胸胁胀满的病证。

【按语】

本段所论五官科疾病的取穴治疗，多用局部单穴方法。四肢病中，上肢列举曲池穴，下肢按部位列举了承山、阴市、昆仑穴；并特别介绍了照海穴治疗四肢懈惰的经验。对水道不通、腹膨而胀、胃翻心痛等胸腹证列举了治疗配穴，并对疟疾和癫狂提出使用间使、后溪两穴。

【原文】

稽夫大敦去七疝之偏墜，王公謂此；三里却五勞之羸瘦[1]，華佗言斯。固知腕骨袪黃[2]，然骨瀉腎[3]，行間治膝腫目疾[4]，尺澤去肘疼筋緊。目昏不見，二間宜取；鼻窒無聞，迎香可引。

肩井除兩臂難任；攢竹療頭疼不忍。咳嗽寒痰，列缺堪治；眵䁾冷淚，臨泣尤準[5]。髖骨[6]將腿痛以袪殘，腎俞把腰疼而瀉盡。

【注释】

[1] 三里却五劳之羸瘦：五劳之羸瘦，指肺劳、心劳、脾劳、肝劳、肾劳。足三里穴是身体的强壮穴，能健脾胃而生气血，以补五劳之虚。

[2] 腕骨袪黄：腕骨，手太阳小肠经原穴。《灵枢·经脉》云小肠病候："是主液所生病者，耳聋、目黄……"故泻腕骨有清热利湿退黄的作用。

[3] 然骨泻肾：然骨，即为然谷穴，足少阴肾经荥穴。泻之，能清热除烦，故称泻肾。

[4] 行间治膝肿目疾：行间，足厥阴肝经荥穴。肝经经脉过膝关节，上连于目，肝火炽热则膝肿目痛，故泻行间。

[5] 眵䁾（miè）冷泪，临泣尤准：眵䁾，眼分泌物较稠厚，属热证。冷泪，泪出清稀，或迎风流泪，多属虚证。临泣，指头临泣，足少阳、足太阳、阳维脉的交会穴。胆经起于眼外角，膀胱经起于眼内角，故取头临泣治疗眼病，热则泻之，虚则补之。

[6] 髋骨：足少阳胆经环跳穴的别名。

【按语】

本段论述了虚劳、疝痛等全身疾病的针刺治疗。

【经典医案】

庚辰夏，工部郎许鸿宇公，患两腿风，日夜痛不能止，卧床月余，宝源局王公，乃其属官，力荐予治之。时名医诸公，坚执不从。许公疑而言曰：两腿及足，无处不痛，岂一二针所能愈？予曰：治病必求其本，行其本穴会归之处，痛可立而止，痛止即步履，旬日之内，必能进部。此公明爽，独听予言，针环跳、绝骨，随针而愈。不过旬日，果进部，人皆骇异。假使当时不信王公之言，而听旁人之语，则药力岂能及哉？是惟在乎信之笃而已，信之笃，是以获其效也。（《针灸大成·卷九·医案》）

【原文】

以見越人治尸厥於維會，隨手而蘇；文伯瀉死胎於陰交，應鍼而隕。

聖人於是察麻與痛，分實與虛。實則自外而入也，虛則自內而出歟。是故濟母而裨其不足，奪子而平其有餘。

觀二十七之經絡[1]，一一明辨；據四百四之疾證[2]，件件皆除。故得夭枉都無，躋[3]斯民於壽域；幾微已判[4]，彰往古之玄書。

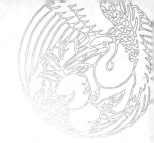

【注释】

[1] 二十七之经络：指十二正经，十五别络，合称二十七经络。

[2] 四百四之疾证：指古代针灸能治疗的疾病，大约有四百余种。

[3] 跻（jī）：意与"登"同。

[4] 几微已判：近乎微妙的道理已经分析明了。

【按语】

本段以古之名医病案，进一步论述针刺道理。

【原文】

抑又闻心胸病，求掌後之大陵；肩背患，責肘前之三里。冷痹肾餘，取足陽明之土[1]；連臍腹痛，瀉足少陰之水[2]。脊間心後者，鍼中渚而立痊；脅下肋邊者，刺陽陵而即止。頭項痛，擬後谿以安然；腰脚疼，在委中而已矣。夫用鍼之士，於此理苟能明焉，收袪邪之功，而在乎撚指。

【注释】

[1] 冷痹肾余，取足阳明之土：肾余，指疝气。冷痹疝气，均为寒冷湿邪所致，为久病肾气不足。《素问·至真要大论》："胕肿、骨痛、阴痹，阴痹者，按之不得，腰脊头项痛，时眩，大便难，阴气不用，饥不欲食，咳唾则有血，心如悬，病奉于肾，太溪绝，死不治。"取足阳明之土，即胃经足三里穴。胃经属土，三里亦属土，取土能胜湿之意。

[2] 连脐腹痛，泻足少阴之水：连脐腹痛，多属寒痛。泻足少阴之水，指足少阴肾经合穴阴谷穴。肾经挟脐行于腹，五行属水，阴谷穴亦属水，故泻阴谷，除寒湿之邪以止痛。

【按语】

连续三段进一步强调经络理论在针刺治疗中的重要作用。如心胸病，针心包经大陵穴，取心包经循胸出胁之理。胁肋疾病，取身侧少阳之经穴。腰脚疼痛，取身后足太阳经穴。肩部病，针手阳明经穴。与四总穴歌相似，皆是循经取穴原则的具体应用。在一定意义上，补充了胸、胁、肩部的循经取穴方法，可以与《四总穴歌》参考应用。

第十一章 《百证赋》

第一节 《百证赋》的针灸学术思想

本赋首载于明代高武的《针灸聚英》。书中高氏的按语说："右《肘后》《百证》二赋，不知谁氏所作，辞颇不及于《旨微》《标幽》。曰百证者，宜其曲尽百般病证针刺也。而病名至多，亦有所遗焉。"本赋流传较广，尤其受到针灸临床医生的欢迎。

《百证赋》作为一篇全面、系统介绍针灸治病取穴经验的歌赋，它的学术思想主要体现在以下方面。

一、百证治疗可用针灸

文中所治病证虽不及百，但所涉及的病证也非常多，据统计，有 96 个之多。在这些针灸治疗的病证中，头面五官有 28 证，咽喉颈项有 6 证，肩背腰腿有 6 证，女科有 7 证，儿科有 1 证，诸风伤寒有 5 证，其他有 43 证。所治的这些病证，有难有易，有外感，有内伤。由此可充分体现出针灸作为一种治疗方法，在临床上有着广泛的应用范围。

二、用穴少而精

本赋中记载的针灸治疗的近百种病证中，共用穴 164 穴次，每一证的取穴均为一穴或二穴，其取穴不可谓不精。从这些病证的取穴中可以看出，有些是对前人著述的总结，有些是临床经验的总结。

三、取、配穴有法可循

在本赋治疗的近百种疾病中，不管是妇科病证，还是内科杂证，每证的用穴虽少，但也是有法可循。如"悬颅、颔厌之中，偏头痛止"是典型的循经局部取穴；"目眩兮，支正、飞扬""喉痛兮，液门、鱼际去疗"则是循经远端取穴。而"刺长强于承山，善主肠风新下血""脱肛百会、尾翠之所"是局部和远端配合取穴。除此外，取、配穴方法还有表里经配合取穴、上病下取、下病上取。这些方法也是今天针灸临床选穴、配穴常用的方法。

四、明病源方可治病

如前所述，赋中记录了近百种病证的针灸取穴，而且这些取穴均有一定的法则可循。究其源，所有这些选、配穴方法关键在于了解疾病之源。在了解疾病之源的基础上，可根据相关经脉的循行、经脉与脏腑及相关组织器官的关系，进而确定正确的取、配穴。故作者在最后总结说"先究其病源，后攻其穴道"。鉴于此，文中所述取、配穴，要根据具体疾病性质不同进行取舍。

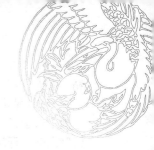

第二节　《百证赋》(全篇)

【原文】

百證俞穴，再三用心。顖會連於玉枕，頭風療以金鍼[1]。懸顱、頷厭之中，偏頭痛止[2]；強間、豐隆之際，頭痛難禁[3]。

原夫面腫虛浮，須仗水溝、前頂[4]；耳聾氣閉，全憑聽會、翳風[5]。面上蟲行有驗，迎香可取[6]；耳中蟬噪有聲，聽會堪攻。

目眩兮，支正、飛揚[7]；目黃兮，陽綱、膽俞[8]。攀睛攻少澤、肝俞之所[9]；淚出刺臨泣、頭維之處[10]。目中漠漠，即尋攢竹、三間[11]；目覺𥄉𥄉，急取養老、天柱[12]。觀其雀目肝氣，睛明、行間而細推[13]；審他項強傷寒，溫溜、期門而主之[14]。廉泉、中衝，舌下腫疼堪取[15]；天府、合谷，鼻中衄血宜追[16]；耳門、絲竹空，住牙疼於頃刻；頰車、地倉穴，正口喎於片時。

喉痛兮，液門、魚際去療[17]；轉筋兮，金門、丘墟來醫[18]。陽谷、俠谿，頷腫口噤並治[19]；少商、曲澤，血虛口渴同施[20]。通天去鼻內無聞之苦[21]，復溜祛舌乾口燥之悲[22]。瘂門、關衝，舌緩不語而要緊[23]；天鼎、間使，失音囁嚅而休遲[24]。太衝瀉唇喎以速愈[25]，承漿瀉牙疼而即移[26]。

【注释】

[1] 囟会连于玉枕，头风疗以金针：囟会，督脉腧穴，在前头部。玉枕，足太阳膀胱经腧穴，在后头部。督脉与膀胱经均入络脑，故二穴前后配合，有祛风、通络、止头痛的作用。头风，即外感或内伤引起的以头痛为主症的疾病。

[2] 悬颅、颔厌之中，偏头痛止：悬颅、颔厌二穴皆为足少阳胆经腧穴，在侧头部。二穴相配可以宣泄局部风热邪气，起到通经止痛的作用。偏头痛多为肝胆风热等邪客少阳所致。

[3] 强间、丰隆之际，头痛难禁：丰隆乃足阳明胃经络穴，与头部督脉的强间穴相配有健脾除湿化痰、通经镇痛的功效，二穴配合为远道与局部配穴法。

[4] 原夫面肿虚浮，须仗水沟、前顶：面肿虚浮，指颜面及眼睑浮肿。《金匮要略·水气病脉证并治》："腰以上肿，当发汗乃愈。"水沟、前顶穴属督脉，有宣通阳气、发汗解表的作用。《针灸聚英》论前顶穴时有"主头风目眩，面赤肿，水肿，小儿惊痫……"之论。

[5] 听会、翳风：二穴均在耳的周围，能疏通耳部经络，为治疗耳聋、耳鸣的效穴。

[6] 面上虫行有验，迎香可取：面部皮肤似有虫爬行的感觉，多是血燥风动所致。迎香是手足阳明经的交会穴，阳明经多气多血，刺迎香能清热凉血、润燥祛风止痒。

[7] 支正、飞扬：分别为手太阳小肠经和足太阳膀胱经络穴。手足太阳经在目内眦交接，心经连目系；膀胱经起于目内眦，与肾经相表里。《灵枢·大惑论》："骨之精为瞳子。"可见以上二穴与眼的关系很密切，上下配合，可治目眩。

[8] 目黄兮，阳纲、胆俞：目黄是黄疸病特有的症状。肝胆湿热或脾胃寒湿是常见原因。阳纲、胆俞均属膀胱经穴，胆俞乃胆之背俞穴，能疏通胆道，清热化湿；阳纲泻热。故二穴有退黄的作用。

[9] 攀睛攻少泽、肝俞之所：攀睛，即目翳攀睛。少泽，小肠经井穴，小肠经经脉分布于眼内外眦；肝俞为肝的背俞穴，肝开窍于目。二穴相配有清火明目退翳的作用。

[10] 泪出刺临泣、头维之处：头临泣，属足少阳胆经，是胆、膀胱、阳维三脉之会；头维，足阳明胃经穴，能泻热，又为胃经与胆经的交会穴，二穴皆居于前额，故能治目疾、泪出。

[11] 目中漠漠，即寻攒竹、三间：漠漠，密布貌。目中漠漠，指视物纷乱不清。多为外感风热或郁热内生所致。攒竹、三间二穴局远相配，能清热明目祛翳。

[12] 目觉𥄉𥄉，急取养老、天柱：目觉𥄉𥄉，指视物不清。养老，手太阳小肠经穴；天柱，足太阳膀胱经穴。《灵枢·口问》："泣不止则液竭，液竭则精不灌，精不灌则目无所见矣，故命曰夺

精，补天柱。"

[13] 观其雀目肝气，睛明、行间而细推：雀目，为夜间视物不清。肝藏血，开窍于目，肝血不能上荣于目，故在暗处不能视物。睛明，属足太阳膀胱经穴，是手足太阳、阳明，以及阴跷、阳跷脉之会；行间，足厥阴肝经荥穴，为上病下取，与眼之附近睛明穴相配，滋肝明目。

[14] 审他项强伤寒，温溜、期门而主之：项强伤寒，指由外感寒邪引起的项背强痛。温溜，手阳明大肠经郄穴，能疏通卫阳，解表退热，常用于外感病早期。期门，肝之募穴。伤寒刺期门有宣泄邪气，使不再传经的作用。

[15] 廉泉、中冲，舌下肿疼堪取：舌为心之苗，舌下肿疼，多为心火炽盛。廉泉，居于下颌，是任脉与阴维脉的会穴，可清局部之热以清热止痛。中冲，手厥阴心包经井穴，故泻中冲能清心泻火。

[16] 天府、合谷，鼻中衄血宜追：天府，手太阴肺经穴，肺开窍于鼻。《灵枢·寒热病》："暴瘅内逆，肝肺相搏，血溢鼻口，取天府。"合谷，手阳明大肠经腧穴，大肠之原穴，大肠经上挟鼻孔，与肺相表里。二穴表里相配，有疏风清热止血的作用。

[17] 喉痛兮，液门、鱼际去疗：咽喉为肺胃门户，喉痛有寒、热、虚、实之分，此处指肺胃热炽之实证。液门，三焦经的荥穴。鱼际，肺经荥穴。《难经·六十八难》："荥主身热。"泻液门、鱼际，有疏风清热、利咽喉的作用。

[18] 转筋兮，金门、丘墟来医：金门，膀胱经的郄穴，阳维脉发之处。《灵枢·经脉》云膀胱经的循行"下合腘中，以下贯踹内"，故金门穴能缓解小腿转筋。丘墟，胆之原穴，胆与肝相表里，肝主筋，故刺丘墟能舒筋活络。

[19] 阳谷、侠溪，颔肿口噤并治：颔肿口噤，多由外感风热，湿毒侵袭所致，阳谷，小肠经经穴，属火。小肠经的支脉循颈上颊至目外眦。侠溪，足少阳胆经荥穴。《灵枢·经脉》云胆经"下耳后，循颈""别锐眦，下大迎，合于手少阳，抵于䪼，下加颊车，下颈，合缺盆"，故泻此二穴，有清热解毒、消肿散结的作用，能治疗颔肿口噤。

[20] 少商、曲泽，血虚口渴同施：血虚口渴，指温热病，血虚生热，化燥伤津，口干渴饮的症状。少商，手太阴肺经井穴，能泻肺热；曲泽，手厥阴心包经合穴，能清心火。二穴配合，有清热泻火、生津解渴的功效。

[21] 通天去鼻内无闻之苦：鼻内无闻，指鼻不闻香臭或鼻塞不通。通天，足太阳膀胱经腧穴，为治疗鼻疾常用腧穴。

[22] 复溜祛舌干口燥之悲：舌干口燥，多因阴虚火旺。复溜，足少阴肾经的经穴，属金。肾经循喉咙，挟舌本，属水，复溜属金，肾阴不足，补复溜，是虚则补其母的取穴法。补复溜能滋阴降火，生津解渴，故治舌干口燥之证。

[23] 哑门、关冲，舌缓不语而要紧：哑门，督脉腧穴。《针灸甲乙经》："瘖门，……入系舌本"（瘖门即哑门），"舌缓，瘖不能言，刺哑门"。关冲，三焦经井穴。《灵枢·经筋》谓三焦经筋"其支者，当曲颊，系舌本""其病当所过者，即转筋舌卷"，故哑门、关冲能治舌缓不语。

[24] 天鼎、间使，失音嗫嚅而休迟：天鼎，手阳明大肠经腧穴，在颈部为局部取穴。间使，手厥阴心包经经穴。心包为心之外卫，代心受邪。心开窍于舌，与发声有密切关系。《灵枢·顺气一日分为四时》："病变于音者，取之经。"故二穴配合，可治失音嗫嚅，语言謇涩，想说又说不出话来的样子。

[25] 太冲泻唇喝以速愈：太冲，肝之原穴。肝主筋，主风。《灵枢·经脉》指出，肝经支脉是"下颊里，环唇内"，唇喝，属于肝阳上逆，肝风内动，风中经络者，泻太冲，有平肝息风的作用，可治疗唇喝。

[26] 承浆泻牙疼而即移：承浆，为任脉经穴，任脉与足阳明之会。任脉上颐环唇，足阳明胃经"入上齿中，还出挟口，环唇，下交承浆"，故承浆治风火或阳明郁热的牙痛，有清热泻火、消肿止痛的作用。

【按语】

　　本段阐述了伤寒、转筋及头面五官疾病的针灸辨证取穴配方。列举了 20 多种头面五官病证的主治处方。取穴原则有五官邻近取穴、循经远道取穴、背俞取穴 3 类。其中以五官邻近取穴最多，循经远道取穴次之，背俞取穴又次之，这与脏腑病证多用俞募取穴之法不同。五官邻近取穴，有疏泄局部邪气、宣通局部经气、活血散瘀、消肿止痛的作用，是治疗五官病证的重要取穴方法。循经远道取穴和背部取穴多用于慢性病证，可起到互相配合的作用。

【原文】

　　項強多惡風，束骨相連於天柱[1]；熱病汗不出，大都更接於經渠[2]。

【注释】

　　[1] 项强多恶风，束骨相连于天柱：项强恶风，是伤寒太阳病的症状。束骨、天柱都是足太阳膀胱经的腧穴，束骨又是输穴。天柱，在颈项局部，有疏散头部风邪、缓解颈项强痛的疗效。

　　[2] 热病汗不出，大都更接于经渠：此当肺气不足，无以鼓汗外出。大都，足太阴脾经荥穴。经渠，手太阴肺经的经穴，肺主皮毛。经渠能发汗解表，止咳平喘。二穴配合有益气生津、发汗解表、退热的作用。

【按语】

　　本段提出治疗外感风寒以太阳经穴为主，治外感风热以肺经穴为主，虚者佐以脾经腧穴，对外感疾病的针灸配穴有一定启示。

【原文】

　　且如兩臂頑麻，少海就傍於三里；半身不遂，陽陵遠達於曲池[1]。建里、內關，掃盡胸中之苦悶[2]；聽宮、脾俞，袪殘心下之悲淒[3]。久知脇肋疼痛，氣戶、華蓋有靈[4]；腹內腸鳴，下脘、陷谷能平[5]。

　　胸脇支滿何療，章門、不容細尋[6]。膈疼飲蓄難禁，膻中、巨闕便鍼[7]。胸滿更加噎塞，中府、意舍所行；胸膈停留瘀血，腎俞、巨髎宜徵。胸滿項強，神藏、璇璣已試；背連腰痛，白環、委中曾經[8]。

【注释】

　　[1] 半身不遂，阳陵远达于曲池：阳陵泉，为胆经合穴、筋之会穴。胆经与肝经相表里，肝藏血，主筋。阳陵泉有通经活络、舒筋壮骨的作用，可治疗四肢筋骨不利。曲池，手阳明大肠经合穴，故阳陵泉与曲池相配，可治疗半身不遂，偏枯瘫痪。

　　[2] 建里、内关，扫尽胸中之苦闷：建里，任脉经穴。内关，手厥阴心包经络穴，八脉交会穴之一，通于阴维。二穴配合，有宽胸利膈、降逆止呕的作用，可治疗胸部疾患。

　　[3] 听宫、脾俞，袪残心下之悲凄：听宫，手太阳小肠经穴，手太阳、手足少阳三脉的会穴。小肠与心相表里，心藏神。脾俞，脾的背俞穴，有健脾生血作用。二穴配合，可消除因心气虚怯出现的悲哀、消极、忧愁、不安的症状。

　　[4] 久知胁肋疼痛，气户、华盖有灵：气户，足阳明胃经腧穴；华盖，任脉腧穴。二穴皆在胸中，有宣通胸胁局部经络、行气止痛的作用。

　　[5] 腹内肠鸣，下脘、陷谷能平：下脘，任脉经穴，是任脉与足太阴脾经的会穴。陷谷，足阳明胃经的输穴，经脉内连脾胃。二穴均有化湿行湿、调理脾胃的作用，故可治胃肠疾病。

　　[6] 胸胁支满何疗，章门、不容细寻：章门，肝经腧穴，肝胆经之会穴，脾的募穴，脏之会穴，在胁肋部，有疏肝解郁、宽胸止痛作用。不容，足阳明胃经穴，穴近胸膈，与章门穴配合，故可治肝郁或食滞之胸胁胀痛。

　　[7] 膈疼饮蓄难禁，膻中、巨阙便针：《金匮要略·痰饮咳嗽病脉证并治》："饮后水流在胁下，

咳唾引痛，谓之悬饮。"膻中，是任、脾、肾、三焦、小肠诸脉之会，气之会穴，心包的募穴，有清肃肺气，加强气机运化水液作用。巨阙，任脉腧穴，心的募穴，有治心胸满痛、咳逆痰饮的作用。

[8] 背连腰痛，白环、委中曾经：腰背痛多为风寒湿热等邪侵袭，或肾气不足，跌仆损伤所致。白环，即白环俞，在腰骶部。委中，在腘窝横纹中点。二者均为足太阳膀胱经腧穴。本经循行于腰背，下腘中。委中又是膀胱的下合穴。《灵枢·经脉》："是主筋所生病……项背腰尻腘脚皆痛。"二穴同用，属局部与循经远道取穴配穴法，为治疗腰腿病常用配方。

【按语】

本段阐述了四肢、胸胁疾病的取穴配方。胸为心肺所在，十二经脉除了膀胱经外，其他经脉都循行于胸胁部，或起于胸中，故引起胸胁疾病的原因较复杂。本文按胸胁病证的病位、症状、病因、病机，提出辨证取穴方法。如属气机不舒作痛者，以局部取穴与循经远道取穴、宣通气机为主；如因痰饮或瘀血内停者，局部取穴或取募穴以利气散结，消除局部病邪。有一定的临床参考价值。

【原文】

脊强兮水道、筋缩[1]，目眩兮颧髎、大迎[2]。痉病非颅息而不愈[3]，脐风须然谷而易醒[4]。委阳、天池，腋肿鍼而速散[5]，后谿、环跳，腿疼刺而即轻[6]。

【注释】

[1] 脊强兮水道、筋缩：筋缩，督脉腧穴，对筋脉挛缩所致的脊柱强直有较好疗效。水道，足阳明胃经腧穴。《素问·骨空论》："督脉生病治督脉，治在骨上，甚者在脐下营。"二穴前后配合，是治疗脊强直的有效配方。

[2] 目眩兮颧髎、大迎：眩，《针灸大成》引本赋作"瞤"，亦通。颧髎，手太阳小肠经腧穴，是手太阳、手少阳之会。大迎，足阳明胃经腧穴，手足阳明之会。胃经起于鼻，从眼眶循鼻外侧下行。因二穴均有经脉与眼睑连系，故能治目眩或眼睑瞤动。

[3] 痉病非颅息而不愈：痉病，多由高热伤津，筋脉失养，导致出现痉挛抽搐，或角弓反张的症状。颅息，手少阳三焦经分布在耳后的腧穴。颅息泻出血，有清热泻火、镇痉和止吐的作用。

[4] 脐风须然谷而易醒：脐风，即婴儿破伤风。然谷，足少阴肾经的荥穴。《灵枢·经脉》云肾经"上贯肝膈，入肺中，循喉咙""其支者，复从肺出络心，注胸中。《难经·六十八难》："荥主身热。"然谷一穴并通心、肝、肺、肾诸经，泻然谷，有清热泻火、益阴潜阳、息风镇痉的作用，可治疗脐风。

[5] 委阳、天池，腋肿针而速散：天池，手厥阴心包经腧穴。《灵枢·经脉》云心包经"其支者，循胸出胁，下腋三寸，上抵腋下""是动则病，……腋肿……"委阳，足太阳膀胱经腧穴，三焦腑的下合穴。三焦与心包相表里，心包经脉所过之处，发生肿痛，取此二穴，上下相应，俾能宣通经络、加速腋肿的消散。

[6] 后溪、环跳，腿疼刺而即轻：后溪，手太阳小肠经的输穴，八脉交会穴之一，通于督脉。《素问·骨空论》云督脉"别绕臀，至少阴与巨阳中络者合，少阴上股内后廉，贯脊属肾"。后溪通于督脉，与膀胱经连接，故治下肢疼痛而有效，是下病上取法。环跳，足少阳胆经在髀枢部的腧穴，亦是足少阳与足太阳之会穴。足太阳膀胱经是动病，"腰似折，髀不可以曲，腘如结，踹如裂"。胆经所生病，"胸、胁、肋、髀、膝外至外踝前、胫绝骨及诸节皆痛"。故环跳穴是针灸治疗下肢疾病的重要经穴。

【按语】

本段阐述了痉挛抽搐、腿痛等病证的针灸取穴配方。列举各种痉挛抽搐、角弓反张等抽风证候的取穴配方。使用的穴位包括督脉、手足太阳、足阳明、手足少阳等阳经及足少阴经腧穴，均有清热泻火、镇痉息风、滋水涵木的作用。但抽搐一证病情复杂，临证时须根据具体病情进行辨证施治。

【原文】

　　夢魘不寧，屬兌相諧於隱白[1]；發狂奔走，上脘同起於神門[2]。驚悸怔忡，取陽交、解谿勿誤[3]；反張悲哭，仗天衝、大橫須精。癲疾必身柱、本神之令[4]，發熱仗少衝、曲池之津[5]。歲熱時行，陶道復求肺俞理[6]；風癇常發，神道還須心俞寧[7]。

【注釋】

　　[1] 夢魘（yǎn）不寧，厲兌相諧于隱白：魘，噩梦，或睡中惊叫。多由痰火扰心，或思虑伤脾，或心肾不交，或气血虚弱所致。厲兌，足阳明胃经井穴。隐白，足太阴脾经井穴，十三鬼穴之一。二穴配合清热泻火，健脾除痰，使心神安宁，梦魇亦随之消失。

　　[2] 发狂奔走，上脘同起于神门：《难经·二十难》："重阳者狂，重阴者癫。"《灵枢·经脉》记载足阳明胃经病候"病至则恶人与火，闻木声则惕然而惊，心欲动，独闭户塞牖而处，甚则欲登高而歌，弃衣而走……"故伤寒有阳明热盛发狂之证。上脘，是任脉、手太阳、足阳明之会，有化滞除痰、安神定志的作用。神门，手少阴心经输穴，心之原穴，心藏神，故神门统治心烦、癫狂、失眠、怔忡、健忘。二穴配合，有清热除痰、宁心安神的作用。

　　[3] 惊悸怔忡，取阳交、解溪勿误：阳交，足少阳胆经腧穴，足少阳、阳维之会，阳维之郄穴。胆主决断，胆气虚则易惊。《难经·二十九难》："阳维维于阳，阴维维于阴，阴阳不能自相维，则怅然失志，溶溶不能自收持。"故阳交能调摄阴阳。解溪，足阳明胃经的经穴，本穴属火，胃经的母穴，补火生土，能健脾。

　　[4] 癫疾必身柱、本神之令："诸风掉眩，皆属于肝"，肝胆相表里，而本神为足少阳胆经、阳维脉之交会穴。身柱，督脉经穴。《难经·二十八难》："督脉者，起于下极之俞，并于脊里，上至风府，入属于脑。"二穴配合，可清热息风，开窍醒神。

　　[5] 发热仗少冲、曲池之津：心藏神，属火。少冲，手少阴心经井穴。热病神昏谵语，泻少冲，能清热泻火，开窍醒神。曲池，手阳明大肠经合穴。阳明为两阳合明，阳气至盛，泻曲池有解表清热的作用。二穴配合，可治疗一般热证。

　　[6] 岁热时行，陶道复求肺俞理：岁热时行，指季节性的温热病。陶道，督脉腧穴，督脉、足太阳之会。督脉统诸阳，《针灸大成》谓"主咳疟寒热，洒淅脊强，烦满"。肺俞，足太阳膀胱经腧穴，肺脏精气在背部转输之处，温邪上受，首先犯肺，故肺俞为调理肺脏的要穴。本方以陶道治标，肺俞治本，为标本兼治之法。

　　[7] 风痫常发，神道还须心俞宁：风痫，即癫痫病。神道，督脉腧穴，心俞，膀胱经腧穴，心的背俞穴，心脏精气在背部输注之处。心藏神，督脉入属于脑。故取神道、心俞能治癫痫病。《素问·刺热论》："五椎下间主肝热。"故神道又治肝热。二穴配合，有清心开窍、镇肝息风、止痉的作用。

【按语】

　　本段除了论及一般热病的取穴外，重点论述了神志病证用督、任、心、脾、足三阳等经腧穴治疗；总结了针灸治疗惊悸怔忡、失眠多梦、癫、狂、痫等神志疾病的辨证取穴的规律。

【经典医案】

　　东垣治参政，年近七十，春间病面颜郁赤，若饮酒状，痰稠粘，时眩晕，如在风云中，又加目视不明。李诊，两寸洪大，尺弦细无力。此上热下寒明矣。欲药之寒凉，为高年气弱不任，记先师所论，凡治上焦，必犹鸟集高巅，射而取之。即以三棱针于巅前眉际疾刺二十余，出紫黑血二合许，时觉头目清利，诸苦皆去，自后不复作。（《名医类案·卷二·火热》）

【原文】

　　濕寒濕熱下髎定[1]，厥寒厥熱湧泉清[2]。寒慄惡寒，二間疏通陰郄暗[3]；煩心嘔吐，幽門開徹玉堂明[4]。行間、湧泉，主消渴之腎竭[5]；陰陵、水分，去水腫之臍盈[6]。癆瘵傳尸，趨魄戶、膏肓之路[7]；中邪霍亂，尋陰谷、三里之程[8]。

治疸消黃，諧後谿、勞宮而看；倦言嗜臥，往通里、大鐘而明。咳嗽連聲，肺俞須迎天突穴；小便赤澀，兌端獨瀉太陽經[9]。刺長強於承山，善主腸風新下血；鍼三陰於氣海，專司白濁久遺精。且如肓俞、橫骨，瀉五淋之久積[10]；陰郄、後谿，治盜汗之多出。脾虛穀以不消，脾俞、膀胱俞覓；胃冷食而難化，魂門、胃俞堪責。

【注釋】

[1] 濕寒濕熱下髎定：下髎，足太陽膀胱經腧穴，是足太陰脾經、足厥陰肝經、足少陽膽經之会，有健脾利濕、清下焦濕熱的作用。

[2] 厥寒厥熱涌泉清：指陰陽失調，厥氣上逆的症狀。《素問·厥論》："陽氣衰於下，則為寒厥，陰氣衰於下，則為熱厥。"涌泉，足少陰腎經井穴。腎為人身元陰元陽所在。《靈樞·順氣一日分為四時》："病在臟者取之井。"故涌泉可治厥証，熱厥宜針瀉，寒厥宜灸補。

[3] 寒慄惡寒，二間疏通陰郄暗：寒慄惡寒，為熱病早期症狀之一。《素問·至真要大論》："諸噤鼓栗，如喪神守，皆屬於火。"二間，手陽明大腸經滎穴。《靈樞·經脈》云手陽明經"氣盛有餘，則當脈所過者熱腫，虛則寒栗不復"。陰郄，手少陰心經郄穴，二穴配合，可治因熱病而發生的寒慄惡寒病証。熱証宜針瀉，虛証可灸補。

[4] 煩心嘔吐，幽門開徹玉堂明：幽門，足少陰腎經在腹部的腧穴，是腎經、衝脈之會。腎經從腎上貫肝膈。玉堂，任脈腧穴，在胸骨部。幽門、玉堂都屬於局部取穴，有寬胸和胃、降逆止嘔的作用。

[5] 行間、涌泉，主消渴之腎竭：行間，足厥陰肝經的滎穴，屬火，又為肝經子穴。實則瀉其子，瀉之有清熱瀉火的作用。涌泉，足少陰腎經井穴，屬木，有清熱養陰的作用。

[6] 陰陵、水分，去水腫之臍盈：陰陵泉，足太陰脾經合穴。脾主運化。水分，任脈腧穴。《銅人腧穴針灸圖經》："若水病，灸之大良，可灸七壯至百壯止，禁不可針，針水盡即毙。"二穴同用，有健運脾陽、利水消腫的作用。

[7] 癆瘵傳尸，趨魄戶、膏肓之路：癆瘵傳尸，即癆瘵病。魄戶，足太陽膀胱經腧穴，在肺俞穴旁開一寸半，與肺俞同為治療肺病的要穴。膏肓，足太陽膀胱經腧穴，在魄戶穴下一椎，為治療虛癆、虛損疾患常用有效經穴。

[8] 中邪霍亂，尋陰谷、三里之程：中邪，指突然發病。霍亂，指胃腸絞痛，上吐下瀉，主要由穢濁之氣亂於胃腸，氣機升降失常所致。陰谷，足少陰腎經合穴。《靈樞·順氣一日分為四時》："病在胃，及以飲食不節得病者，取之於合。"三里，即足三里，足陽明胃經合穴，胃的下合穴。《靈樞·邪氣臟腑病形》："合治內府。"故二穴同用，有健脾胃、止吐瀉的作用。

[9] 小便赤澀，兌端獨瀉太陽經：小便色赤艱澀疼痛，多為心熱移於小腸所致。兌端，督脈穴。督脈統督諸陽，為陽脈之海，在頭項的經穴多與膀胱經相交會，故瀉兌端有清利濕熱的作用。太陽經，指手太陽小腸經合穴小海穴，小腸有分清別濁的功能。小腸與心相表裏，心熱移於小腸所致的小便赤痛，口舌潰爛，瀉兌端、小海二穴，可清熱瀉火，利尿通淋。

[10] 且如肓俞、橫骨，瀉五淋之久積：肓俞穴、橫骨穴都是足少陰腎經腧穴，足少陰和衝脈的交會穴。腎主水，與膀胱相表裏。二穴位於小腹，此屬局部取穴，有清熱利尿、通淋止痛的作用。

【按語】

本段闡述了針灸治療消渴、黃疸、水腫、癆瘵、淋病、嘔吐等常見內科雜病的取穴配方，對臟腑疾病的辨証取穴有一定的臨床指導價值。

【原文】

鼻痔必取齦交[1]，瘰氣須求浮白[2]。大敦、照海，患寒疝而善瘝[3]；五里、臂臑，生癧瘡而能治[4]。至陰、屏翳，療癢疾之疼多[5]；肩髃、陽谿，消癮風之熱極[6]。

【注释】

[1] 鼻痔必取龈交：鼻痔，即鼻息肉。龈交穴，是督脉在上唇内的腧穴，为督、任、胃三经之会。督脉从额至鼻柱，胃经起于鼻，任脉至口唇而与督脉相接，三经均与鼻有密切关系，故针刺龈交能祛风湿邪气，泻除鼻内蕴热。《针灸甲乙经》："鼻中息肉不利，鼻头额颊中痛，鼻中有蚀疮，龈交主之。"

[2] 瘿气须求浮白：浮白，胆经与膀胱经的交会穴。胆经起于目锐眦，循颈，下入缺盆。膀胱经起于目内眦，经头顶而下行于颈项。二经均循行颈项，浮白是两经的交会穴，故可调和气血，治疗颈项肿大的瘿气疾患。

[3] 大敦、照海，患寒疝而善蠲：大敦，足厥阴肝经井穴，肝经"循股阴，入毛中，过阴器，抵小腹……"肝胆相表里，胆经"出气街，绕毛际，横入髀厌中"，与外阴、小腹关系密切。照海，足少阴肾经腧穴，阴跷脉气所发之处。肾经从肾上贯肝膈，足少阴的经筋结于阴器。照海并通肾和阴跷，故能治疝痛。二穴配合，可治因寒气侵袭下焦，肝肾脉气壅滞所致的少腹疼痛，阴囊肿大，偏坠作痛的疝证。

[4] 五里、臂臑，生疬疮而能治：疬疮，即瘰疬。五里、臂臑都是手阳明大肠经腧穴。《灵枢·经脉》云手阳明大肠经是"从缺盆，循颈上颊"，臂臑是手阳明、手足太阳、阳维之会，一穴而通多经至颈项，为治瘰疬有效要穴。二穴配合，宣导阳明气血，除痰化湿，开郁散结，为治疗瘰疬常用要穴。

[5] 至阴、屏翳，疗痒疾之疼多：至阴，足太阳膀胱经井穴，肾经始发之处。《灵枢·经脉》："肾足少阴之脉，起于小趾之下，斜走足心……"肾水不足，心火亢盛，热盛血燥，则皮肤痒痛。膀胱主一身之表，至阴滋补肾阴，以水济火，凉血润燥，止皮肤之痒痛。屏翳，会阴穴别名，任脉穴。《铜人腧穴针灸图经》记载会阴穴可治"皮痛，谷道瘙痒"。另《针灸大成》载本赋"屏翳"作"屋翳"，屋翳为足阳明胃经腧穴，阳明多气多血，胃经主血所生病，泻之可以清阳明气血之热而止痛痒，主治皮肤痛不能近衣，故作"屋翳"亦通。

[6] 肩髃、阳溪，消瘾风之热极：瘾风，即瘾疹。肩髃和阳溪，都是手阳明大肠经的腧穴，肩髃又是手阳明、手太阳、阳跷三脉之会。大肠与肺相表里，肺合皮毛，故风热所致的瘾疹，取肩髃、阳溪有效。

【按语】

本段论述了鼻痔、瘿气、寒疝、疬疮、痒疾、瘾风等外科病证的针灸取穴配方，由于针灸有散风、消肿、止痛、散结的作用，故治疗这类外科病效果较好。

【原文】

抑又论妇人经事改常，自有地机、血海[1]；女子少气漏血，不无交信、合阳[2]。带下产崩，衝门、气衝宜审[3]；月潮违限，天枢、水泉细详[4]。肩井乳痈而极效[5]，商丘痔瘤而最良[6]。脱肛趋百会、尾翠之所，无子搜阴交、石关之乡[7]。

【注释】

[1] 妇人经事改常，自有地机、血海：经事改常，指月经不调。地机，足太阴脾经郄穴。血海，脾经腧穴。脾统血，与胃相表里，脾胃为后天气血生化之源。郄穴，是气血深聚之处，血海为血聚汇之所。二穴配合，有调气养血作用，可治疗妇女月经不调。

[2] 女子少气漏血，不无交信、合阳：少气漏血，是气虚不能摄血，冲任不固，经血淋漓不断的病证。交信，足少阴肾经腧穴，阴跷脉的郄穴。肾乃元阴元阳所系，肾气不足，冲任不固可致少气漏血。交信穴有固肾培元、补气摄血的作用。合阳，足太阳膀胱经腧穴，膀胱与肾相表里，合阳是膀胱经第一行的腰中支脉与第二行夹脊支脉在腘窝会合后的经穴，故名。《备急千金要方·瘿瘤》中云合阳"主疝，崩中"。二穴配合，有补虚摄血的功效。

下篇　歌赋选　第十一章　《百证赋》　**193**

［3］带下产崩，冲门、气冲宜审：带下多由脾肾气虚，湿热或痰湿所致。产崩，多因冲任损伤，脾不统血，或肝经火旺，血热妄行，或瘀血阻滞，血不归经而致。冲门，是脾经分布在小腹部的腧穴，脾肝二经的交会穴，有调理脾肝两脏功能、固摄收敛、引血归经、健脾祛湿止带的作用。气冲，足阳明胃经腧穴，胃经与冲脉交会穴，有固摄冲任的作用。二穴均靠近胞宫，为治妇科病的腧穴。

［4］月潮违限，天枢、水泉细详：天枢，足阳明胃经腧穴，大肠募穴，足阳明胃经、足少阴肾经、冲脉之会穴。胃为后天气血之源，肾藏精为先天之本，冲为血海，肾气盛，冲任通，月事按时而下。水泉，足少阴肾经郄穴，为肾经气血深聚之处。二穴配合有调脾补肾益精、通经止痛的作用。

［5］肩井乳痈而极效：肩井，足少阳胆经腧穴，是足少阳胆经、手少阳三焦经、足阳明胃经和阳维四脉之会穴。胃经在胸部经乳而下行，胆经循胸过季胁结募穴于乳下，胆与肝相表里，故肩井有疏肝解郁、清热散结肿止痛的作用。对因饮食厚味，胃火上蒸，或忿怒忧郁，肝郁气滞所致的乳痈，有一定的疗效。

［6］商丘痔瘤而最良：商丘，足太阴脾经的经穴。痔瘤，即痔漏。脾主肌肉，运化水湿，若湿热注入大肠，则生痔瘤，商丘清热化湿，可治疗痔瘤。

［7］无子搜阴交、石关之乡：阴交，是任脉、冲脉、足少阴肾经之会穴。石关，为肾经与冲脉之会。任脉冲脉皆起于胞中，冲为血海，任主胞胎，故与女子精血有密切关系。肾为先天之本，藏精之处。二穴是冲任脉、肾经分布在脐腹部的腧穴，有温补下焦、益精培元、调理冲任的作用，故可治不孕症。

【按语】

本段论述妇女月经不调、闭经、崩漏、带下、不孕等妇科疾病的取穴配方。取穴多选任、冲、督、脾、胃、肾经与精血胎产有关经脉的腧穴。配方多以局部取穴和循经远道取穴为主，尤其多选取能贯通数经的交会穴。这些经验对临床有一定的指导意义。

【原文】

中脘主乎积痢[1]，外丘收乎大肠[2]。寒疟兮商阳、太谿验[3]，疝癖兮衝门、血海强[4]。

【注释】

［1］中脘主乎积痢：积痢，指胃肠湿热积滞，气血凝结所致的痢疾。取中脘，有补益脾胃，调理三焦机能，以清除肠胃积滞，治疗积痢的作用。

［2］外丘收乎大肠：意即外丘穴能治疗脱肛。外丘，足少阳胆经郄穴。足少阳胆经的经筋结于尻部，胆经又与督脉络穴长强交会，故针灸外丘穴，可以治疗脱肛。

［3］寒疟兮商阳、太溪验：寒疟是由于寒气内伏，再感风邪而发作的疟疾。以寒多热少、头痛、无汗、脉紧为主要症状。商阳，手阳明大肠经井穴，大肠与肺相表里，故针灸商阳，有解表发汗退热的作用。太溪，足少阴肾经输穴、肾之原穴，有振奋肾阳、消除阴寒的作用。二穴配用，有温阳解表、扶正祛邪、发汗退热的作用。

［4］疝癖（xuánpǐ）兮冲门、血海强：疝，在脐两旁，有条状筋块隆起，或痛或不痛。癖，指潜匿于两胁之间的积块，平时寻摸不见，痛时才有形迹。冲门、血海，均为足太阴脾经腧穴，冲门是足太阴脾经与足厥阴肝经的会穴。脾统血，肝藏血。二穴同用，有健脾疏肝、行气活血、消除积块的作用。

【按语】

本段阐述了积痢、寒疟、疝癖等慢性病证的针灸取穴配方。疝癖积块，向来被认为难治，但前人用针灸治疗有效。对这些辨证施治、取穴配方规律，有必要做进一步研究。

【原文】

夫醫乃人之司命，非志士而莫爲；鍼乃理之淵微，須至人[1]之指教。先究其病源，後攻其穴道，隨手見功，應鍼取效。方知玄裏之玄[2]，始達妙中之妙。此篇不盡，略舉其要。

【注释】

[1] 至人：《辞海》："古代用以形容思想道德等方面达到最高境界的人。"《荀子·天论》："故明于天人之分，则可谓至人矣。"《庄子·田子方》："得至美而游乎至乐，谓之至人。"

[2] 玄里之玄：深奥中的深奥。

【按语】

本段根据针灸理论深奥、内容丰富、适应证广、疗效迅速等特点，对针灸医生提出要求：一要树立良好医德，还要有牢固的专业知识，因为"医乃人之司命，非志士而莫为"；二要深入钻研针灸理论，学习前人的经验，"针乃理之渊微，须至人之指教"；三要结合临床实践，首先进行辨证论治，然后取穴和行针。只有这样，才能达到"随手见功，应针取效"，才能理解针灸"玄里之玄""妙中之妙"的治疗效果。

第十二章 《席弘赋》

第一节 席弘的针灸学术思想

席弘，字宏远，号梓桑君，后名横，生平不详。南宋时期（12世纪）江西临川县席坊（今江西抚州）人。其主要著作《席横家针灸书》，已佚。席弘的针灸学术思想，可从《席弘赋》《补泻雪心歌》《天元太乙歌》，特别是《神应经》中体现出来。

一、重补泻，精手法

《席弘赋》首曰"凡欲行针须审穴，要明补泻迎随诀"，《神应经》中，论述了多种复式补泻手法，表明了席弘重补泻、精手法的学术思想。

《神应经》手法的独特之处，强调在治疗大多数疾病时，宜先泻后补，并名之为"平补平泻"。原因是"凡人有病，皆邪气所凑，虽病人瘦弱，不可专行泻法"。经曰："邪之所凑，其气必虚。如患赤目等疾，明见其邪热所致，可专行泻法，其余诸疾，只宜平补平泻，须先泻后补，谓之先泻其邪，后补真气，此乃先师不传之秘诀也。"故其在"手足腰腋部"中论"两手拘挛，偏风隐疹"，先泻曲池，后补肩髃、手三里；在"头目部"中论"头痛项强，重不能举，脊反折不能反顾"，先泻承浆，后补风府。这些都是先泻后补法的应用。席氏还有"不补不泻"的刺法，如论"胸满血膨有积块、霍乱肠鸣、善噫"，取期门穴，"向外刺二寸，不补不泻"。

席氏针法还在《席弘赋》和《针灸聚英》中的《补泻雪心歌》中有所记载。后世，如明代杨继洲著《针灸大成》，收载《神应经》所论的《补泻迎随诀》，并命名为"《神应经》补泻"。

二、详审腧穴，穴法巧妙

《神应经》中提出要对穴位部位、取穴方法、针刺深度、艾灸壮数、针灸宜忌等进行详细审查。《百穴法歌》《穴法图》中，共论述100余穴，尤以常用的五输穴为多。《席弘赋》论述50余种病证的选穴配穴，有许多独到之处。其中，大便闭塞用大敦穴，取肝之井穴，以达泻除内热、行气通闭之效；咽喉闭塞、喑哑之证，取百会、照海、阴交穴，也是独特的用穴经验。又高武《针灸聚英》载有《天元太乙歌》，其内容与《席弘赋》相近，但增加了一些内容，也是席氏所传，足以体现他的穴法思想。

《神应经》的选穴配穴，用心巧妙，内容丰富。全书共分23个大类，叙述了诸风、伤寒、痰喘咳嗽、诸般积聚、脾胃、心邪癫狂、霍乱、疟疾、肿胀、汗、痹厥、肠痔大便、阴疝小便、头目、咽喉、耳目、鼻口、胸背胁、手足腰腋、妇人、小儿、疮毒等。共有540多种疾病的处穴配方。其规律和特点如下：一是病证用穴少，一般4~6穴，极少用到10穴；二是用穴范围小，重用五输穴；三是多用经穴，少用经外奇穴。并论述了一些经验用法，如论述咽喉肿痛、水粒不下时，用大指背甲根后"排刺三针"的方法。席弘及其学派传人，既重视穴法，也重视手法。其穴法特点是重用经穴及五输穴，手法特点是强调先泻后补、重视捻转提插及得气，对后世针灸手法的发展影响较大，其独特的配穴方法和经验，对临床具有一定的参考价值。

第二节　《席弘赋》（全篇）

视频：《席弘赋》

【原文】

凡欲行鍼須審穴，要明補瀉迎隨[1]訣，胸背左右不相同[2]，呼吸陰陽男女別[3]。

【提要】

本段论述了针刺时要掌握补泻的原理和手法。

【注释】

[1] 要明补泻迎随诀：《灵枢·九针十二原》："迎而夺之，恶得无虚，追而济之，恶得无实。迎之随之，以意和之，针道毕矣。"迎随是补泻的总则，按照各经气血的深浅部位、流注盛衰时间、经脉走向顺逆，采取不同的针刺补泻方法，都可称之为迎随。后世具体应用时有针向迎随，即逆着经脉来的方向斜针为泻法，顺着经脉去的方向斜针为补法。

[2] 胸背左右不相同：指人体各部的阴阳分属，即胸腹为阴，背为阳；右为阴，左为阳。

[3] 呼吸阴阳男女别：古代认为针刺补泻可因阴阳、男女、呼吸而有区别。《医经小学》："呼气时左转为补，吸气时右转为泻。"《神应经》："人身左边，右手以大指向前为补，大指后退为泻；人身右边，右手以大指后退为补，大指向前为泻。男子为阳，午前左转为补，右转为泻；午后右转为补，左转为泻。女人为阴，与此相反。"

【按语】

歌赋内容翔实，临床实用。强调人体的经络、气血有阴阳、男女、左右的不同，将《黄帝内经》的呼吸、迎随等手法，结合阴阳、男女、左右等，发展成为复式补泻手法，对后世补泻手法影响较大，受到明代汪机等诸多医家的推崇。

【原文】

氣刺兩乳求太淵，未應之時瀉列缺[1]；列缺頭痛及偏正，重瀉太淵無不應[2]。耳聾氣痞聽會鍼，迎香穴瀉功如神。誰知天突治喉風[3]，虛喘須尋三里中。手連肩脊痛難忍，合谷鍼時要太衝[4]。曲池兩手不如意，合谷下鍼宜仔細。心疼手顫少海間，若要除根覓陰市。但患傷寒兩耳聾，金門聽會疾如風[5]。五般肘痛尋尺澤，太淵鍼後卻收功[6]。

【提要】

本段论乳房刺痛、偏正头风、耳聋气闭、喉风、心疼手颤、虚喘及肩肘痹痛的取穴配方。

【注释】

[1] 气刺两乳求太渊，未应之时泻列缺：气，指气病。两乳，指两乳之间的膻中穴，任脉穴、八会穴之气会，主治气病。太渊，手太阴经腧穴，肺的原穴，八会穴之脉会。列缺，肺经的络穴。肺主气，司呼吸，故取上三穴。《灵枢·九针十二原》："五脏六腑有疾者，皆取其原也。"

[2] 列缺头痛及偏正，重泻太渊无不应：即泻列缺和太渊穴，属表里原络配穴法。"头项寻列缺"，故泻列缺治偏头痛及外感头痛。太渊，肺的原穴。肺主皮毛，开窍于鼻，外邪侵犯，先从皮毛口鼻而入合于肺。泻太渊，可疏风解表治外感头痛。

[3] 天突治喉风：喉风，指肺胃皆有积热，复感风热之邪，风火相煽，蕴结喉部，表现为咽喉突然肿痛，呼吸困难，吞咽不利，或伴有痰涎壅盛、牙关紧闭、神志不清等症状。天突，任脉咽喉部穴，能疏泄局部邪气，清热解毒，利咽平喘，为急则治标之法。

[4] 手连肩脊痛难忍，合谷针时要太冲：合谷、太冲，为人体"四关穴"，具有通经行气，治疗肢体痹痛的作用。

[5] 但患伤寒两耳聋，金门听会疾如风：听会，足少阳胆经穴，其脉"从耳后入耳中，出走耳前"，是局部治标之法。金门，足太阳膀胱经的郄穴，有疏风解表散寒之功，两穴配合可治疗因外感所引起的耳聋耳痛。

[6] 五般肘痛寻尺泽，太渊针后却收功：五般肘痛，指风、寒、湿、火、痰所引起的肘痛。尺泽、太渊均属于手太阴肺经，肘部为经脉所过，故取尺泽、太渊穴，治疗肘痛。《灵枢·终始》："腰以上者，手太阴阳明皆主之。"

【按语】

本段论述了几个常见病的取穴，注重局部取穴和远端取穴相配合，善用特定穴。

【原文】

手足上下鍼三里，食癖气块凭此取[1]。鸠尾能治五般痫，若下涌泉人不死[2]。胃中有积刺璇玑，三里功多人不知。阴陵泉治心胸满，鍼到承山饮食思。大杼若连长强寻，小肠气痛[3]即行鍼。

【提要】

本段论心胸胃肠痫证的针刺治疗。

【注释】

[1] 手足上下针三里，食癖气块凭此取：食癖，多因饮食不节，伤及脾胃，邪气搏结成块，潜匿于两胁；气块，多因情志郁结，气机阻滞，积聚而成。手三里，手阳明大肠经腧穴。足三里，胃经合穴，胃之下合穴。手三里、足三里，皆为阳明经穴，阳明之经，多气多血，故取两穴，健运脾胃，行气活血，治疗食癖。

[2] 鸠尾能治五般痫，若下涌泉人不死：五般痫，古代按痫证发作时，喉中所发出的声音，分为牛痫、马痫、猪痫、羊痫、鸡痫，仅供参考。鸠尾，任脉络穴，任督同起于胞中，取鸠尾穴，能调理任督二脉的阴阳之气，祛痰，宁神定志。涌泉，足少阴经井穴，有交通心肾、开窍醒神的作用，主治癫痫。

[3] 小肠气痛：指小肠从腹下如阴囊，发生阴囊胀痛的病证。

【按语】

本段论述了心胸胃肠病及癫痫病的针灸治疗，注重穴位配伍，而且对针刺时针尖的位置作了说明。

【经典医案】

丁丑夏，锦衣张少泉公夫人，患痫疾二十余载，曾经医数十，俱未验，来告余，诊其脉，知病入经络，故手足牵引，眼目黑瞀，入心则搐叫，须依理取穴，方保得痊……取鸠尾、中脘，快其脾胃，取肩髃、曲池等穴，理其经络，疏其痰气，使气血流通，而痫自定矣。次日即平安，然后以法制化痰健脾之药，每日与服。（《针灸大成·卷九·医案》）

【原文】

委中专治腰间痛，脚膝肿时寻至阴。气[1]滞腰疼不能立，横骨大都宜救急。气海专能治五淋，更鍼三里随呼吸[2]。期门穴主伤寒患，六日过经犹未汗，但向乳根二肋间[3]，又治妇人生产难。

【提要】

本段阐述腰膝脚痛、淋证、伤寒、难产等病的治疗。

【注释】

[1] 气：此上二十一字，原无，据《针灸聚英》《针灸大成》补。

[2] 随呼吸：指呼吸补泻手法。

[3] 乳根二肋间：亦指乳下两肋间期门穴。

【按语】

本段论述治腰痛除了足太阳经穴，也可以选阴经穴位，从阴引阳，治淋证除了局部取穴，更注重远端配穴。并对期门穴的主治进行了发挥。

【原文】

耳内蝉鸣腰欲折，膝下明存三里穴。若能补泻五会间，且莫向人容易说[1]。睛明治眼未效时，合谷、光明[2]安可缺。

【提要】

本段阐述耳、眼病的针灸治疗。

【注释】

[1]耳内蝉鸣腰欲折……且莫向人容易说：肾主藏精，开窍于耳，又腰为肾之府，故耳鸣、腰痛为肾虚之证。肾藏先天之精，赖后天之水谷精微以充养，故取胃经足三里穴，以生气血，补充肾精。地五会穴，能通胆经之气，胆脉入耳中，故能治耳聋耳鸣。

[2]光明：足少阳胆经的络穴，能通肝胆两经，又胆经起于目锐眦，故为治疗眼病的要穴。

【按语】

治疗眼病除了从脏腑论治，也应注重从经脉论治，胆经入耳，所以可以取地五会和光明，治疗同时兼顾调气血，阳明经多气多血，所以选取手阳明大肠经和足阳明胃经穴位。

【原文】

人中治癫功最高，十三鬼穴[1]不须饶。水肿水分兼气海，皮内随针气自消。冷嗽先宜补合谷，却须针泻三阴交[2]。牙疼肿痛并咽痹，二间阳谿疾怎逃[3]。更有三间肾俞妙，善除肩背浮风劳。若针肩井须三里，不刺之时气未调。最是阳陵泉一穴，膝间疼痛用针烧。委中腰痛脚挛急，取得其经血自调。脚疼膝肿针三里，悬钟、二陵、三阴交，更向太冲须引气，指头麻木自轻飘。

【提要】

本段论述了癫证、寒嗽、牙痛，以及肩、腰、膝、脚痛的针刺治疗。

【注释】

[1]十三鬼穴：十三鬼穴是治疗癫狂痫证的经外奇穴。古有两种：一是孙真人十三鬼穴，即人中（鬼宫）、少商（鬼信）、隐白（鬼垒）、大陵（鬼心）、申脉（鬼路）、大杼（鬼枕）、颊车（鬼床）、承浆（鬼巾）、间使（鬼营）、上星（鬼堂）、女玉门头男阴下（鬼藏）、曲池（鬼臣）、舌下中缝（鬼封）；二是徐秋夫鬼病十三穴，即人中、神庭、风府、舌下中缝、承浆、颊车、少商、大陵、间使、乳中、阳陵、隐白、行间。可互参。

[2]冷嗽先宜补合谷，却须针泻三阴交：冷嗽，即寒咳，外感风寒表证，发热恶寒，喉痒咳嗽，痰白而清稀等。合谷为手阳明大肠经穴，肺与大肠相表里，补合谷，能温补阳气，驱散寒邪。三阴交，脾经穴，泻三阴交能健脾利湿，除痰止咳。

[3]牙疼肿痛并咽痹，二间阳谿疾怎逃：肿痛，《针灸聚英》引本赋作"腰痛"。咽痹，即咽喉肿痛。二间，手阳明大肠经荥穴，有泻热解毒利咽之效。阳谿，手阳明大肠经穴，手阳明经"循咽上颊，入下齿中"，主治外感风热，或胃肠积热，火热之邪循经上犯，发生齿痛，咽喉肿痛。二穴同用，有清热泻火、消肿止痛的作用。治疗腰痛，应是外感发热所致的腰脊酸痛。

【按语】

治疗癫狂痫证用十三鬼穴。肺与大肠相表里，治咳嗽要健脾除痰，选合谷、三阴交。手阳明经入下齿中，牙疼选二间、阳谿。肩、腰、膝、脚痛注重在患肢循经取穴、局部取穴和远端选穴配合，可相得益彰。

【经典医案】

乙亥岁，通州李户候夫人，患怪病，予用孙真人治邪十三法之针，精神复旧，以见十三针之有验也。（《针灸大成·卷九·医案》）

【原文】

轉筋目眩鍼魚腹[1]，承山崑崙立便消。肚疼須是公孫妙，內關相應必然瘳[2]。冷風冷痹疾難愈，環跳腰間鍼與燒。風府風池尋得到，傷寒百病一時消[3]。陽明二日尋風府，嘔吐還須上脘療。

【提要】

本段论转筋、腹痛、寒痹、伤寒病的取穴治疗。

【注释】

[1] 鱼腹：即小腿腓肠肌的肌腹部。因其形似鱼腹，故名。

[2] 肚疼须是公孙妙，内关相应必然瘳：公孙，足太阴脾经络穴，别走足阳明胃经，八脉交会穴之一，通冲脉。内关，手厥阴心包经络穴，八脉交会穴之一，通阴维脉。公孙与内关是八脉交会穴上下配穴法，主治心、胸、胃的疾病。

[3] 风府风池寻得到，伤寒百病一时消：风府，督脉穴，是足太阳、阳维与督脉的交会穴。督脉总督诸经，为阳脉之海。风池，胆经穴，手足少阳、阳维的交会穴。两穴有疏风解表的作用，是治疗伤寒病的要穴。

【按语】

本段论述了转筋、寒痹以局部取穴为主，肚疼取八脉交会穴，伤寒病注重疏风。

【原文】

婦人心痛心俞穴，男子疝癖三里高[1]。小便不禁關元好，大便閉澀大敦燒[2]。髖骨腿疼三里瀉，復溜氣滯便離腰。

【提要】

本段阐述心痛、疝癖、小便不禁、便秘、腰腿疼痛的针灸治疗。

【注释】

[1] 男子疝癖三里高：疝，脐两旁有筋块隆起。癖，潜匿于两胁间的积块，原作"痛"，据《针灸大成》改。足三里，足阳明胃经的合穴，阳明为多气多血之经，泻足三里穴，有活血散瘀、行气散结的作用，是治疗胁腹部积块的要穴。

[2] 大便闭涩大敦烧：大敦，足厥阴肝经的井穴。肝主疏泄，其脉"绕阴器，抵少腹"，灸大敦穴，可通腹气，治疗大便闭塞。

【按语】

心痛取背俞穴从阳引阴，疝癖取足三里行气散结，小便不禁局部取关元补肾，便秘取大敦通腹气，腰腿疼痛取复溜补肾。

【原文】

從來風府最難鍼，却用工夫度淺深，倘若膀胱氣未散，更宜三里穴中尋。若是七疝小腹痛，照海陰交曲泉鍼。又不應時求氣海，關元同瀉效如神[1]。小腸氣撮痛連臍，速瀉陰交莫得遲，良久湧泉鍼取氣，此中玄妙少人知。

【提要】

本段阐述疝气、小肠气等证的取穴治疗。

【注释】

[1] 若是七疝小腹痛……关元同泻效如神：七疝，指冲疝、狐疝、癫疝、瘀疝、癫疝、痕疝、

癥疝等疝病；另有一说如《诸病源候论·疝病诸候·七疝候》曰："七疝者，厥疝、癥疝、寒疝、气疝、盘疝、胕疝、狼疝，此名七疝也。"据本赋，七疝可用照海、三阴交、曲泉、气海、关元等穴来治疗。三阴交，脾经穴；照海、肾经穴；曲泉，肝经穴。肝脾肾三经均过小腹，与疝病密切相关。气海、关元，为任脉穴，任脉起于胞中，主任诸阴。诸穴合用，有调和气血、行气止痛的功效。

【按语】

足厥阴肝经、足太阴脾经、足少阴肾经、任脉均过小腹，与疝病密切相关，所以选照海、三阴交、曲泉、气海、关元治疗。

【原文】

小兒脱肛患多時，先灸百會次鳩尾。久患傷寒肩背痛，但鍼中渚得其宜。肩上痛連臍不休，手中三里便須求[1]，下鍼麻重即須瀉，得氣之時不用留。腰連胯[2]痛急必大，便於三里攻其隘，下鍼一瀉三補之，氣上攻噎[3]只管在，噎不住時氣海灸，定瀉一時立便瘥。

【提要】

本段阐述小儿脱肛、噎膈和肩、背、腰、胯疼痛证的取穴治疗。

【注释】

[1] 肩上痛连脐不休，手中三里便须求：肩上痛连脐，所涉部位属手阳明大肠经的循行部位，故取大肠经手三里穴，与足三里相应，治疗肩痛腹痛。

[2] 胯：腰两侧与大腿之间的部分。

[3] 噎：指食物咽下困难的症状。

【按语】

在治疗方面，其充分运用了循经取穴法、上病下取法、下病上取法和局部取穴法等，治疗各科疾病和疑难病证。

【原文】

補自卯南轉鍼高[1]，瀉從卯北莫辭勞[2]，逼鍼瀉氣令須吸[3]，若補隨呼氣自調[4]。左右撚鍼尋子午，抽鍼瀉氣自迢迢[5]，用鍼補瀉分明説，更用搜窮本與標。咽喉最急先百會，太衝照海及陰交。學者潛心宜熟讀，席弘治病名最高。

【提要】

本段主要论述捻转补泻、子午补泻的操作。

【注释】

[1] 补自卯南转针高：捻转补泻法中，拇指向前，食指向后，针体从卯东位向南转的方法，为补法。

[2] 泻从卯北莫辞劳：捻转补泻法中，拇指后退，食指向前，针体从卯东位向北转的方法，为泻法。

[3] 逼针泻气令须吸：吸气时将针推进，是呼吸补泻法的泻法进针法。

[4] 若补随呼气自调：随着呼气时进针，是呼吸补泻法的补法进针法。

[5] 迢迢：远长之意，比喻针感放散很远。

【按语】

本赋为席弘临床经验代表作，提出了针灸掌握穴位作用和施行补泻手法的重要性，赋中提及了针泻吸气、补随气呼、左右旋捻、抽针泄气等手法的操作要领，可依据标本概念循经取穴，或针对疾病性质辨证取穴。其强调针灸补虚泻实的重要性，对针灸临床研究具有一定的指导意义。

第十三章 《行针指要歌》

第一节 《行针指要歌》的针灸学术思想

本歌诀首载于《针灸聚英》，为明代高武总结《黄帝内经》中的理论，参考历代医家的著作和经验，结合同时代医家的针灸临床经验集合而成。后《针灸大成》对其进行整理归纳，修正了部分穴位，为后世取穴提供了更准确的依据。本赋内容为进行针灸治疗时配穴处方的准则，故以"行针指要歌"为名。

其学术思想主要有以下几方面。

一、强调辨证取穴

临床上取穴当先辨明不同类别的病证，再根据穴性对证选取相应的穴。例如，针风，取祛风的风府；针水，取通利水湿的水分；针结，取行气散结的大肠俞；针虚，取补虚的气海；针嗽，取止咳平喘的肺俞、风门等。

二、提纲挈领取交会穴

"观会可以得要"，掌握了要穴（交会穴）可执简驭繁。例如，本歌针风取风府、百会：风府为督脉、足太阳经、阳维脉的交会穴；百会为督脉、足太阳经、手足少阳经、足厥阴经五脉之会。针气取膻中：膻中为任脉、足太阴经、足少阴经、手少阳经、手太阳经五脉之交会穴等。取穴少而精，充分体现了交会穴之作用。

三、针灸并用，各取其长

在针对不同病理因素导致疾病的针灸治疗上，其依据疾病的特性，提出不同的配穴方法，如上中下配穴、俞募配穴、对穴、经穴、交会穴、奇穴等。根据疾病的寒热虚实合理采用针刺或灸法，强调补泻手法的选择。例如，治疗虚寒型反胃呕吐，采用中脘、气海、膻中针刺补法；治疗虚劳疾病，因该病本虚为主，多用灸法，扶助阳气。考虑穴位的特性，针刺及灸法的选择也有所区别，如肺俞、风门两穴因所处部位内应肺脏，多用浅刺或灸法。

第二节 《行针指要歌》（全篇）

视频：《行针指要歌》

【原文】

或针风，先向风府百会中[1]。

或针水，水分侠脐上边取[2]。

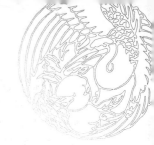

或針結，針著大腸瀉水穴[3]。

或針勞，須向膏肓及百勞[4]。

或針虛，氣海丹田委中奇[5]。

或針氣，膻中一穴分明記[6]。

或針嗽，肺俞風門須用灸[7]。

或針痰，先針中脘三里間[8]。

或針吐，中脘氣海膻中補[9]。

翻胃吐食一般醫，針中有妙少人知。

【提要】

本歌列举了临床上常见的风、水、结、劳、虚、气、嗽、痰、吐 9 种病证的针灸治疗方法。

【注释】

[1] 或针风，先向风府百会中：风府、百会，《针灸聚英》作"风门""气海"，后《针灸大成》改之。风为阳邪，轻扬开泄，易袭阳位。头为诸阳之会，督脉总督诸阳，故凡风证，易袭头面部、背部等阳经循行部位，宜取督脉之风府、百会。风府，为督脉、足太阳、阳维脉之交会穴，居脊椎之最上，为风穴内传之门户、统领风穴之衙府也，具有疏风解表、醒脑开窍之效，可治各种内、外风证。百会，属督脉，为足太阳、手足少阳、足厥阴五脉之会。具有宁神镇静、醒脑开窍之功能，既可祛外风，又可平肝风，为主治一切风病的要穴。

[2] 或针水，水分侠脐上边取：上，原作"脐"，据《针灸大成》改之。水，指水饮内停而引起的水肿病。临床凡水湿内停引起的水肿、小便不利等病，治疗均可选用具有通利水湿和利尿消肿作用的水分穴。水分，任脉经穴。此穴能分别清浊，治水肿腹坚、胃肠虚陷等症。

[3] 或针结，针著大肠泻水穴：结，指凝结、凝滞，即病邪凝滞经络，气血运行受阻的病证。根据病邪凝结的部位不同，就会出现不同的症状。"大肠泻水穴"意义不明，可指足太阳膀胱经的背部俞穴大肠俞、大肠募穴天枢或手阳明大肠经之荥穴二间。大肠俞与大肠相应，凡诸证之有关于大肠者，均可取此以舒之。天枢为任脉腧穴，为大肠之募穴，可补助肠中水谷气化，沟通胸腹之气，《千金方》中主治妇人癥瘕。天枢与大肠俞两穴合用，俞募配穴，疗效尤甚。二间是大肠经的荥穴，间，隔也，为治大肠经循行通路上所出现的喉痹及膈塞之类病证的要穴。以上诸穴相配，有通腠理、宣泄水液、消肿散结之效。

[4] 或针劳，须向膏肓及百劳：《针灸聚英》又作"或针劳，须向风门及膏肓"。劳，虚极为劳，是一种慢性虚损性疾病。临床上常以补益气血、调理气机为治则。膏肓为足太阳膀胱经俞穴，居于肺、心之间，在该穴施以灸法可扶阳固卫，济阴安营，调和全身气血，有强壮之功，为治慢性虚损的要穴，临床上可治疗肺痨、羸瘦等证。百劳，即大椎（后人又另立一奇穴颈百劳），《扁鹊神应针灸玉龙经》："百劳，在背第一椎骨尖上。"本穴为督脉、手太阳、手阳明及手少阳四经之会，乃阳中之阳，可温通督脉、调阳气，针刺该穴可固表、扶阳益气。故两穴相配可加强补虚之功效。

[5] 或针虚，气海丹田委中奇：虚，泛指正气不足，御邪能力减弱之虚证。气海，任脉经穴，与两肾相属，可调理全身气机、益肾固精，灸之可济之以阳，阴水得以阳火照射，则化气升腾，云行雨施，其于人身则正气流行，邪气自不相干也。丹田亦为任脉关元穴的别称，为脾经、肾经、肝经、任脉四脉之交会穴，亦是小肠的募穴。《类经图翼》："此穴当人身上下四旁之中，故又名大中极，乃男子藏精，女子蓄血之处。"所以为主治诸虚百损的要穴。二穴相配，主治气虚阳衰或肾阴不足证，为强壮保健穴。委中为膀胱经合穴、膀胱之下合穴。膀胱与肾相表里，两经经别在腘窝会合，上至肾，故补委中可强腰健肾，《太乙歌》说"虚汗、盗汗补委中"。三穴相配，有补虚扶羸的作用，主治各种虚证。

[6] 或针气，膻中一穴分明记：气，指气病。广义之气病，泛指各种病因导致脏腑气机失调引起的病证。狭义的气病，是指肺气不肃的病变，如气喘、气短等。膻中者，君主之宫城也，位于胸

中，又称上气海，为八会穴中之气会，主司宗气，可止咳平喘、宣肺降气、宽胸利膈，主治气机失调所致上焦病变，如咳嗽、气喘、胸痹、心痛、心悸、心烦、噎膈、臌胀、呕吐、瘿气、胸膈痞满、乳房胀痛等气疾。

[7] 或针嗽，肺俞风门须用灸：嗽，常指慢性咳嗽。肺俞为肺之背俞穴，乃精气转输之处，可宣肺气而定喘，主治喘咳、上气、肺风、肺痿等，为治肺病要穴。风门内应肺体，为气息出纳之道路，有风邪出入之门户之称，具有祛风止咳、解表退热之功效。二穴相配，多主治各种内伤、外感咳嗽，但此二穴均在背部，针刺宜浅不宜深，可用灸法。

[8] 或针痰，先针中脘三里间：痰，指湿浊之邪。不论是因痰致病，还是因病生痰，均与脾不健运，水湿内停关系密切。脾胃相表里，多选中脘、足三里相配，意在健脾胃、化痰浊。中脘，属任脉穴，亦为胃之募穴、八会穴的腑会，是任脉与小肠经、三焦经、胃经的交会穴，治胃府诸病。足三里，胃的下合穴，二穴相配，能调理脾胃、化湿除痰，主治痰湿为患的各种疾患。

[9] 或针吐，中脘气海膻中补：吐，主要是胃失和降，气逆所致。呕吐一病，有寒、热、虚、实之区分。本条用补法治疗，当属虚寒证。其症主要表现在胸腹，治疗应着眼于宽胸、和胃。取中脘、气海、膻中，意从上、中、下三部调气以降逆。补膻中可益气宽胸利膈，总调上焦气机；补中脘有温中焦、降逆止呕作用，通调中焦脾胃的一切积滞。下取气海，可温补脾肾之虚寒，益火以生土。三穴相配乃三焦并治之法，亦为上中下配穴法，兼筹并顾，以中脘为主，膻中、气海上下呼应，主治一切脾胃疾患及反胃吐食、噎膈呃逆诸证。

【按语】

本歌指出了对临床上常见的风、水、结、劳、虚、气、嗽、痰、吐9种病证的针灸治疗要点，并要略地指出何者用针、何者用灸、何时当补、何时当泻；多采用一主穴一配穴，相互辅佐，简明易记，方便快捷，疗效显著，是古代医家常用配穴法。该歌赋精简实用，疗效确切，有极大的临床参考价值。

【经典医案】

医案一　绍兴己未岁，余守武昌时，总领邵户部玉云：少时病痨瘵，得泉州僧为灸膏肓穴，令伏于栲栳上，僧以指节极力按寻其穴，令病者觉中指麻乃是穴。若指不麻，或虽麻而非中指者，皆非也。已而求得之，遂一灸而愈。（《灸膏肓腧穴法·石用之取穴别法第八》）

医案二　有一男子咳嗽，忽气出不绝声，病数日矣。以手按其膻中穴而应，微以冷针频频刺之而愈。（《针灸资生经·第四·咳嗽》）

医案三　辛未夏，刑部王念颐公，患喉嗌之疾，似有核上下于其间，此疾在肺膈，岂药饵所能愈。东皋徐公推予针之，取膻中、气海、下取三里二穴，更灸数十壮，徐徐调之至痊。（《针灸大成·卷九·医案》）

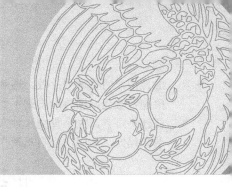

第十四章 《玉龙歌》

第一节 《玉龙歌》的主要学术思想

《玉龙歌》作者不详,最早载于元代王国瑞所撰的《扁鹊神应针灸玉龙经》,题名"一百二十穴玉龙歌",托名扁鹊所传。后《针灸大成》《针方六集》引入,称之为"玉龙歌"。《玉龙歌》主要学术思想如下。

一、细查经络病变

根据病因病机不同,强调经络理论在临床的应用。如"三焦热气壅上焦,口干口苦岂易调,针刺关冲出毒血,口生津液病俱消"。关冲为三焦经的井穴,关冲穴刺血可泻三焦腑热证。以上均是辨证施治的依据。再如"口眼㖞斜最可嗟,地仓妙穴连颊车,㖞左泻右依师正,㖞右泻左莫令斜",口眼㖞斜可依据临床症状,辨别病变侧经络,进行针对性治疗。体现了其对经络辨证的娴熟运用。

二、强调辨证,精于取穴

对于临床各种证候,采用脏腑辨证,选择不同的腧穴和刺灸方法。如腰痛一证,实证腰痛泻人中与委中,而虚证则灸肾俞。"寒痰咳嗽更兼风,列缺二穴最可攻",因外感引起的咳嗽,证属表,取列缺穴;而劳证咳嗽如"咳嗽须针肺俞穴,痰多宜向丰隆寻",证属里,取肺的背俞穴。寒湿脚气所致肿痛,先针足三里和三阴交,再刺绝骨穴,如果是红肿热痛的草鞋风,则泻昆仑,并刺申脉和太溪穴。文中提出"偏正头风有两般,有无痰饮细推观,若然痰饮风池刺,倘无痰饮合谷安",实为辨证取穴的典型。

三、重视补泻,刺灸分明

《玉龙歌》重针灸补泻手法,刺灸分明。应用手法多种多样,开篇便以"补泻分明指下施,金针一刺显明医"统领,强调补泻在针刺过程中的重要性。如用补法,"若还脾败中脘补,两针神效免灾危";如用泻法,"耳聋之症不闻声,痛痒蝉鸣不快情,红肿生疮须用泻,宜从听会用针行";如先补后泻,"中风之症症非轻,中冲二穴可安宁,先补后泻如无应,再刺人中立便轻";再如先泻后补法,"鼻流清涕名鼻渊,先泻后补疾可痊"。临床依据病情的特点,采用相应的补泻手法,可增强疗效。

四、首创透刺手法,善用奇穴

歌赋中首次提到了透刺手法的运用,"偏正头风痛难医,丝竹金针亦可施,沿皮向后透率谷,一针两穴世间稀"。为减少病人痛苦,采用一针针刺两个或两个以上穴位,可以扩充刺激强度及刺激范围，明显增强疗效。透刺有沿皮透刺，有沿骨缝透刺，沿肌肉边缘透刺等多种方法，如"眉间疼痛苦难当，攒竹沿皮刺不妨"。此外，该歌赋善用奇穴，疗效卓著。如"风眩目烂最堪怜，泪出汪汪不可言，大小骨空皆妙穴，多加艾火疾应痊""孩子慢惊何可治，印堂刺入艾还加""只刺睛明鱼尾穴，太阳出血自然消""肩背风气连臂疼，背缝二穴用针明"，为奇穴应用的典范。

第二节　《玉龙歌》(全篇)

视频：《玉龙歌》

【原文】

扁鵲授我玉龍歌，玉龍一試絕沉痾[1]，玉龍之歌真罕得，流傳千載無差訛[2]。
我今歌此玉龍訣，玉龍一百二十穴，醫者行針殊妙絕，但恐時人自差別。
補瀉分明指下施，金針一刺顯明醫，偏者立伸僂者起，從此名揚天下知。
中風不語最難醫，髮際頂門[3]穴要知，更向百會明補瀉，即時蘇醒免災危。
鼻流清涕名鼻淵，先瀉後補疾可痊，若是頭風並眼痛，上星穴內刺無偏。
頭風嘔吐眼昏花，穴取神庭始不差，孩子慢驚何可治，印堂刺入艾還加。

【提要】

本段列举了中风、失语、鼻渊、头痛、眼痛、眩晕、慢惊风等的针灸治疗，强调针灸并用，注重针刺补泻。

【注释】

[1] 沉痾（kē）：指病程缠绵的疾病。
[2] 差讹（é）：差错。
[3] 顶门：即囟会穴。

【经典医案】

东垣治参政年近七十，春间，病面颜郁赤，若钦酒状，痰稠粘，时眩晕，如在风云中，又加目视不明。李诊两寸洪大、尺弦细无力，此上热下寒明矣。欲药之寒凉，为高年气弱不任。记先师所沦，凡治上焦，譬犹鸟集高颠，射而取之，即以三棱针于巅前眉际疾刺二十余，出紫黑血约二合，许时觉头目清利，诸苦皆去，自后不复作。（《名医类案·卷二·火热》）

【原文】

頭項強痛難回顧，牙疼並作一般看，先向承漿明補瀉，後針風府即時安。
偏正頭風痛難醫，絲竹金針亦可施，沿皮向後透率穀，一針兩穴世間稀。
偏正頭風有兩般，有無痰飲細推觀，若然痰飲風池刺，倘無痰飲合穀安。
口眼喎斜最可嗟，地倉妙穴連頰車，喎左瀉右依師正，喎右瀉左莫令斜。
不聞香臭從何治？迎香兩穴可堪攻，先補後瀉分明效，一針未出氣先通。
耳聾氣閉痛難言，須刺翳風穴始痊，亦治項上生瘰癧，下針瀉動即安然。
耳聾之症不聞聲，痛癢蟬鳴不快情，紅腫生瘡須用瀉，宜從聽會用針行。
偶爾失音言語難，啞門一穴兩筋間，若知淺針莫深刺，言語音和照舊安。
眉間疼痛苦難當，攢竹沿皮刺不妨，若是眼昏皆可治，更針頭維即安康。
兩眼紅腫痛難熬，怕日羞明[1]心自焦，只刺睛明魚尾穴[2]，太陽出血自然消。
眼痛忽然血貫睛，羞明更澀目難睜，須得太陽針出血，不用金刀疾自平。
心火炎上兩眼紅，迎香穴內刺為通，若將毒血搐出後，目內清涼始見功。

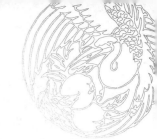

【提要】

本段论述了头项、颜面五官疾病的针灸治疗。

【注释】

[1] 羞明：眼惧怕强光。

[2] 鱼尾穴：奇穴名。位于目外眦外方0.1寸。

【按语】

在辨证取穴的基础上，强调针刺补泻方法。针对不同的病情，灵活选用不同针灸方法，或透刺，或刺血，或艾灸，将传统经穴与奇穴应用自如，充分体现作者的丰富临床经验。

【经典医案】

余尝病目赤，或肿或翳，作止无时，偶至亲息帅府间，病目百余日，羞明隐涩，肿痛不已，忽眼科姜仲安云：宜上星至百会，速以锭针刺四五十，刺攒竹穴、丝竹穴，上兼眉际刺一十刺，反鼻两孔内，以草茎弹之，出血三处，出血如泉，约二升许，来日愈大半，三日平复如故。（《儒门事亲·目疾头风出血最急说八》）

【原文】

强痛脊背泻人中，挫闪腰酸亦可攻，更有委中之一穴，腰间诸疾任君攻。

肾弱腰疼不可当，施为行止甚非常，若知肾俞二穴处，艾火频加体自康。

环跳能治腿股风，居髎二穴认真攻，委中毒血更出尽，愈见医科神圣功。

膝腿无力身立难，原因风湿致伤残，倘知二市穴[1]能灸，步履悠然渐自安。

髋骨[2]能医两腿疼，膝头红肿不能行，必针膝眼膝关穴，功效须臾病不生。

寒湿脚气不可熬，先针三里及阴交[3]，再将绝骨穴兼刺，肿痛登时立见消。

肿红腿足草鞋风[4]，须把昆仑二穴攻，申脉太溪如再刺，神医妙绝起疲癃[5]。

脚背肿起丘墟穴，斜针出血即时轻，解溪再与商丘识，补泻行针要辨明。

行步艰难疾转加，太冲二穴效堪夸，更针三里中封穴，去病如同用手抓。

膝盖红肿鹤膝风，阳陵二穴亦堪攻，阴陵针透尤收效，红肿全消见异功。

腕中无力痛艰难，握物难移体不安，腕骨一针虽见效，莫将补泻等闲看。

急疼两臂气攻胸，肩井分明穴可攻，此穴元来真气聚，补多泻少应其中。

肩背风气连臂疼，背缝[6]二穴用针明，五枢亦治腰间痛，得穴方知疾顿轻。

两肘拘挛筋骨连，艰难动作欠安然，只将曲池针泻动，尺泽兼行见圣传。

肩端红肿痛难当，寒湿相争气血狂，若向肩髃明补泻，管君多灸自安康。

筋急不开手难伸，尺泽从来要认真，头面纵有诸样症，一针合谷效通神。

【提要】

上文论述了腰、腿、膝、踝、足部位出现的疼痛、肿胀及活动功能受限的针灸治疗方法。对于肩、背、肘、手、腕诸疾的治疗，针灸并用，补泻分明。

【注释】

[1] 二市穴：风市、阴市。

[2] 髋骨：奇穴名。位于大腿前外侧，梁丘穴外1寸凹陷中。

[3] 阴交：指三阴交。

[4] 草鞋风：又称脱跟风。初起脚后跟并脚踝下起水疱，疱破裂则或生小疮，或生肿茧，或痛或痒，久则破烂，延致足底。

[5] 疲癃：有注解，老病之状。《后汉书·孝和孝殇帝纪》："疲癃羸老，皆上其名。"本句指通过针灸使疲癃之老病解除。一解：癃闭证。

[6] 背缝：奇穴名。《针灸大成》："背肩端骨下，直腋缝尖。"

癸酉秋，大理李义河翁，患两腿痛十余载，诸药不能奏效。相公推予治之。诊其脉浮滑，风湿入于筋骨，岂药力能愈？徐针可痊。即取风市、阴市等穴针之。官至兵部尚书，病不再发。（《针灸大成·卷九·医案》

【原文】

腹中氣塊痛難當，穴法宜向內關防，八法有名陰維穴，腹中之疾永安康。

腹中疼痛亦難當，大陵外關可消詳，若是脅疼並閉結，支溝奇妙效非常。

脾家之症[1]最可憐，有寒有熱兩相煎，間使二穴針瀉動，熱瀉寒補病俱痊。

九種心痛及脾疼[2]，上脘穴內用神針，若還脾敗中脘補，兩針神效免災侵。

痔瘻之疾亦可憎，表裏急重最難禁，或痛或癢或下血，二白穴在掌後尋。

三焦熱氣壅上焦，口苦舌幹豈易調，針刺關沖出毒血，口生津液病俱消。

手臂紅腫連腕疼，液門穴內用針明，更將一穴名中渚，多瀉中間疾自輕。

中風之症症非輕，中沖二穴可安寧，先補後瀉如無應，再刺人中立便輕。

膽寒心虛病如何？少沖二穴最功多，刺入三分不著艾，金針用後自平和。

時行瘧疾最難禁，穴法由來未審明，若把後黔穴尋得，多加艾火即時輕。

牙疼陣陣苦相煎，穴在二間要得傳，若患翻胃並吐食，中魁奇穴莫教偏。

乳蛾[3]之症少人醫，必用金針疾始除，如若少商出血後，即時安穩免災危。

如今癮疹[4]疾多般，好手醫人治亦難，天井二穴多著艾，縱生瘰癧灸皆安。

寒痰咳嗽更兼風，列缺二穴最可攻，先把太淵一穴瀉，多加艾火即收功。

癡呆之症不堪親，不識尊卑枉罵人，神門獨治癡呆病，轉手骨開得穴真。

連日虛煩面赤妝，心中驚悸亦難當，若須通裏穴尋得，一用金針體自康。

風眩目爛最堪憐，淚出汪汪不可言，大小骨空皆妙穴，多加艾火疾應痊。

婦人吹乳[5]痛難消，吐血風痰稠似膠，少澤穴內明補瀉，應時神效氣能調。

【提要】

本段論述了腹痛、心痛、痔瘻、口舌生疮、中风、疟疾、反胃、乳蛾、癮疹、咳嗽、痴呆等疾患的针灸治疗方法，取穴以经穴为主，部分病证采用奇穴，临床可参照应用。

【注释】

[1]脾家之症：包括脾脏一切病证。

[2]脾疼：指中焦脘腹部的疼痛。

[3]乳蛾：指扁桃体肿大。

[4]癮疹：荨麻疹。

[5]妇人吹乳：又名乳吹。乳痈的别称，相当于急性乳腺炎。

【原文】

滿身發熱痛為虛，盜汗淋淋漸損軀，須得百勞[1]椎骨穴，金針一刺疾俱除。

忽然咳嗽腰背疼，身柱由來灸便輕，至陽亦治黃疸病，先補後瀉效分明。

腎敗腰虛小便頻，夜間起止苦勞神，命門若得金針助，腎俞艾灸起遭迍[2]。

九般痔瘻最傷人，必刺承山效若神，更有長強一穴是，呻吟大痛穴為真。

傷風不解嗽頻頻，久不醫時勞便成，咳嗽須針肺俞穴，痰多宜向豐隆尋。

膏肓二穴治病強，此穴原來難度量，斯穴禁針多著艾，二十一壯亦無妨。

腠理不密咳嗽頻，鼻流清涕氣昏沉，須知噴嚏風門穴，咳嗽宜加艾火深。

膽寒由是怕驚心，遺精白濁實難禁，夜夢鬼交心俞治，白環俞治一般針。

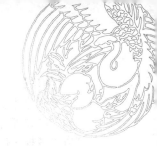

肝家血少目昏花，宜補肝俞力便加，更把三裏頻瀉動，還光益血自無差。
脾家之症有多般，致成翻胃吐食難，黃疸亦須尋腕骨，金針必定奪中脘。
無汗傷寒瀉複溜，汗多宜將合穀收，若然六脈皆微細，金針一補脈還浮。
大便閉結不能通，照海分明在足中，更把支溝來瀉動，方知妙穴有神功。
小腹脹滿氣攻心，內庭二穴要先針，兩足有水臨泣瀉，無水方能病不侵。
七般疝氣[3]取大敦，穴法由來指側間，諸經俱載三毛處，不遇師傳隔萬山。
傳尸勞病[4]最難醫，湧泉出血免災危，痰多須向豐隆瀉，氣喘丹田亦可施。
渾身疼痛疾非常，不定穴中細審詳，有筋有骨須淺刺，著艾臨時要度量。
勞宮穴在掌中尋，滿手生瘡痛不禁，心胸之病大陵瀉，氣攻胸腹一般針。
哮喘之症最難當，夜間不睡氣遑遑[5]，天突妙穴宜尋得，膻中著艾便安康。
鳩尾獨治五般癇，此穴須當仔細觀，若然著艾宜七壯，多則傷人針亦難。
氣喘急急不可眠，何當日夜苦憂煎，若得璇璣針瀉動，更取氣海自安然。

【提要】

本段介紹了盜汗、咳嗽、黃疸、痔瘻、尿頻、遺精、便秘、疝氣、哮喘、癲癇等內科疾病的針灸取穴。

【注釋】

[1] 百勞：奇穴名。位於大椎直上2寸，旁開1寸。

[2] 遭迍（zhānzhūn）：形容難行不進之狀，比喻疾病纏綿不愈。

[3] 七般疝氣：即衝疝、癩疝、厥疝、狐疝、瘕疝、癀疝、癃疝等7種疝病。

[4] 傳尸勞病：指肺癆，現稱肺結核。

[5] 遑遑（huáng）：形容急迫、不安。

【經典醫案】

有貴人久患喘。夜臥不得而起行。夏月亦衣夾背心。予知是膏肓病也。令灸膏肓而愈。亦有暴喘者。予知是痰為梗。令細銼厚朴七八錢重。以姜七片水小碗煎七分服。滓再煎服。不過數服愈。若不因痰而喘者。當灸肺俞。凡有喘與哮者。為按肺俞，無不酸疼，皆為謬刺肺俞。令灸而愈。亦有只謬刺不灸而愈。此病有淺深也。（《針灸資生經·第四·喘》）

【原文】

腎強疝氣發甚頻，氣上攻心似死人，關元兼刺大敦穴，此法親傳始得真。
水腫之病最難熬，腹滿虛脹不肯消，先灸水分並水道，後針三裏及陰交。
腎氣沖心得幾時，須用金針疾自除，若得關元並帶脈，四海誰不仰明醫。
赤白婦人帶下難，只因虛敗不能安，中極補多宜瀉少，灼艾還須著意看。
吼喘[1]之症嗽痰多，若用金針疾自和，俞府乳根一樣刺，氣喘風痰漸漸磨。
傷寒過經猶未解，須向期門穴上針，忽然氣喘攻胸膈，三里瀉多須用心。
脾瀉[2]之症別無他，天樞二穴刺休差，此是五臟脾虛疾，艾火多添病不加。
口臭之疾最可憎，勞心只為苦多情，大陵穴內人中瀉，心得清涼氣自平。
穴法深淺在指中，治病須臾顯妙功，勸君要治諸般疾，何不當初記玉龍。

【提要】

本段列舉了疝氣、水腫、帶下、哮喘、傷寒、泄瀉、口臭等疾病的針灸處方，切合臨床運用。

【注釋】

[1] 吼喘：哮喘。

[2] 脾瀉：指泄瀉，多責之於脾虛濕盛而言。

【按语】

歌赋论述了中风、腹痛、鹤膝风、吹乳、慢惊、耳聋、盗汗、咳嗽、黄疸、遗精、疝气、哮喘、癫痫、水肿等内科杂病及部分妇、儿、外科疾病等80余种疾病的针灸治疗配穴，涉及针刺、灸法、刺血等多种治疗方法。取穴精到，配伍合理，应用广泛，通俗易懂，朗朗上口。有较大的临床参考价值。

下篇：歌赋选视频

下篇：歌赋选原文录音

下篇：歌赋选PPT

下篇：歌赋选拓展资源

下篇：歌赋选习题集

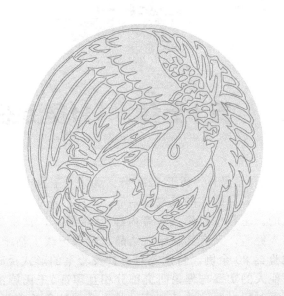

附篇 医案选

第十五章　《针灸资生经》医案节选

《针灸资生经》，刊于 1220 年，为宋·王执中（叔权）撰，共七卷。有腧穴部位与主治、针灸法及对各种病症的取穴施治等，是在广泛引用前代针灸书的基础上，结合作者的临床经验写成的。王执中推崇《黄帝内经》《难经》，重视临床实践，在《针灸资生经》中，既整理了前人经验，又有其临床之结晶。全书记载了临床 200 余种病症的针、灸、药等的治疗，并附载验案 80 余例，特别是自身针灸验案的形式反映了他丰富的针灸临床实践经验，并将自身及他人的实践与理论研究部分相互印证。王氏施治独具特色，重视灸法运用及按压取穴。这些医案对后世医家总结临床经验、掌握针灸治疗规律，具有重要意义。

现节选心痹、喘证、带下 3 个医案。

【原文】

予舊患心痹[1]，發則疼不可忍，急用瓦片寘炭火中，燒令通紅，取出投米醋中，漉[2]出，以紙三二重裹之，置疼處，稍止，冷即再易。耆[3]舊所傳也。後閱《千金方》，有云：凡心腹冷痛，熬鹽一半熨，或熬蠶沙[4]、燒塼石、蒸熨，取其裹溫煖止，或蒸土亦大佳。始知予家[5]所用，蓋出《千金方》也。

它日心疼甚，急灸中管[6]數壯，覺小腹兩邊有冷氣自下而上至灸處即散，此灸之功也。《本事方》載王思和論心忪[7]，非心忪也。胃之大絡，名曰建里[8]，絡胸鬲及兩乳間，虛而有痰則動，更須臾[9]發一陣熱，是其證也。審若是，又當灸建里矣。但不若中管為要穴云。

【注释】

[1] 心痹：出《黄帝内经·痹论》等篇。症见胸中窒闷、心痛、心悸、突发气喘等。多见于冠心病和其他一些心脏病。

[2] 漉：过滤，在此引申为浸后捞出。

[3] 耆：指 60 岁以上的老人。

[4] 蚕（cán）沙：祛风湿药，性温，味甘辛，归肝、脾、胃经。

[5] 予家：指王执中。

[6] 中管：即中脘穴。脘，《脉经》作"管"。

[7] 心忪：即怔忡。《素问玄机原病式》："心胸躁动，谓之怔忡。"

[8] 建里：应为虚里。《素问·平人气象论》："胃之大络，名曰虚里。贯膈，络肺，出于左乳下，其动应衣，脉宗气也。"

[9] 须臾：极短的时间。

【按语】

本篇医案体现了"寒者温之"的治疗原则。本篇医案为术者将瓦片置炭火中烧红，投米醋中漉出，再以纸多层包裹置于患处，疼痛因而缓解，冷后再重复加热瓦片。这是将热敷法应用于寒邪所客为患的心痹当中，是"寒者温之"的具体体现，对临床辨证施治具有指导意义。

王氏拓展了中医外治法的应用。心痹总以心阳不足、寒凝心脉、气滞血瘀为主要病机，其症状表现以胸痛引背为主。王氏治以温热之艾灸和热敷法，主要针对寒凝血瘀证型之心痹，发挥其温阳散寒、行气活血之功效。根据《千金方》《本事方》等的记载，心痹的治疗可用瓦片、砖石、蚕沙、盐等加热蒸熨，也可用艾灸中脘或灸心脏搏动处之虚里等处，以达到健脾化痰、化瘀止痛的效果。

【原文】

有贵人久患喘，夜臥不得而起行，夏月亦衣夾背心。予知是膏肓病[1]也，令灸膏肓[2]而愈。亦有暴喘者，予知是痰爲梗。令細剉厚朴七八錢重，以薑七片，水小碗煎七分服，滓再煎服，不過數服愈。若不因痰而喘者，當灸肺俞。凡有喘與哮者，爲按肺俞無不痠疼。皆爲謬[3]刺肺俞，令灸而愈。亦有只謬刺不灸而愈，此病有淺深也。

舍弟登山，爲雨所搏，一夕氣悶幾不救，見昆季[4]必泣，有欲別之意。予疑其心悲，爲刺百會，不效，按其肺俞，云其疼如錐刺。以火鍼微刺之即愈。因此與人治哮喘，只謬肺俞，不謬他穴。惟按肺俞不疼痠者，然後點其他穴云。

【注释】

[1] 膏肓病：此处指病位而言。膏肓，位于心之下，膈之上。病位深隐难治，病性危重的患者，称为病入膏肓。还有一说膏肓指膈中之病（见《肘后备急方》）。

[2] 膏肓：膏肓俞。属于足太阳膀胱经穴位。

[3] 谬：只、单独、专门之意。

[4] 昆季：兄弟。长者为昆，为兄；幼者为季，为弟。

【按语】

本篇医案体现了"同病异治"的中医治疗特色。着重阐述特定穴肺俞的临床诊断及治疗作用，针对喘证的病情轻重、病程长短，辨证采用针灸、中药等不同方法进行治疗。哮喘有虚、实、外感、内伤病因之别，在本篇医案中，久患虚喘病程延绵，"夏月亦衣夹背心"，说明病损及阳，治疗灸膏肓穴补其虚以治其本；而"暴喘"为实，多为痰邪所致，用理气化痰之药通气机以平喘；外感喘证"为雨所搏"者，因感受寒湿而气喘胸闷、神志恍惚，先"刺百会不效"，后"按其肺俞，云其疼如锥刺"，采用火针以散寒除湿。本篇医案中对喘证的治疗思路可供临床借鉴，不仅虚证实证治法不同，同为实证的不同疾病阶段亦采用不同治法。

喘证独取肺俞，体现"同穴异治"的特色。喘证其病在肺，而肺俞为肺之经气灌注之处。《备急千金要方》云："人有病痛，即令捏其上，若果当其处，不问孔穴，即得便快或痛，即云阿是，灸刺皆验。"治疗喘证，按肺俞酸痛者，只取肺俞，不取他穴，实为临床效穴。且同是选取肺俞穴，不同病情采用不同针法，功效各异，可谓"同穴异治"。

关于谬刺，谬刺中的"谬"原意指"谬误、差错"；谬刺指缪刺，如《针灸资生经》云："予冬月当风市处多冷痹，急擦热手温之，略止。日或两三痹，偶谬刺以温针，遂愈。"缪刺为古刺法名。是一种左病刺右、右病刺左的针刺方法。《黄帝内经素问·缪刺论》："有痛而经不病者，缪刺之，因视其皮部有血络者，尽取之。"即机体一侧络脉有病，而针刺对侧血络。缪，是交错的意思。缪刺是交叉取穴泻络，与巨刺的交叉取穴刺经不同。本案中"谬"当"只""独"讲。

【原文】

有來覓赤白帶藥者，予並以鎮靈丹與之。鎮靈丹能活血溫中故也。以其神效，故書於此，但有孕不可服爾。若灸帶脈穴，尤奇於此丹也。有婦人患赤白帶，林親覓予鍼灸經，初爲灸氣海穴未効。次日爲灸帶脈穴，有鬼附患身云：昨日灸亦好，只灸我未着，今灸着我，我今去矣，可爲酒食祭我。其家[1]如其言祭之，其病如失，此實事也。

予初怪其事，因思晋景公膏肓之病[2]，蓋有二鬼焉，以其虛勞其矣，鬼得乘虛而居之。今此婦人之疾，亦有鬼者，豈[3]其用心而虛損，故有此疾，鬼亦乘虛居之。灸既着[4]穴，其鬼不得不去，雖不祭之可也。自此有來覓灸者，每爲之按此穴，莫不應手痠疼，予知是正穴也。令歸灸之，無有不愈。其穴在兩脇季肋之下一寸八分，有此疾者，速宜灸之。婦人患此疾而喪生者甚多，切不可忽[5]。若更灸百會尤佳，此疾多因用心使然故也。

【注释】

[1] 家：家人。

[2] 晋景公膏肓之病：指秦医缓为晋景公诊病的故事。此故事反映了医缓高明的诊断医术。《春秋左氏传》："公疾病，求医于秦。秦伯使医缓为之。未至，公梦疾为二竖子，曰：彼良医也。惧伤我，焉逃之？其一曰：居肓之上，膏之下，若我何？医至，曰：疾不可为也。在肓之上，膏之下，攻之不可，达之不及，药不至焉。不可为也。公曰：良医也！厚为之礼而归之。"

[3] 岂：并非只是。

[4] 着：接触、附着之意。

[5] 忽：忽视、忽略。

【按语】

本篇医案体现了活血温中治疗带下病的特色：介绍了艾灸带脉穴治疗寒湿带下病。临床可选择中药镇灵丹以活血温中，亦可艾灸带脉穴，以达散寒除湿、调经止带之效，且后者疗效更佳。

本篇医案强调了妇科临床的中医情志病治疗特色。王氏提出带下病等妇科疾病，多与妇女情志失调密切相关，故治疗时当选取百会穴等镇静安神，以加强疗效。此医案中"鬼附患身"之说颇有荒诞之嫌，作为现代医者，但采其效穴，不应纳其言而散之。

第十六章 《针灸大成》医案节选

《针灸大成》刊于万历二十九年（1601年），明代杨继洲（济时）撰，共10卷。《针灸大成》是杨继洲在家传《卫生针灸玄机秘要》的基础上，汇集经典著作及历代医家学说，并结合自己的实践经验而写成的。该书卷末记载了杨继洲治疗颈结核、臂结核、腰及四肢证、疳积、癫痫、痞块、痢疾、便血、妇人血崩、血厥、神志病、情志病等33个医案，虽然案例不多，但有论有法，脉症俱备，情节分明，实为针灸医籍中不可多得者。

现节选腰痛、疳积、痢疾3个医案。

【原文】

壬戌[1]岁，吏部[2]許敬庵公，寓[3]靈濟宮，患腰痛之甚。同鄉董龍山公推[4]予視之。診其脈，尺部沉數有力。然男子尺脈固宜沉實，但帶數有力，是濕熱所致，有餘之疾[5]也。醫作不足治之，則非矣，性[6]畏鍼，遂以手指[7]于腎俞穴行補瀉之法，痛稍減，空心[8]再與除濕行氣之劑，一服而安。

公曰：手法代鍼[9]，已覺痛減，何乃再服滲利之藥乎？予曰：鍼能劫病，公性畏鍼，故不得已而用手指之法，豈能驅除其病根，不過暫減其痛而已。若欲全可[10]，須鍼腎俞穴，今既不鍼，是用滲利之劑也。豈不聞前賢云：腰乃腎之府，一身之大關節。脈沉數者，多是濕熱壅滯，須宜滲利之，不可用補劑。今人不分虛實，一概誤用，多致綿纏，痛疼不休（出玉機[11]中）。大抵喜補惡攻，人之恒情[12]也。邪濕去而新血生，此非攻中有補存焉者乎！

【注释】

[1] 壬戌：明嘉靖四十一年（1562年）。

[2] 吏部：明代官署名。旧管制六部之一。主管全国官吏的任免、考核、升降和调动等事宜。班列次序，在其他各部之上。主管为吏部尚书。

[3] 寓：居住的地方，在此作"寄居"解。

[4] 推：在此作"推荐"解。

[5] 有余之疾：实证，可由感受外邪或痰火、瘀血、水湿、食积、虫积等阻滞所致。

[6] 性：指平素性情。

[7] 以手指：即以手指代针，在穴位上行点、按、揉、压、掐等的手法，即现代的指针疗法。操作时，一般用拇、食指捏住中指末节，以中指尖点按揉压穴位。《针灸大成》："如急惊，天吊惊，掐手上青筋……以上数法乃以手代针之神术也。"

[8] 空心：空腹。

[9] 手法代针：上面提到的"以手代针"。

[10] 若欲全可：如果疾病痊愈。全可：疾病痊愈。

[11] 玉机：即《素问·玉机真脏论》，该篇是论脉的重要篇章。

[12] 恒情：即常情。恒：经常的、普通的。

【按语】

本篇医案体现了以手代针的指针疗法。本篇医案患者为湿热腰痛证，治疗应针刺肾俞穴，而患者畏针，故以手指代针刺激肾俞穴以暂缓疼痛（治标），同时服用渗利性药物以泻热除湿（治本）。

本篇医案对腰痛的辨证施治有一定的指导意义。辨证上应综合考虑望、闻、问、切四诊情况，湿热腰痛的临床诊断在于尺脉是否沉数、舌苔是否黄腻；治疗上湿热证应泻热除湿，寓补于攻。

本篇医案强调辨别疾病虚实的重要性。通过正确辨证才能准确选择治法，这是临床取效的关键，实证宜攻，补则愈加缠绵，切不可因人喜好，一味用补法。

【原文】

有傅可考，戊辰歲，給事[1]楊後山公祖乃郎[2]患疳疾，藥日服而人日瘦。同科鄭湘溪公，迎予治之。予曰：此子形羸[3]，雖是疳症，而腹內有積塊，附於脾胃之旁，若徒[4]治其疳，而不治其塊，是不求其本而揣其末矣。治之之法，宜先取章門灸鍼，消散積塊，後次第[5]理治脾胃，是小人已除而君子得行其道於天下矣。果如其言，而鍼塊中，灸章門，再以蟾蜍丸藥兼用之，形體漸盛，疳疾俱痊。

【注释】

[1] 给事：官名，给事中的省称。辅助皇帝处理政务，并监管政务。明代给事中分吏、户、礼、兵、刑、工六科，掌侍从规谏，稽查六部之弊误，有驳正制敕之违失章奏封还之权。

[2] 乃郎：乃，他、他的。指他的儿子。

[3] 形羸：形体瘦弱。

[4] 徒：只，仅仅。

[5] 次第：顺序，依次。

【按语】

本篇医案介绍了针灸结合药物治疗小儿疳积的方法。"疳者，干也"，本病多由喂养不当，脾胃虚损，营养不良所致，故临床表现多为面黄肌瘦，能食易饥等脾胃虚弱之证。本篇医案采用针刺阿是穴、艾灸章门穴、服用药物蟾蜍丸等综合治法，以调理脾胃，补益后天之本。

本篇医案体现了治病"必求于本"的思想。疳证是一种虚实夹杂的病证，正确判断疾病虚实，治病求本是治疗的关键。本篇医案患儿为疳积，且腹内有积块，是为虚中有实之证。治疗上先攻后补，采用针刺包块阿是穴先祛除疾病之根，艾灸章门穴补其脾胃，后服用药物蟾蜍丸终消其癥。

【原文】

甲戌[1]夏，員外熊可山公，患痢兼吐血不止，身熱咳嗽，繞臍一塊痛至死，脈氣將危絕。眾醫云：不可治矣。工部正郎隗月潭公素善，迎予視其脈雖危絕，而胸尚暖，臍中一塊高起如拳大，是日不宜鍼刺[2]，不得已，急鍼氣海，更[3]灸至五十壯而蘇，其塊即散，痛即止。後治痢，痢愈，治嗽血，以次調理得痊。

次年升職方，公問其故，予曰：病有標本，治有緩急，若拘於日忌，而不鍼氣海，則塊何由而散？塊既消散，則氣得以疏通，而痛止脈復矣。正所謂急則治標之意也。公體雖安，飲食後不可多怒氣，以保和其本，否則正氣乖[4]而肝氣盛，致脾土受克，可計日而復矣！

【注释】

[1] 甲戌：明万历二年（1574 年）。

[2] 是日不宜针刺：当天（依据针灸宜忌理论）不宜进行针刺治疗。

[3] 更：再，又。

[4] 乖：不协调。

【按语】

本篇医案介绍了在忌日灸气海穴治疗痢疾危候，体现了杨继洲的诊疗特色——"急则治其标，缓则治其本"的治疗原则的运用。患者患有痢疾，且咳嗽吐血，脐中有肿块，脉象危绝。医家以针刺、艾灸气海穴以治其标，缓解疾病危候，既温通经脉又疏通气机，温散积滞，使气行血行，块消痛止。当气血运行通畅后再治疗痢疾及嗽血症。

　　同时本篇医案还强调了病愈后情志的调节作用。情志不畅，肝气旺盛，易克脾土，从而复发本病，所以，在治疗过程中和病愈后一定要注意养生调摄。

第十七章 《名医类案》医案节选

《名医类案》是明代医家江瓘编辑，其子江应元、江应宿增补，后经清代名医魏之琇（玉横）重校的古代名医类案，成书于 1552 年。全书集录了明代以前历代名医治案，按病证分类编排，全书共 12 卷，分 205 门，共录病案 2400 余则，内容涉及内、外、妇、儿、五官、传染等临床各科。所选医案反映了前贤的精湛医术和学术特点。其中有针灸、针药并用医案 30 余则。

现节选积气腹痛、背部痈疽、上热下寒诸证、暴喑 4 个医案。

【原文】

羅謙甫治真定一士人，年三十餘，肌體本弱，左脇下有積氣[1]，不敢食冷物，覺寒則痛，或嘔吐清水，眩暈欲倒，目不敢開，惡人煩冗[2]，靜臥一二日。及服辛熱之劑，則病退。

延至初秋，因勞役及食冷物，其病大作。腹痛不止，冷汗自出，四肢厥冷，口、鼻氣亦冷，面色青黃不澤，全不得臥，扶几而坐。又兼咳嗽，咽膈不利，與藥則吐，不得入口。無如奈何，遂以熟艾半觔，白紙一張，鋪於腹上，紙上攤艾令勻。又以憨蔥[3]數枝，批作兩片，置艾上數重。再以白紙履之，以慢火熨斗熨之，冷則易之。覺腹中熱，腹皮暖不禁，以緜三襜[4]多縫帶繫之，待冷方解。初熨時，得暖則痛減，大暖則痛止。至夜得睡。翌日，再與對症藥服之，良愈。

【注释】

[1] 积气：因饮食所伤而致的食滞气结。

[2] 烦冗：厌烦。

[3] 憨蔥：较粗大的葱白头。

[4] 襜（chān）：短衣、围裙、衣袖。此指用棉帛像围裙一样围 3 层。

【按语】

本篇医案体现了寒者温之、治病求本的治疗原则。本案患者素有脾弱食积，因劳役及食冷物而出现腹痛不止、四肢厥冷等阴寒内盛之证，其本因是脾弱食积、寒凝于内，罗谦甫先以灸熨法治疗寒厥腹痛，再予药物治疗脾弱食积。

同时其还注重灸（熨）药兼施，则效如桴鼓。本篇医案在艾绒上施葱熨法，以辛温通阳，散寒止痛。葱熨法的操作方法主要有两种。一是用熨斗的葱熨法：先在施术部位（多用于腹部）垫白纸一张，铺上一层艾绒，再将葱白头数枝去除根、叶后捆成一束（长约 2 寸，径若大饼），置于艾绒上，并盖上白纸一张，以小火熨斗熨之，葱饼烫坏则换饼熨之，亦有不铺艾绒者（多用于脐部）。治疗寒性腹痛、气虚阳脱、伤寒阴厥、男子缩阴、女子缩乳、癃闭诸证，本例患者即采用此法。二是无需熨斗的葱熨法：取葱白 150～250g，切碎，捣烂，放至铁锅内炒热，热度以皮肤可耐受为度，敷于施术部位。冷却后炒热继续熨烙，反复二三次。适用于陈旧性外伤疼痛、产后腰腿痛、慢性膀胱炎等。

【原文】

秋官高竹真患背癰，色黯堅硬，重如負石，神思昏憒[1]。遂以蒜杵爛，置瘡頭，以艾如錢大，灸二十餘壯，竟不知[2]。又以蒜隨攤黯處，以艾鋪蒜上，灸亦不知。乃著肉灸[3]，良久方知。再灸方痛。內用大溫補劑而起。

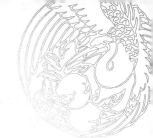

【注释】

[1] 昏愦：头脑不清醒。

[2] 知：知觉、感觉。

[3] 著肉灸：用艾炷直接着肤灸。

【按语】

本篇医案体现了辨证施灸思想。背部痈疽，色暗坚硬，重如负石，若出现神志昏愦，则病情险恶。通常痈疽多用隔蒜灸治疗，本案患者隔蒜灸不应，著肉灸方有知觉。本篇医案背痈施著肉灸大补元气，温阳散寒，拔毒散结。

同时，本篇医案强调灸药结合，其配合大剂量温补之剂获愈。本案患者由于素体阳虚，不能鼓舞气血达患处而致隔蒜灸效微，故后期直接着肤灸后配合大剂温补药内服而透发。

【原文】

羅謙甫治中書右丞姚公茂，六旬有七，宿有時毒[1]。至元戊辰春，因酒再發，頭面耳腫而疼，耳前後腫尤甚，胸中煩悶，咽嗌不利，身半以下皆寒，足脛尤甚，由是以床相接作炕，身半以上臥於床，身半以下臥於炕，飲食減，少精神，困倦而體痛，命羅治之。

診得脈浮數，按之弦細，上熱下寒明矣。《內經》云：熱勝則腫。又曰：春氣者，病在頭。《難經》云：畜則腫熱，砭射[2]之也，蓋取其易散故也。遂於腫上約五十餘刺，其血紫黑如露珠之狀，頃時腫痛消散。又于氣海中大艾炷灸百壯，乃助下焦陽虛，退其陰寒。次於三里二穴各灸三七壯，治足胻冷，亦引導熱氣下行故也。遂處一方，名曰既濟解毒湯，以熱者寒之。然病有高下，治有遠近，無越其制度[3]。以黃芩、黃連苦寒，酒製炒亦為引，用以瀉其上熱為君。桔梗、甘草辛甘溫上升，佐諸苦藥以治其熱。柴胡、升麻苦平，味之薄者，陰中之陽，散發上熱以為臣。連翹苦辛平以散結消腫。當歸辛溫，和血止痛。酒煨大黃苦寒，引苦性上行至巔，驅熱而下以為使。投劑之後，腫消痛減，大便利，再服減大黃，慎言語，節飲食。不旬日良愈。

【注释】

[1] 宿有时毒：因外感时邪而未及时宣泄，以致时毒蓄积体内。

[2] 砭射：用砭石或三棱针等工具放血宣泻热毒的方法。

[3] 制度：规定、用法、法度。

【按语】

本篇医案体现了中医外治法与内治法的结合。本案患者年事已高，宿有时毒，因酒而发，出现上热下寒诸症。治以刺血、艾灸、中药并用。古代医家孙思邈、王执中等都主张针、灸、药兼施并重，不可偏废。在本篇医案中，罗天益秉承了这一学术思想，宗《黄帝内经》《难经》经旨，用砭射放血法以宣泻上部之热毒，用艾灸气海、足三里以温补阳气，散下部之阴寒，同时内服既济解毒汤以祛时毒，砭、灸、药兼施而痊愈。

本篇医案注重上下分部，辨证施治。以针砭宣泻上部之热毒，以灸法温散下部之阴寒，以既济解毒汤泻热消肿，以祛时毒，故疗效速捷。

【原文】

一男子，年近五十，久病痰嗽。忽一日感風寒，食酒肉，隨厥氣[1]走喉，病暴瘖[2]。與灸足陽明別豐隆二穴各三壯，足少陰照海穴各一壯，其聲立出。信哉，聖經之言也。仍以黃芩降火為君，杏仁、陳皮、桔梗瀉厥氣為臣，訶子瀉逆，甘草和元氣為佐。服之良愈。

【注释】

[1] 厥气：逆乱之气。

[2] 暴瘖：瘖，同"喑"。突然失语。

本篇医案体现了灸药结合的治疗特色。本案患者的暴喑,为久病痰嗽,又感风寒,饮食逆乱之气上走咽喉,郁阻足少阴所致。医者灸足阳明胃经络穴丰隆逐涤痰浊,灸足少阴肾经照海涤痰通经,其声立出。以黄芩诸药降火,泻除厥逆之气。

本篇医案也体现了辨证施灸的治疗特色。通常治疗暴喑失语,多取通里、哑门、廉泉诸穴,且大多采用针刺。而本篇医案取丰隆、照海两穴施灸获效,说明暴喑失语也应辨证取穴,且灸法也是治疗失语的方法之一。清代庆云阁《医学摘粹》云:"气之所以病者,由于己土之湿,土湿而声喑矣。"患者久病痰嗽乃土湿之象,治以灸化痰湿,体现了辨证施灸的治疗特色。

第十八章 《续名医类案》医案节选

《续名医类案》由清代医家魏之琇编撰，成书于 1770 年。魏之琇在校订《名医类案》时发现该书内容有缺漏，故又博取各家，续撰此书。补辑了清初以前历代名医治案，更多的是增录当代各家医案。全书分 345 门，内容涉及伤寒、温病及内、外、妇、儿、五官、针灸等科疾病，反映了各家流派的学术经验。

现节选头痛、腹部冷疾、脾胃虚寒、风痰阻络 4 个医案。

【原文】

楼全善[1]治一老妇人，头痛岁久不已[2]，因视其手足，有血络皆紫黑，遂用三棱针尽刺出其血，如墨汁者数盏。后视其受病之经刺灸之，而得全愈。即《经》所谓：大痹[3]为恶，及头痛，久痹不去身，视其血络，尽出其血是也。

【注释】

[1] 楼全善：即楼英（1320—1389），又名公爽，字全善，号全斋，明初医家，著有《医学纲目》《气运类注》等。

[2] 岁久不已：病程拖延，年久不愈。

[3] 大痹：指严重的痹证。《灵枢·厥病》："头痛不可刺者，大痹为恶。"《黄帝内经太素·寒热·厥头痛》注："谓寒湿之气入脑，以为大痹。"张志聪注："大痹者，风寒客于筋骨而为恶也。"

【按语】

本篇医案体现了"宛陈则除之"的治疗原则。头痛按经络辨证有阳明头痛、太阳头痛、少阳头痛、厥阴头痛之分；从病因辨证有外感和内伤之别，外感有风寒、风热、风湿等，内伤有阴虚阳亢、气血亏虚、痰浊上蒙、瘀血阻络等。本案老妇人的头痛岁久不已，乃风寒湿邪侵袭脑窍，客于筋骨，久之造成气血瘀滞，闭阻经络所致，楼全善宗《黄帝内经》"宛陈则除之"之旨，先视手足血络紫黑者尽刺出其瘀血，后视其受病之经，刺灸调理而获痊愈。

【原文】

赵从先治保义郎顿公，苦冷疾，时方盛暑，俾[1]就屋开三天窗，于日光下射处使顿公仰卧，操艾[2]遍铺腹上，约数斤，移时[3]日光透脐腹，不可忍。俄而[4]腹中雷鸣下泻，口鼻皆浓艾气乃止。明天复为之。如是一月，疾良已。乃令满百二十，宿屙[5]如洗，壮健如少年时。

赵曰："此乃真人秘诀也。世人但知灼艾，而不知点穴，又不审虚实，徒受痛楚，损耗力。日者，太阳真火，艾即遍腹，徐徐照射，入腹之功极大。五、六、七月最佳。若秋冬间，当以厚艾铺腹，蒙以棉衣，以熨斗盛炭火慢熨之，以闻浓艾为度。亦其次也。

【注释】

[1] 俾：仆人。

[2] 操艾：经过搓揉的艾绒。

[3] 移时：不一会儿。

[4] 俄而：不久，旋即。

[5] 宿屙：屙，同"疴"。指陈生旧疾。

本篇医案阐示了日光灸法与艾灸法结合的方法。本篇医案采用的日光灸法，适用于慢性虚寒性疾病、腹部疾患、风寒湿痹等。操作方法有直接照射和借助镜面反光或聚光镜聚集（注意不可聚集太强烈而燃着艾绒）两种。直接照射法适用于腹部，在腹部铺一层艾绒（厚 0.5～1cm），置于日光下暴晒（身体周围部位用衣物遮盖好），每次照射 30～60min，每日或隔日 1 次。镜面反光或聚光镜聚集法适用于穴位或病所，将日光投射于艾绒层而施灸，以患者有温热感为度。本案患者即采用的是直接照射法。

本篇医案体现了择时而治的思想。指出艾灸益在阳光充足，阳气最盛的五、六、七月进行。秋冬施艾，则应炭火厚熨，覆以棉被，但疗效稍差。

【原文】

羅謙甫治副使覃郎中，年四十九歲，至正丙寅春，病臍腹冷痛，完穀不化，足胻[1]寒而逆，皮膚不仁[2]，精神困弱，診其脈沉細而微。遂投以大熱甘辛之劑，及灸氣海百壯，三里二穴各三七壯，陽輔二七壯。三日後，以蔥熨灸[3]，瘡[4]皆不發，復灸前穴，依然壯數，亦不發。十日後，瘡亦更不作膿，瘡口皆平。

癸丑歲，予隨朝承應，冬屯于卓多地面，學鍼于竇子聲[5]先生。因論穴，竇曰：凡用鍼者，氣不至而不效，灸之亦不發。大抵本氣空虛，不能作膿，失其所養故也。

【注释】

[1] 胻：指胫骨。
[2] 皮肤不仁：皮肤麻木不仁。
[3] 葱熨灸：在艾绒上置葱，再以熨斗慢火熨之。
[4] 疮：灸疮。
[5] 窦子声：即窦汉卿。窦汉卿初名杰，字汉卿，后改名默。

【按语】

本篇医案强调"气至有效"。古人无论针刺、艾灸，都要求"气至"。针刺不得气者没有疗效，艾灸不得气者，亦没有疗效。艾灸的"气至"，实指化脓灸的灸疮透发，无灸疮透发，则治疗无效。正如王执中在《针灸资生经》中说："凡着艾得灸疮，所患即瘥，若不发，其病不愈。"

本篇医案指出了灸疮不透发的原因，即多因本气空虚，不能作脓。本案患者脾胃虚寒，健运失司，阳气虚极，元气大亏，气血不足，因而不能化脓，此乃灸疮不发的原因。

【原文】

韓貽豐治司空徐元正風氣[1]，滿面浮虛，口角流涎不已，語含糊不能出喉，兩腿沉重，足趑趄[2]不克[3]逾戶限[4]。脈之曰：此症非鍼[5]不可，遂呼燃燭，舉手向頂門，欲用鍼，徐公及其令孫皆大惶駭云：此處安可用火攻？强之再三[6]，終究不允而罷。後聞之鍼頗神，復邀。與鍼百會、神庭、腎俞、命門、環跳、風門、三里、湧泉諸穴道，俱二十一鍼。方鍼之初下也，以為不知，當做如何痛楚，乞熱及要氤氳[7]，不可名狀，連聲讚歎，以為美效。積久，周身之病一時頓去。

【注释】

[1] 风气：因风邪夹痰，阻滞经络，气血瘀阻不畅所致疾患。
[2] 趑趄（zī jū）：原意指且前且却，犹豫不进。此指行走艰难。
[3] 克：能，胜任。
[4] 户限：门槛。
[5] 针：太乙神针。
[6] 强之再三：反复强调用太乙神针的重要性。

[7] 氤氲（yīn yūn）：烟雾弥漫的样子。

【按语】

本篇医案运用太乙神针灸治风痰阻络证。本篇医案证属风痰阻络，气血瘀滞。王焘说："御风邪……虽曰针、汤、散，皆所不及，灸为其最要。"艾灸法善于祛风通络，除湿化痰，行气活血。而太乙神针所含的乳香、没药、丁香、麝香、穿山甲、桂枝、皂角、枳壳诸药，更是辛温走窜，活血通络，走而不守。祛湿通络，温补阳气，药灸结合，火力迅猛，效如桴鼓。

本篇医案体现了太乙神针灸治取穴多位于阳经的特点。《续名医类案》里面记载了好几首用太乙神针灸治中风的医案，所取穴除涌泉外，大多位于阳经，用药灸火攻，起到温通阳经经络、回阳救逆的作用。

第十九章 《古今医案按》医案节选

《古今医案按》是清代医家俞震编撰的一部评注式医案著作，成书于1778年。该书选辑历代60余家名医著作，1000余则医案，按证列目，以证统案，对部分医案详加了按语。按语注重说理，概括性强，共计530条。

现节选脾胃虚弱兼有热证、胁痛2个医案。

【原文】

羅謙甫治建康道[1]周卿子，年二十三，至元戊寅春間，病發熱，肌肉消瘦，四肢困倦，嗜臥，盜汗，大便溏多，腸鳴，不思飲食，舌不知味，懶言，時來時出，約半載餘。羅診脈浮數，按之無力，正應《浮脈歌》雲：髓中積冷營中熱，欲得生津要補虛。先灸中脘，乃胃之紀也，使引清氣上行，肥腠理。又灸氣海，使生髮元氣，滋榮百脈，長養肌肉。又灸三里，乃胃之合穴，亦助胃氣，撤上熱使下于陰分。以甘寒之劑瀉火熱，佐以甘溫養其中氣。又食粳米、羊肉之類，固其胃氣。戒以慎言語，節飲食，懲忿窒欲[2]。病日減，數月後，氣得平復。逮二年，肥甚倍常。

【注释】

[1]建康道：建康，古代指南京。道是行政区域的划分，唐朝才出现，而且其最初替代州，作为最高一级行政单位，道下有府（也曾称为州/郡），但是到了唐末，又被拿出来作为军区的一种划分。

[2]懲忿窒欲：克制愤怒，抑制嗜欲。这是《周易》所提倡的。

【按语】

本篇医案体现了以灸补虚的思想。本案患者所患之病是痨瘵，属于虚劳的一种。患者脾胃虚弱，兼虚中有热，脾胃损伤，久病未调，从而导致阴虚内热。五脏功能衰退，气血阴阳亏损是虚劳的基本病机。根据具体病因不同，虚劳可以采用益气、养血、滋阴、温阳的治法，并结合五脏的病位的不同，可选用与之相关的腧穴，多用补法和灸法。灸中脘，温中健脾，生胃气；灸气海，益气补虚；足三里为胃经下合穴，灸其可调理脾胃，恢复脾胃气血生化；佐以甘寒，补益中气。

本篇医案强调重视饮食疗法和情志养生。人体气血全赖水谷以资生，故调理饮食对该疾病的康复极为重要。本篇医案中患者久患虚劳，灸治的同时，适当食用粳米、羊肉等具有温补作用之品，调养五脏；同时平和情志，控制嗜欲，防止久病失于调理。

【原文】

景岳治一少年，素日飲酒，亦多失饑飽。一日偶因飯後脅肋大痛，自服行氣化滯等藥，復用吐法，盡出飲食。吐後逆氣上升，脅痛雖止，而上壅胸膈，脹痛更甚，且加嘔吐，再用行滯破氣等藥，嘔痛漸愈，而在乳胸肋之下結一塊，脹實拒按，臍腹膈閉，不能下達。每於戊亥子丑之時則脹不可當，因其嘔吐即止，已可用下，凡大黃、芒硝、棱、莪、巴豆等藥，及蓖子、樸硝、大蒜、橘葉搗罨等法，毫不能效。而愈攻愈脹，因疑為脾氣受傷，用補，尤覺不便，湯水不入者，凡二十餘日，無計可施，窘劇待斃，只得手揉按其處，彼云肋下一點，按著則痛連胸腹，及細為揣摸，則正在章門穴也。章門為脾之募，為藏之會。且乳下肋間，正屬虛里大絡。乃胃氣所出之道路，而氣實通于章門。因悟其日輕夜重，本非有形之積，而按此連彼，則病在氣分無疑也。必須經火則氣散。乃以艾灸章門十四壮，兼制神香散[1]，使日吸三四次，脹果渐平，食亦渐进，始得保全。

【注释】

[1] 神香散：源于《景岳全书》卷五十一。由丁香、白豆蔻（或砂仁亦可）各等份组成，具有理气宽中、温中祛寒的功用。

【按语】

本篇医案体现了灸药结合的外治法治疗特色。本篇医案患者素嗜酒无度，饮食不节，损伤脾胃，脾失健运，生湿蕴热。内外之湿热，均可蕴结于肝胆，导致肝胆疏泄不利，气机阻滞，不通则痛，而成胁痛。章门为足厥阴肝经腧穴，八会穴中的脏会，脾之募穴，五脏气血汇聚之处，具有疏肝健脾的作用。艾灸可以通经活络、行气活血，配合神香散从鼻吸入，达到理气宽中、温中祛寒的功效。

本篇医案还体现了辨证施灸的医疗特色。胁痛主要责之于肝胆，且与脾、胃、肾相关。胁痛的基本病机为气滞、血瘀、湿热蕴结致肝胆疏泄不利，不通则痛，或肝阴不足，络脉失养，不荣则痛。本症的发生，与情志所伤、饮食不节相关。本案因过度饮酒或嗜食辛辣肥甘，湿热内生，前期又过用吐、泻之法，攻伐太过，以致脾气受损，攻下无效，补剂难施，故用艾灸通经活络而缓急止痛。

第二十章 《扁鹊心书》医案节选

《扁鹊心书》，成书于南宋绍兴十六年（1146年），托名扁鹊所传，由窦材集录。窦材为真定（今河北正定）人，官武翼郎，祖上四世业医。初学医，习张仲景、王叔和、孙思邈、孙兆等之书，只能治小疾，不能治大病。后遇关中老医，授以方术，复参以《黄帝内经》之旨，此后医术日精，疗效显著，而以三世扁鹊自任。全书以《黄帝内经》为医学正传，上卷论经络、灸法、病理、虚实等，中下卷合述伤寒诸证和内科杂病，兼及外、妇、儿科病证。另有"神方"一卷，列90余方，分别介绍其主治及服用法。

现节选中风、消渴、情志病3个医案。

【原文】

一人病半身不遂，先灸關元五百壯，一日二服八仙丹[1]，五日一服換骨丹[2]，其夜覺患處汗出，來日病減四分，一月痊癒。再服延壽丹[3]半斤，保元丹[4]一斤，五十年病不作。

【注释】

[1] 八仙丹：《扁鹊心书·神方》附录方，附子、高良姜、荜拔、砂仁、肉豆蔻、生姜、厚朴研末，醋糊为丸，主治脾胃久冷、大便泄泻、饮食不进等症。

[2] 换骨丹：《扁鹊心书·神方》附录方，乌蛇、白花蛇、石菖蒲、荆芥穗、首乌等药物研末，和酒冲服，主治肌肉麻木、手足疼痛等症。

[3] 延寿丹：《扁鹊心书·神方》附录方，硫黄、雄黄、紫石英、阳起石等药物研末，醋糊为丸，治一切虚羸、黄黑疸、急慢惊风、百余种欲死大病。

[4] 保元丹：《扁鹊心书·神方》附录方，又名金液丹、壮阳丹，出自《王氏博济方》，由雄黄研末为丸，主治一切虚劳、水肿、消渴、肺胀、心腹疼痛、水谷不化等症。

【按语】

本案患者因中风而致半身不遂，窦氏重灸关元穴五百壮，续服具有温补脾肾、通经活络的药物，从其所附效验来看，疗效确切持久。

窦氏治病力主温补扶阳，强调养阳气，禁戒寒凉。以灼艾为第一，饵丹药为第二，附子为第三，认为"阴气未消终是死，阳精若在必长生"。窦氏认为半身不遂是真阳衰损的"阴盛阳虚"证候，治疗原则是先扶其真元，同时兼顾病邪的部位，故先灸关元五百壮，再服八仙丹、换骨丹、延寿丹和保元丹，标本兼治，用之得当，确有意想不到的效果，足以启迪思路。

【原文】

一人頻飲水而渴不止，余曰：君病是消渴也，乃脾肺氣虛，非內熱也。其人曰，前服涼藥六劑，熱雖退而渴不止，覺胸脅氣痞而喘。余曰：前證止傷脾肺，因涼藥復損元氣，故不能健運而水停心下也。急灸關元、氣海各三百壯，服四神丹[1]，六十日津液複生。

【注释】

[1] 四神丹：此丹功用与延寿丹同，治虚证更多。

【按语】

本案患者口渴欲饮，误诊为内热而误用寒凉之剂，损伤元阳，致使津不得上荣而成消渴。窦氏重灸关元、气海峻补温阳，续服温补肾阳的药物以温化水湿，使津液得复。

窦氏认为消渴病由心肺气虚，多食生冷，冰脱肺气，或色欲过度，重伤于肾，致津不得上荣而成。盖肾脉贯咽喉，系舌本，若肾水枯涸，不能上荣于口，令人多饮而小便反少。历代方书对消渴病作热治之，窦氏认为用降火药暂时有效，日久肺气减损，肾气渐衰，变成虚劳而死矣。

【原文】

一人年十五，因大忧大恼，却转脾虚，庸医用五苓散及青皮、枳壳等药，遂致饮食不进，胸中作闷。余令灸命关[1]二百壮，饮食渐进，灸关元五百壮，服姜附汤[2]一二剂，金液丹[3]二斤方愈。

【注释】

[1] 命关：食窦穴。

[2] 姜附汤：《扁鹊心书·神方》附录方，由附子、生姜组成，主治伤寒阴证，心胸作痛，心腹痞闷，小儿急慢惊风等。

[3] 金液丹：即保元丹。

【按语】

本案患者因忧怒情志损伤，误诊而致饮食不进、胸中作闷，重灸关元穴后阳气得复，饮食渐进而愈。

多思则伤脾，多忧则伤肺，多怒则伤肝，多欲则伤心。至于忧时加食则伤胃，方书记载此皆如虚证治之。窦氏认为伤肝脾则泄泻不止，伤胃则昏不省人事，伤肾则成痨，伤肝则失血筋挛，伤肺则咯血吐痰，伤心则颠冒，当先服姜附汤以散邪，后服金液丹以保脾胃，再详其证而灸之。

第二十一章 《儒门事亲》医案节选

《儒门事亲》由金代张从正撰，初刊于 1262 年。其秉承张氏"唯儒者能明其理，而事亲者当知医"之思想，故命名为《儒门事亲》。全书共 15 卷，论述病证分风、暑、火、热、湿、燥、寒、内伤、内积、外积共十形。张氏治学态度严谨，务在求实，立论必以古代医学文献为依据，学术观点私淑刘完素，并有所发展。在治疗方法上，从疾病发生的实际出发，认为邪气是一切疾病发生的根本原因，主张治病必先驱邪，邪去则正安。其倡言汗、吐、下攻病三法，所以后世谓之"攻邪派"。书中记载医案 200 余则，记述病因、辨证、治法、立方较详，其中针灸医案约 30 则，多以针刺放血取效。

现节选目赤、舌肿 2 个医案。

【原文】

李民範，目常赤。至戊子年火運，君火司天[1]，其年病目者，往往暴盲，運火炎烈故也。民範是年[2]目大發，遂遇戴人，以瓜蒂散湧之，赤立消。不數日，又大發。其病之來也，先以左目內眥赤發牽睛，狀如鋪麻[3]，左之右[4]。次銳眥發，亦左之右。赤貫瞳子，再湧之又退。凡五次，交亦五次，皆湧。又刺其手中出血，及頭上鼻中皆出血，上下中外皆奪，方能戰退。然不敢觀書及見日。張雲：當候秋涼再攻則愈。

【注释】

[1] 君火司天：少阴君火，司天为热，因此疾病易从热化。

[2] 是年：这年。

[3] 铺麻：形容眼睛干涩、疼痛难忍。

[4] 左之右：从左到右。之，动词，到。

【按语】

本篇医案选自《儒门事亲·十形三疗一·火形》，叙述因天气炎热所致目赤肿痛的治疗方法。本病类似于现代医学的慢性结膜炎急性发作。本案患者素患目疾，肝经血热，目常赤，遇戊子年，正值天气炎热，而致症状加重。张氏因势利导，以吐法治之，但其病情反复发作，经数次诊治未愈。于手中（十二井穴）、头上（上星、百会、攒竹、丝竹空）等穴位刺血治疗，病势明显减轻，但病情反复缠绵，终未痊愈。考虑病情与气候有关，告知患者待秋凉后，火热之气减退再治。

本篇医案病情反复，证属疑难，书中真实介绍了临床治疗的过程及疾病转归，显示了"因时制宜"原则在临床施治中的具体应用。

【原文】

南鄰朱老翁，年六十餘歲，身熱，數日不已，舌根腫起，舌尖亦腫，腫至滿口，比原舌大二倍。一外科以燔針[1]刺其舌下兩旁下廉泉穴，病勢轉凶，將至顛蹶[2]。戴人曰：血實者宜決之[3]。以排針磨令鋒極尖，輕砭[4]之，日砭八九次，血出約一二盞，如此者三次，漸而血少，痛減腫消。

【注释】

[1] 燔针：即火针。

[2] 颠蹶：颠，通"癫"。蹶，危险。

[3] 血实者宜决之：出自《素问·阴阳应象大论》。决，疏通。此处指对气血壅实之证，可采用刺血方法治疗。

[4] 砭：《说文解字·石部》："砭，以石刺病也。"此处指针刺。

【按语】

本篇医案选自《儒门事亲·十形三疗一·火形》，患者身热舌肿，乃由心火上炎所致。前医误用燔针，病情加剧。患者气热内结，自身热渐致舌肿，盖其病机为少阴君火循经结于舌中。此时误施火针，心火郁而不发，致神志错乱。张氏认为，血热属实，刺其局部，令其出血，热随血泻，病势可减。宗《黄帝内经》"血实者宜决之"之旨，采用刺血疗法治愈。刺血疗法在金元时代颇为盛行，当时的名医刘完素、李东垣、罗天益、朱丹溪等，都擅长刺血疗法，其中以张从正最为突出。他力主驱邪以扶正，经验丰富，胆识过人，《儒门事亲》中多次使用刺血疗法，用铍针居多，放血部位多，且出血量大，具有鲜明的治疗特色。

第二十二章 《卫生宝鉴》医案节选

《卫生宝鉴》由元代罗天益撰，刊行于 1281 年。全书 24 卷，内容包括"药误永鉴""名方类集""药类法象""医验记述"。补遗 1 卷，主要论述外感、伤寒等证。其中"药误永鉴"以病案形式，结合一个专题进行辨析，以警示后学及同行不要犯误治之。该书理论上本于《素问》《难经》，以求其因，倡导李杲的脾胃学说，吸取了张元素、张璧、钱乙等医家的经验，围绕脏腑杂病的辨证论治理论进行系统阐发，具有鲜明的易水学派特色。全书附案 73 则，其中针灸医案 17 则。罗天益长于用药，善于针灸，临证时往往根据病证特点，结合针灸与药物之专长，联系临床实例予以阐述，诊治思路活跃，每能圆机活法，颇多经验之谈。

现节选脚气、风痰眩晕 2 个医案。

【原文】

中書黏合公，年四旬有餘，軀幹魁梧。丙辰春，從征至揚州北之東武隅，腳氣[1]忽作，遍身肢體微腫，其痛手不能近，足脛[2]尤甚，履不任穿，跣[3]以騎馬，控兩鐙而以竹器盛之，以困急來告。予思《內經》有雲：飲發於中，胕腫於上[4]。又雲：諸痛為實。血實者宜決之。以三棱鍼數刺其腫上，血突出高二尺餘，漸漸如線流於地，約半升許，其色紫黑。頃時腫消痛減，以當歸拈痛湯重一兩半服之，是夜得睡，明日再服而愈。

【注释】

[1] 脚气：病症名，见于《金匮要略·中风历节病脉证并治》，是以两脚软弱无力、足胫肿满强直为特征的疾病。

[2] 胫：小腿，从膝盖到脚踝的一段。

[3] 跣（xiǎn）：光着脚。

[4] 饮发于中，胕（fú）肿于上：出自《素问·至真要大论》。胕，通"浮"。胕肿，即浮肿。水饮发于内而浮肿发于上部。

【按语】

本篇医案选自《北方脚气治验》，接前篇《北方下疰脚气论》。其针对湿热下注脚气病的病因及临床表现，采用刺血的方法治疗。北方人多饮酒，喜嗜肥甘厚味，饮食不节，致脾胃运化失常，久而湿热内聚，下注足胫，发为脚气病。本篇医案为脚气重证，表现为四肢浮肿，疼痛难忍，小腿及足尤甚，此为湿热下注之实证。医者根据《黄帝内经》"血实者宜决之"的治疗原则，采用三棱针于肿痛部位多处刺血治疗，令湿热消散，瘀血得出，继以当归拈痛汤清热利湿、疏风止痛而愈。该案为针药结合治疗的典范，可为临床医者所遵循。

【原文】

參政楊公七旬有二，宿有風疾。於至元戊辰春忽病頂頭旋眼黑，目不見物，心神煩亂，兀兀欲吐，復不吐，心中如懊憹之狀，頭偏痛，微腫而赤色，腮頰亦赤色，足胕[1]冷，命予治之。予料之，此少壯之時喜飲酒，久積濕熱於內，風痰內作，上熱下寒，是陽不得交通，否之象[2]也。《經》雲：治熱以寒。雖良工不敢廢其繩墨[3]，而更其道也。然而病有遠近，治有輕重。參政今年高氣弱，上焦雖盛，豈敢用寒涼之劑損其脾胃。《經》雲：熱則疾之[4]。又雲：高巔之上，射[5]而取之。予以三棱針約二十餘處刺之，其血紫黑，如露珠之狀，少頃，頭目便覺清利，諸證悉減。

【注释】

[1] 胻（héng）：《说文解字》："胻，胫端也"。指小腿上部接近膝的地方。

[2] 否之象：否，卦名。表示天地不交、上下不通之象。

[3] 绳墨：比喻规矩或法度。

[4] 热则疾之：出自《灵枢·经脉》。指对邪热亢盛、体温较高的实热证，采用针刺法泻热祛邪。

[5] 射：《说文解字》谓"弓弩发于身而中于远也"，这里指采用刺血方法。

【按语】

　　本篇医案选自《风痰治验》，叙述风痰致眩晕、上热下寒证的临床表现及具体治疗方法。本篇医案由热痰阻于膈上，风邪夹痰上扰清窍，清阳不升，而发眩晕。中上焦湿热积于内，足胻冷，下焦虚寒，上下阴阳之气不相交和而发作该证。考虑患者虽年事已高，但头痛眩晕，时时欲呕，上焦热盛，病势较为急迫，采用《黄帝内经》"热则疾之"的治疗原则，予三棱针刺血泻其血热，待病势缓和，再予天麻半夏汤息风化痰，缓治其本。提示临证治病当因人施治，准确把握"急则治其标，缓则治其本"的原则。

附篇：医案选PPT

附篇：医案选拓展资源

附篇：医案选习题集